© Verlag Zabert Sandmann
München
4. Auflage 2004
ISBN 3-89883-101-9

Redaktion Karen Guckes-Kühl

Redaktionelle Mitarbeit Dr. Petra Thorbrietz

Wissenschaftliche Mitarbeit Helmut Hoffmann, Klaus Eder

Graphische Gestaltung Georg Feigl, Kuniko Taguchi, Werner Kopp

Illustrationen Axel Kock

Fotos Buchumschlag Kai-Uwe Nielsen

Herstellung Karin Mayer, Peter Karg-Cordes

Lithographie inteca Media Service GmbH, Rosenheim

Druck und Bindung Mohn Media · Mohndruck GmbH, Gütersloh

Prof. Dr. Dietrich Grönemeyer

Mein Rückenbuch

unter Mitarbeit von

Dr. Petra Thorbrietz

ZABERT SANDMANN

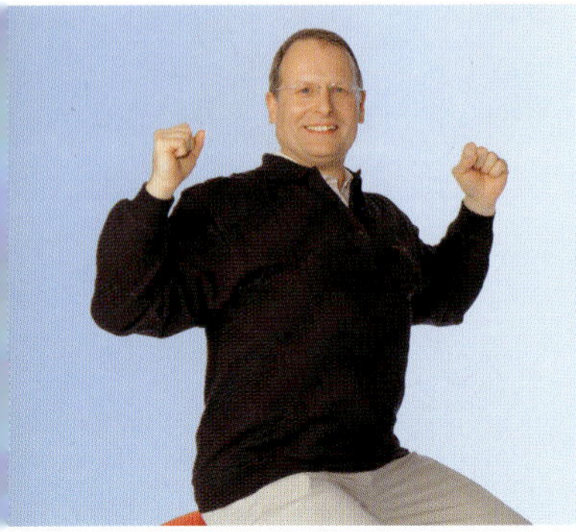
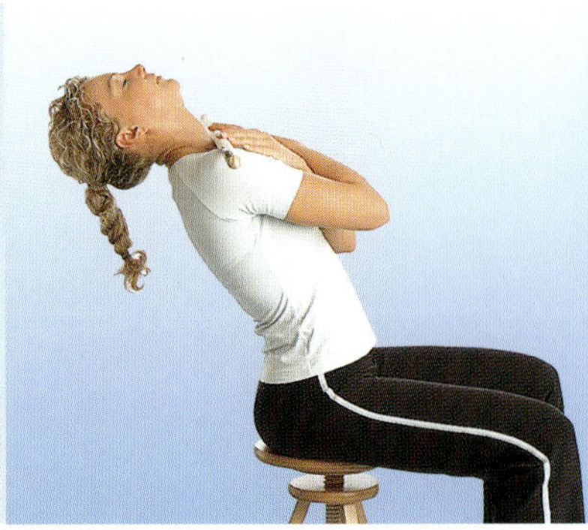
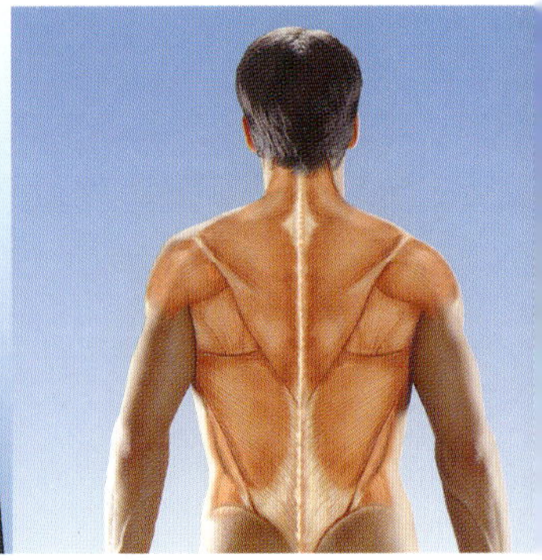

Inhalt

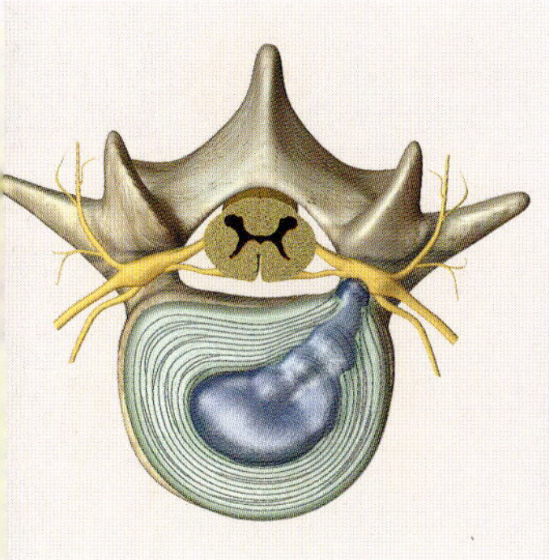

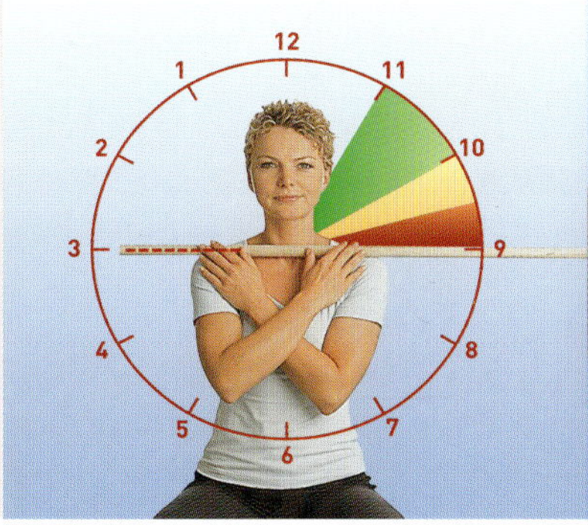
12
1
11
2
10
3
9
4
8
5
7
6

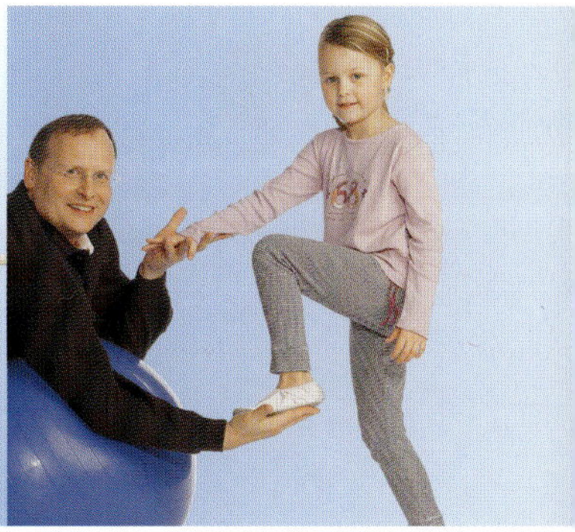

Liebe Leserin, lieber Leser,

Vielleicht sind Sie erstaunt, dass dem Erfolg meines Plädoyers für eine den Menschen liebende Medizin in »Mensch bleiben« ein scheinbar so banales Projekt wie ein Buch über Rückenschmerzen folgt. Doch das Eine – die Auseinandersetzung mit einer der häufigsten Erkrankungen unserer Zivilisationsgesellschaft – ist ohne das Andere – die Verbindung von High Tech und Herz – nicht zu denken. Deshalb glaube ich, dass es an der Zeit ist, meine persönliche Utopie einer ganzheitlichen, liebevollen Medizin an einem konkreten medizinischen Problem festzumachen, das seit Jahrtausenden bekannt ist, aber bisher nicht gelöst wurde.

Volksleiden Rückenschmerz

Jeder dritte Patient im Wartezimmer eines Orthopäden sitzt dort wegen seiner Rückenbeschwerden.

Rückenschmerzen gehören zu jenen akuten oder chronischen Beschwerden, unter denen wohl jeder Mensch im Laufe seines Lebens mindestens einmal zu leiden hat. Vier von fünf Menschen sind zumindest zeitweise davon betroffen, bei jedem Zweiten kehren sie regelmäßig zurück. Jeder Dritte im Wartezimmer eines Orthopäden sitzt dort wegen dieser Beschwerden, jeder Zwölfte beim Hausarzt klagt über ein wehes Kreuz oder über Bandscheibenprobleme. Nahezu 20 Prozent aller Krankschreibungen sind auf Verschleißerscheinungen der Wirbelsäule zurückzuführen: Damit führt der Rücken die »Hitliste« aller krankheitsbedingten Arbeitsausfälle an.

Wo die Medizin an ihre Grenzen kommt

Die ärztliche Behandlung bei uns könnte also wesentlich effektiver sein. Nach sechs Monaten Therapie hat nur jeder dritte Patient weniger Schmerzen, und auch das nur um rund ein Drittel weniger. Dabei ändert sich die Zahl der Arbeitsunfähigkeitstage nicht signifikant. Nach Analysen der Krankenkassen ist für jede dritte Krankschreibung und für jeden zweiten vorzeitig gestellten Rentenantrag eine kaputte Wirbelsäule der Grund. 25 Milliarden Euro jährlich kosten die Behandlungen allein das deutsche Gesundheitssystem, hinzu kommen weitere 30 Milliarden Schaden durch rückenbedingte Arbeitsunfähigkeit. Nach wie vor gibt es keine effektiven Strategien, um chronische Schmerzen zu lindern oder neue Anfälle zu verhindern. In der Primärversorgung werden die meisten Patienten mit einer Vielzahl von Therapien behandelt, für deren Effektivität es keinen Nachweis gibt und die daher fraglich sind. Wichtiges Forschungswissen aus den unterschiedlichsten Disziplinen erreicht viele Ärzte und auch Krankenkassen nicht oder erst nach Jahrzehnten.

Eine Herausforderung für die Medizin

Um diese dramatische Situation längerfristig zu ändern, müssen wir an einem fest gemauerten Dogma der Medizin rütteln – dem der angeblich unvereinbaren Welten der Schulmedizin und der Naturheilverfahren:

- Die eine, die sich immer stärker auf die Naturwissenschaften stützende Lehre vom Funktionieren des Körpers, verweist auf Daten und Fakten: Doppelblindstudien, Labordiagnostik und Messwerte, die für sich in Anspruch nehmen, ein objektives Bild von Ihrem Organismus zu zeichnen.
- Die andere, fast philosophisch anmutende Sicht auf den Organismus zerfällt in Hunderte von Schulen, auch wenn diese alle von sich behaupten, »ganzheitlich« zu sein. Sie gibt vor, sanft und behutsam zu sein und lehnt Technik in Diagnostik und Therapie meist als hart und unmenschlich ab.

Dieser harte Dogmatismus beider Seiten ist, davon möchte ich Sie überzeugen, falsch.

Nach Analysen der Krankenkassen ist für jede dritte Krankschreibung und für jeden zweiten Antrag auf Frührente eine kaputte Wirbelsäule der Grund.

High Tech und Natur

Moderne Technologien haben einen wichtigen Stellenwert, wenn es um Ihre Gesundheit geht. Und sie lassen sich wunderbar mit sanften Behandlungsmethoden verbinden. Wir müssen uns nur der Vor- und Nachteile der jeweiligen Verfahren klar sein und offen darüber sprechen. Mich haben die Denkbarrieren zwischen den verschiedenen Lagern immer gestört – vor allem der Dogmatismus der einzelnen Schulen und auch Fachdisziplinen. Schon als Medizinstudent hatte ich das Gefühl, dass

Moderne Technologien lassen sich wunderbar mit traditioneller Heilkunde verbinden.

das, was ich dort theoretisch lernte, meilenweit von der Realität entfernt war. Als Erstes bekamen wir den Querschnitt einer Rachenmandel zu sehen. Das schon schien mir völlig verkehrt: mit einem Detail das Studium des Körpers zu beginnen. Mich hat immer schon der ganze Mensch interessiert.

Alternative Schmerztherapien

Als junger Arzt arbeitete ich dann in Kiel auf einer onkologischen Station und war entsetzt, welche Schmerzen viele der Krebspatienten aushalten mussten. Das brachte mich dazu, mich intensiver mit der Weiterleitung von Nervenimpulsen, mit moderner Schmerztherapie, mit Lokalanästhesie, aber auch mit Neuraltherapie und Akupunktur zu beschäftigen. Da ich an der Universität auch Sinologie studiert hatte, beschäftigte ich mich schon parallel zum Medizinstudium mit der Traditionellen Chinesischen Medizin (TCM). Und gerade weil die Meridiane und Akupunkturpunkte, über die sich nach chinesischer Vorstellung das geheimnisvolle Qi beeinflussen lässt, unsichtbar sind, bin ich schließlich Radiologe geworden: einer, der in den Körper sehen und alles anschaulich machen will.

Mithilfe der modernen bildgebenden Verfahren wie der Kernspintomographie kann man Patienten helfen, die bisher als nicht therapierbar galten.

Radiologen sind nach landläufiger Meinung so ungefähr das genaue Gegenteil eines sanften Mediziners. Sie arbeiten mit viel Technik, belastenden Kontrastmitteln und gesundheitsschädlichen radioaktiven Strahlen. Aber das ist ein verzerrtes Bild. Mein Fachgebiet, die Radiologie, ist gerade dabei, eine ganz neue Rolle in der Medizin einzunehmen – sie wird zu einer Pilotdisziplin für viele andere Fachbereiche, wenn es darum gehen soll, Frühschäden zu erkennen und Patienten schonender, schneller und mit viel weniger Nebenwirkungen als früher zu therapieren. Denn es sind die modernen bildgebenden Verfahren, die es erlauben, präzisere Diagnosen als früher zu stellen und mit den Mitteln der Mikrotherapie nicht nur zielgenauer denn je zu arbeiten, sondern vor allem auch denjenigen Patienten zu helfen, die bisher als untherapierbar galten. Denn die Mikrotherapie bzw. minimalinvasive Therapie ist nicht nur sinnvoll bei Menschen mit besonderen Risiken, die sich zum Beispiel nicht einer offenen Operation unterziehen wollen oder können, sie heilt oder lindert auch Symptome, die längst chronisch sind.

Neue Strategien: die Mikrotherapie

Bisher mussten sich die Ärzte in der Wirbelsäulentherapie viel zu sehr auf ihre Anatomielehrbücher verlassen. Jetzt können sie wirklich in den Menschen hineinsehen und laufen nicht mehr Gefahr, bei ihrer Arbeit wichtige Strukturen zu verletzen oder schlicht den falschen Nerv zu treffen, wenn es darum geht, Schmerzen zu lindern oder zu beheben. Auch Abnutzungserscheinungen, die früher als altersbedingtes Schicksal hingenommen werden mussten, werden über die Mikrotherapie zugänglich. So können wir zum Beispiel gebrochene Wirbelkörper durch eine Hohlnadel mit Zement stabilisieren.

Die Mikrotherapie hat aber auch eine ganz andere Seite, die des Patienten. Denn erst mithilfe der High-Tech-Methoden werden die Betroffenen in einen Zustand versetzt, der es ihnen ermöglicht, wieder selbst Verantwortung für ihre Gesundheit zu übernehmen – die wichtigste Voraussetzung für jeden Prozess der Heilung. Zum Beispiel beim Schmerzkreislauf: Patienten, die Schmerzen haben, verkrampfen sich nicht nur, sie nehmen auch Schonhaltungen an, um der Pein aus dem Weg zu gehen. Das führt automatisch dazu, dass der Bewegungsapparat einseitig belastet wird, was zu neuer Anspannung führt. Nur wenn es gelingt, diesen Kreislauf zu durchbrechen, werden die Betroffenen erneut beweglich. Sie können sich wieder am Leben beteiligen – der erste Schritt auf dem Weg zur Gesundung.

Erst mithilfe von High Tech wird der Patient in einen Zustand versetzt, der es ihm erlaubt, selbst Verantwortung für seine Gesundheit zu übernehmen.

Die interventionelle Rückenmedizin greift also vorsichtig in den Körper ein, um Blockaden und Schmerzen zu beseitigen. Die Heilung muss der Organismus selbst erledigen. Dabei können ihn Naturheilverfahren am besten unterstützen.

Wer heilt, hat Recht

Jetzt sind wir wieder an einem besonders interessanten Punkt angelangt: Kann man Heilverfahren, die sich auf die Erfahrung von tausenden von Jahren stützen, mit moderner, naturwissenschaftlich basierter Medizin verbinden? Stehen sich hier nicht zwei völlig unterschiedliche Weltsichten gegenüber? Und überhaupt: Lassen sich so unterschiedliche Medizinsysteme wie das ayurvedische, das altchinesische und die antike europäische Tradition miteinander kombinieren?

Die Verfechter der reinen Lehre werden an diesem Buch keine Freude haben, denn ich behaupte: Wer heilt, hat Recht. Es geht nicht darum, über Theoriesysteme (und Ideologien) zu debattieren und sich gegenseitig das Terrain streitig zu machen. Es geht um den Patienten und nur um ihn. Um ihm zu helfen, müssen wir die unterschiedlichen Schulen zusammenführen, ständig offen bleiben für Erfolge der jeweils »anderen« Seite, also zuhören können, lernen und neue Wege gehen.

Einheit der Gegensätze

Warum sollte man nicht darüber nachdenken dürfen, ob das Yin und Yang der Chinesen, die Einheit der Gegensätze, nicht im Körper seine Entsprechung in der Aktivität des vegetativen Nervensystems findet.

Die Medizin, das ist schon oft beklagt worden, hat sich viel zu sehr vom Menschen isoliert, zu sehr den Blick auf die messbaren Details des Körpers gerichtet. Die Möglichkeiten der modernen Life Sciences, die den Körper bis in das Innere der Zelle, ja bis in das Innere des Zellkerns hinein verständlich machen, sind faszinierend und revolutionär. Und sie öffnen Dimensionen, die wir uns zum jetzigen Zeitpunkt noch gar nicht wirklich vorstellen können. Aber wir brauchen Strukturen, die die vielen Ergebnisse wieder zusammenführen – so wie der Rechner des Kernspintomographen Milliarden von Einzeldaten analysiert und schließlich wieder zu einem selbst für den Laien verständlichen Bild zusammensetzt.

Warum sollte man nicht darüber nachdenken dürfen, ob das Yin und Yang der Chinesen, die Einheit der Gegensätze, der dialektische Wechsel der Systeme, nicht im Körper seine Entsprechung in der Aktivität des vegetativen Nervensystems findet, in Sympathikus und Parasympathikus?

Schmerz ist ein interkulturelles Phänomen

Es gibt vieles, was über alle kulturellen, historischen, gesellschaftlichen und konfessionellen Grenzen hinweg die Menschen verbindet. In der Behandlung von Schmerz etwa finden sich in allen Heilsystemen Druckpunkte, über die man das Leiden beheben oder doch zumindest lindern kann. Früher tat man das mit spitzen Steinen, später kamen ausgefeiltere Massagetechniken und Akupunkturnadeln hinzu – heute nennen wir solche Punkte Trigger- und Irritationspunkte und bearbeiten sie mit dem Laser. Warum sollte man die ähnlichen Erfahrungen der unterschiedlichen Systeme nicht verbinden können?

Die Renaissance der manuellen Medizin

Auch eine andere Seite verbindet alle Heilsysteme dieser Welt: die Fähigkeit des Arztes, mit seinen Händen zu arbeiten. In den modernen Industriegesellschaften ist dieses essenzielle Kriterium der Diagnostik und Therapie allerdings in den vergangenen Jahrzehnten aus dem Blick geraten – sehr zum Nachteil der Medizin. Denn »be-handelt« wird nur noch selten. An den Universitäten werden manuelle Fähigkeiten kaum mehr unterrichtet. Im Gesundheitssystem hat der Ärztestand die »Handarbeit« vom Zentrum an die Peripherie gedrückt und sie auf andere Gesundheitsberufe abgeschoben.

Noch eine dritte Dimension dürfen wir nicht aus den Augen verlieren – die Beziehungsebene zwischen Arzt und Patient. Selbst die naturwissenschaftliche Medizin erkennt an, dass ein Teil des Therapieerfolgs nur mit dieser Beziehung zusammenhängt, und nennt das »Placebo« – »ich werde gefallen«. In diesem Begriff steckt bereits ein wenig Neid auf das Unerklärliche: Irgendetwas Unfassbares ersetzt eine Wirkung, die sonst durch eine messbare Konstante wie ein Pharmawirkstoff zustande kommt. Es ist etwas vorhanden, was den Arzt, den Therapeuten, auch zum Heiler und Künstler macht. Diese Form des Behandelns müssen wir wieder neu entdecken.

Eine wichtige Dimension dürfen wir nie aus den Augen verlieren: die Beziehung zwischen Arzt und Patient. Wir wissen nicht, was auf dieser Ebene wirklich passiert.

Die Patient-Arzt-Beziehung ist zentral

Wir wissen nicht, was auf dieser Ebene wirklich passiert. Die Psychoneuroimmunologie liefert uns zwar jede Menge interessanter Details, zum Beispiel über die Aktivitäten der Botenstoffe während emotionaler Vorgänge und ihre Wirkung auf Nerven- und Immunsystem. Aber was sagt das schon aus, wie sich der Serotoninspiegel verändert, wenn ein Mensch glücklich ist? Die biochemischen Vorgänge im Körper sind nur das Substrat – die Begegnung zwischen Menschen umfasst mehr, zum Beispiel die Seele, die sich unserem Verständnis entzieht.

Mein Plädoyer für eine »liebevolle« Medizin meint, dass auch und vor allem diese Ebene ganz zentral für Mediziner und Patienten ist. Viele Ärzte akzeptieren zwar, mit einem gewissen Widerwillen, den Placebo-Effekt als »Einbildung«, doch was wirklich dahinter steckt, das wollen die meisten gar nicht so genau wissen. Das liegt vielleicht daran, dass der unerklärliche Effekt viel mit ihrer Person zu tun hat und sie in Wirklichkeit Angst haben, Fehler zu machen.

Der Prozess der Heilung ist immer auch eine Begegnung mit sich selbst – die Patienten werden von einem Leiden gezwungen, sich selbst neu zu sehen und zu verstehen. Der Arzt muss ihnen – jenseits der Behandlung der Symptomatik – dabei helfen. Von dem Vertrauen in seine Aufrichtigkeit und von seiner positiven Grundeinstellung zum Leben hängt viel ab.

Der Arzt muss seinen Patienten helfen, sich selbst mit ihrem Leiden neu zu sehen und zu verstehen. Von dem Vertrauen in seine Aufrichtigkeit hängt der Erfolg der Therapie ab.

So wenig wie möglich, so viel wie nötig

An meinem Institut, das ich 1996 in Bochum gegründet habe und das als Privatambulanz meines Lehrstuhls für Radiologie und Mikrotherapie der privaten Universität Witten/Herdecke angeschlossen ist, habe ich versucht, diese Grundsätze in die Praxis umzusetzen. Das Institut soll eine möglichst umfassende und individuelle Behandlung von Gesundheitsstörungen ermöglichen. Neben koronaren Herzleiden und moderner Tumorbehandlung steht dabei die Behandlung von Schmerzen – vor allen Dingen des Skeletts – die Sportmedizin und die Therapie von Rückenschmerzen, Erkrankungen der Wirbelsäule, Arthrosen und die Wiederherstellung kaputter Gelenke im eigentlichen Zentrum unserer Tätigkeit.

Rückenschmerzen sind mehr als nur Symptome einer Verletzung oder mechanischen Störung, auf die sich die orthodoxe Medizin seit mehr als hundert Jahren fixiert hat. Die Erforschung der Wirbelsäule und ihrer Strukturen hat zwar Fortschritte bei der Behandlung von Verletzungen der Wirbelsäule, Bandscheibenvorfälle und Nervenwurzeln gebracht, aber wenig zur Erklärung und Heilung von Rückenschmerzen beigetragen. So können etwa das Bindegewebe des Rückens und die lokalen Immunprozesse genauso wichtig sein oder noch wichtiger als Knochen, Bandscheiben und Nerven. Der diagnostisch-therapeutische Kern des Instituts sind deshalb die bildgebenden Verfahren, modernste Computer- und Kernspintomographie. Sie bilden die Basis für unsere mikrotherapeutischen Behandlungen nach dem Motto: »So wenig wie möglich, gerade so viel wie nötig«. Um dieses Zentrum herum gruppiert sich ein Netzwerk, das an die

70 Mitarbeiter aus den verschiedensten Gesundheitsbereichen vereint: von Internisten, Orthopäden, Neurochirurgen und Radiologen bis hin zu Experten der Traditionellen Chinesischen Medizin. Die Aufgabe dieser Experten ist es vorrangig, die Selbstheilungskräfte unserer Patienten zu mobilisieren.

Anleitung zur Eigeninitiative

Dieses Buch richtet sich nicht vorrangig an meine Ärzte-Kollegen, sondern an Sie, die Patienten und Patientinnen. Es ist kein Wissenschafts-, sondern ein Praxisbuch, das Sie ermuntern soll, selbst etwas für Ihre Gesundheit zu tun.

Die Aussichten für mehr Eigeninitiative sind viel versprechend: 75 bis 90 Prozent der akuten Schmerzanfälle im unteren Rückenbereich legen sich innerhalb von vier bis sechs Wochen. So unbefriedigend, wie Rückenleiden heute noch meist behandelt werden, verspricht ein Besuch beim Arzt dagegen nur jedem Dritten Schmerzfreiheit. Auch nach einem Monat hat immer noch ein Drittel der Patienten, die sich konventionell behandeln lassen, Schmerzen mittleren Ausmaßes, und jeder Vierte ist immer noch in seiner Bewegungsfähigkeit eingeschränkt.

Noch wichtiger als die Knochen, die Bandscheiben oder Nerven können die Muskulatur oder das Bindegewebe des Rückens sein oder andere gestörte Funktionskreise.

Wir müssen also gemeinsam neue Wege suchen. Wichtig ist dabei, dass Sie ein mündiger Patient sind und sich von Anfang an einmischen. Damit Sie das können, versucht dieses Buch, Ihnen bei den einzelnen Schritten Ihrer Behandlung zur Seite zu stehen – von der Diagnose über die fachübergreifende Beratung bis hin zur Operation, falls sie dann doch nötig würde. Nicht zu vergessen: Rehabilitation und Prävention.

Mit diesem Buch möchte ich Ihnen den Rücken stärken. Wege aufzeigen möchte ich Ihnen zur persönlichen Vorsorge, Diagnose, Therapie und Nachsorge zwischen High Tech und Naturheilkunde. Ich möchte Ihnen Auswege anbieten zur Vermeidung von Rückenschmerzen, aber auch aus dem chronischen Schmerz oder der wiederkehrenden Pein, die einen tragenden Teil Ihrer Persönlichkeit quält und niederdrückt, Ihren Rücken.
Viel Erfolg wünscht Ihnen
Ihr

Prof. Dr. med. Dietrich Grönemeyer

Rückenschmerzen:

DIE 15 WICHTIGSTEN

1

Bei den 30- bis 50-Jährigen ist die Wahrscheinlichkeit, einen Hexenschuss zu erleiden, am höchsten.

2

25 Milliarden Euro geben allein die deutschen Kranken- und Rentenversicherungsträger jedes Jahr für die Behandlung von Knochen- und Muskelabbau, Arthrose und Arthritis, Rheuma und Wirbelsäulenleiden aus.

3

90 Prozent aller Rückenschmerzen haben keine klare Diagnose.

4

Weltweit haben mehrere hundert Millionen Menschen krankhafte Schäden am Bewegungsapparat.

5

10 Milliarden Euro kostet in Deutschland jährlich der Arbeitsausfall durch Muskel-Skelett-Krankheiten.

6

Schon 35 Prozent der jüngeren Bevölkerung haben vorgefallene oder degenerierte Bandscheiben.

7

Rückenschmerzen reagieren besonders oft auf Placebos – Scheinmedikamente oder -therapien.

8 Mehr als die Hälfte derjenigen, die ein Fitness-Studio besuchen, steigen schon in den ersten drei Monaten wieder aus.

9 71,5 Millionen Arbeitstage fallen wegen Rückenschmerzen in Deutschland aus.

10 80 bis 90 Prozent der Patienten mit chronischen Rückenschmerzen haben leichte Depressionen.

11 80 Prozent der chronischen Rückenschmerzen sind auf eine Vernachlässigung der Rückenmuskulatur zurückzuführen.

FAKTEN

12 In Deutschland werden jährlich 60.000 Bandscheiben operiert.

13 85 Prozent aller Menschen sind nicht symmetrisch gebaut und haben deshalb ein höheres Risiko für Bandscheibenleiden.

14 100 Kilogramm drücken beim Stehen auf die Wirbelsäule, 90 im Sitzen, 220 beim Bücken.

15 Bis zu 90 Prozent aller Rückenschmerzen klingen – unabhängig von der Art der Behandlung – innerhalb von sechs Wochen ab.

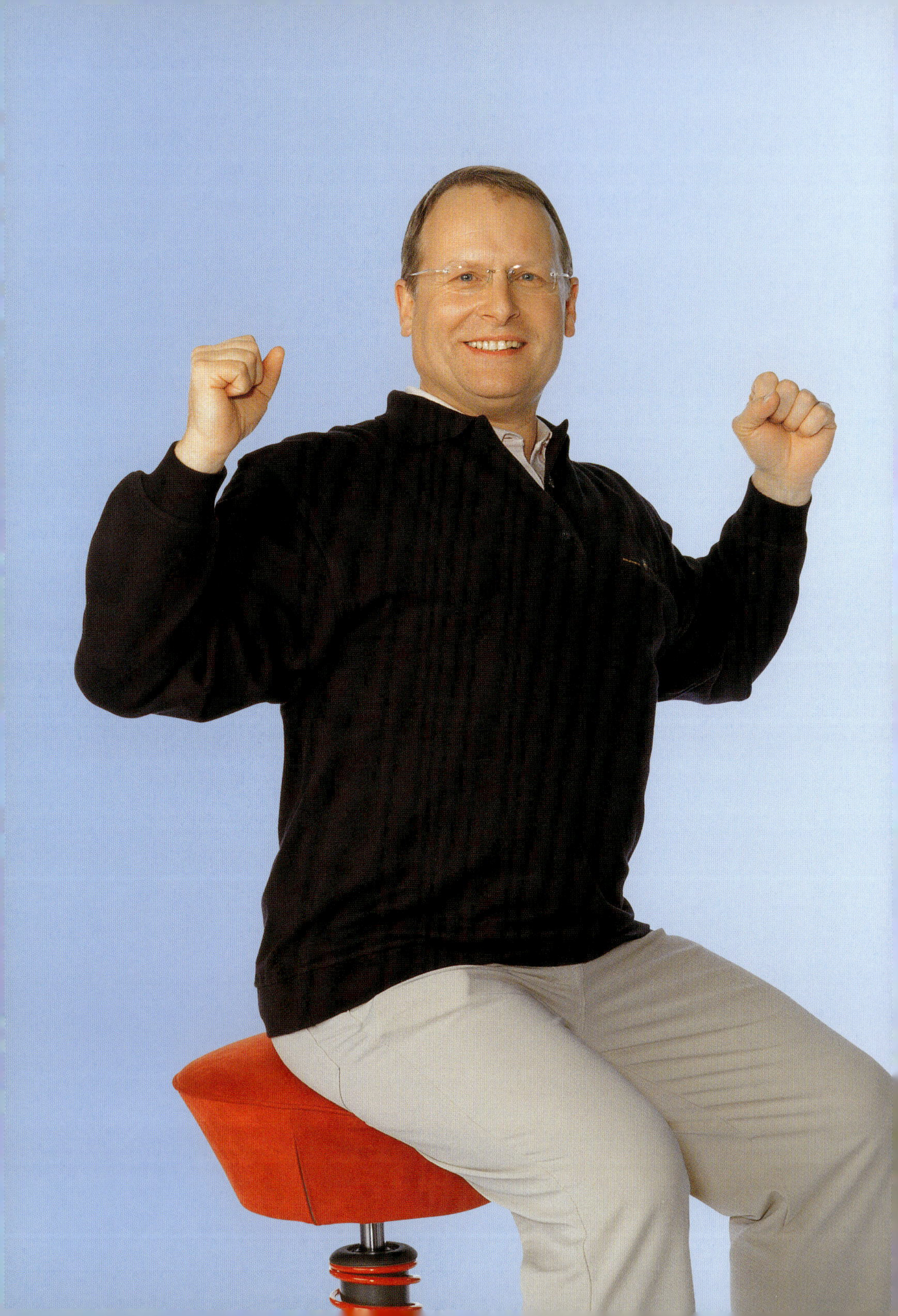

Den Rücken verstehen lernen

Die Evolution der Bewegung

Mit dem aufrechten Gang fing alles an: Rückenschmerzen sind der Preis für die Fähigkeit des Menschen, sich auf zwei Beinen zu bewegen und die Last seines Körpers zu tragen. Im Kindesalter noch weich und flexibel, wird das Rückgrat mit zunehmenden Jahren hart und unelastisch, weil wir uns nicht mehr genügend bewegen. Die Muskeln, welche das Rückgrat stützen, verkümmern, die Bandscheiben schrumpfen. Doch erst wenn wir den Rücken und seine Strukturen begreifen, werden wir uns gesundheitsbewusst verhalten.

Rückenschmerzen – der Preis des Fortschritts

Der griechische Gott Atlas musste – von der Last gebeugt – Erde und Himmel auf seinen Schultern tragen. Weil er eine ähnlich wichtige Funktion für unser menschliches Universum hat, wurde auch ein zentraler Knochen nach dem mythischen Hünen benannt: Der Rückenwirbel Atlas (in der medizinischen Terminologie nüchtern C 1 genannt, C steht für Cervix = Hals) verbindet den Schädel mit dem Rückgrat. Er und sein Nachbar Axis (C 2), die Achse, um die sich der Atlas dreht, heben sich aus der Reihe der Rückenwirbel durch ihre besondere Form heraus. Sie umschließen den auslaufenden Hirnstamm, in dem viele lebenswichtige Funktionen liegen. Verletzungen oder Verschiebungen an dieser Stelle können deshalb schlimme Folgen haben. Der Atlas ist also besonders gefährdet.

Der aufrechte Gang wiegt in mehrfacher Hinsicht schwer: 100 Kilogramm erreicht die Belastung im Stehen, 90 im Sitzen, 220 sogar, wenn wir uns bücken.

Die Evolution hat diese beiden Knochen, die nicht wie alle anderen Wirbel durch eine Bandscheibe verbunden sind, besonders wendig gemacht. Wir können unseren Kopf weit drehen und – was noch wichtiger ist – ihn senken und anheben. Erst diese Beweglichkeit hat es ermöglicht, dass die Vorfahren des Menschen in grauer Vorzeit die Bäume verlassen konnten und auf zwei Beinen durch die urzeitlichen Savannen streiften.

Eine Meisterleistung des Gehirns: der aufrechte Gang

Der aufrechte Gang aber ist nicht nur eine mechanische Leistung des Skeletts, sondern auch ein Meisterstück des Gehirns und der Nerven: Ohne das ununterbrochene Rechnen und das ständige Feedback von Sinnesorganen und Körperreaktionen würden wir die Balance verlieren und umfallen. Das Gehirn wird also bei jeder Bewegung gefordert.

Schon bald reichte unseren frühen Vorfahren die Energie von Blättern und Früchten nicht mehr aus, sie jagten nun Tiere. Erst die Fettsäuren aus Fleisch und Fisch waren es, die zu einer Umbildung des Gehirns führten und den Menschen zu dem machten, was wir heute den *Homo sapiens sapiens* nennen – ein wissender, reflektierender Mensch. Der Preis für diesen evolutionären Schub aber waren Rückenschmerzen. Denn dort, wo sich der Affe aufrichtete, unmittelbar über dem Kreuzbein, biegt sich unsere Wirbelsäule nun vertikal ab – statt wie bei den Vierbeinern in der Horizontale zu bleiben. Dieser »Karriereknick der Menschheit« wiegt in mehrfacher Hinsicht schwer: 100 Kilogramm lasten auf der Wirbelsäule im Stehen, 90 im Sitzen, 220 sogar, wenn wir uns bücken. Die Last drückt vor allem auf die Bandscheiben, jene gallertartigen Puffer zwischen unseren Wirbelknochen, die nicht gerade dafür konstruiert scheinen. Sie haben einen sehr mäßigen Stoffwechsel und sind schnell abgenutzt. Schon Jugendliche leiden heute unter Abnutzungserscheinungen dieser wichtigen Puffer – mein jüngster Patient mit einem Bandscheibenvorfall war erst 13 Jahre.

Die Weltgesundheitsorganisation WHO hat die kommenden Jahre zum »Jahrzehnt der Knochen und Gelenke« ausgerufen, denn Muskel-Skelett-Erkrankungen quälen mehrere hundert Millionen Menschen auf der Erde. Ihre Zahl steigt rasant an: 25 Milliarden Euro geben allein deutsche Krankenkassen und Rentenversicherer im Jahresdurchschnitt für die Behandlung von Knochenabbau und Muskelschwund, Arthrose und Arthritis, Rheuma und Wirbelsäulenleiden aus. Weitere 10 Milliarden Euro Verlust entstehen durch den damit verbundenen Arbeitsausfall: 71,5 Millionen Arbeitsunfähigkeitstage pro Jahr.

Die Weltgesundheitsorganisation WHO hat die kommenden Jahre zum »Jahrzehnt der Knochen und Gelenke« ausgerufen: Muskel-Skelett-Erkrankungen quälen weltweit mehrere hundert Millionen Menschen.

Eine Herausforderung für die Medizin

Unspezifische Rückenschmerzen nehmen dabei mit etwa 85 Prozent den weitaus größten Anteil ein. Doch obwohl unsere Untersuchungsmethoden immer raffinierter werden, wir präziser operieren können und viel mehr als früher von Schmerz verstehen, kommt die Medizin mit diesem Problem nicht wirklich zurecht. Zum Ende des 20. Jahrhunderts machten unklare Rückenschmerzen in den Industrieländern mehr Menschen arbeitsunfähig als sämtliche manifesten Krankheiten der Wirbelsäule. Der schottische Orthopäde Gordon Waddell steht mit mir nicht allein da, wenn er betont, dass Rückenschmerzen die medizinische Niederlage des 20. Jahrhunderts seien.

Das älteste Zeugnis dieses Leidens ist 2.500 Jahre alt: Auf einem ägyptischen Papyrus wird akribisch beschrieben, wie die Wirbelsäule zu Zeiten der Pharaonen examiniert und die Diagnose dem Patienten mitgeteilt wurde. Dann folgt die Therapie: »Du sollst ihn flach auf den Rücken legen und dann ...« – ausgerechnet an diesem Punkt verschied der ägyptische Chronist, weshalb die unfertige Rolle aus Schilffasern ihm mit ins Grab gegeben wurde. So blieb sie uns erhalten – über die richtige Therapie aber schweigen sich die Götter nach wie vor aus.

Die heute noch weit verbreitete Annahme, dass Rückenschmerzen von der Wirbelsäule ausgehen und von bestimmten Belastungen herrühren, geht auf Sichtweisen aus dem 19. Jahrhundert zurück.

Die Folge gestörter »Säfte«

Der antike griechische Arzt Galen von Pergamon, der das medizinische Denken immerhin mehr als tausend Jahre lang prägte, sah in Rückenschmerzen eine Folge gestörter »Säfte«, die von vielen verschiedenen Krankheiten herrühren konnten. Im Mittelalter wurden die oft stechenden Schmerzen als eine Art Fluch böser Geister interpretiert, als »Elfen-« oder »Hexen-Schuss«. Erst im Zeitalter der Renaissance begann man wieder, die Ursachen von Krankheiten genau zu analysieren und sie nach ihren Symptomen zu unterscheiden.

Der englische Arzt Thomas Sydenham (1624–1689) ordnete Rückenschmerzen den rheumatischen Leiden zu. »Rheuma« kannten zwar schon die Griechen der Antike, doch verstanden sie darunter eine schädliche Flüssigkeit, die vom Gehirn in den Körper strömte und dort vor allem die Gelenke entzündete. Die ersten Therapievorschläge zur Linderung dieses Leidens waren Abführmittel, äußere Reize, heiße Eisen und Schröpfköpfe. Sie sollten die bösen Säfte von der betroffenen Region abziehen.

Rückenschmerzen als Reaktion auf Verletzungen

Zwei Sichtweisen des 19. Jahrhunderts sind für uns heute noch prägend und werden von vielen Patienten geäußert: die Annahme, dass Rückenschmerzen überwiegend von der Wirbelsäule ausgehen und dass sie von bestimmten Belastungen herrühren. Dass Rückenschmerzen die Reaktion auf Verletzungen sein können, setzte sich als Erkenntnis erst Ende des 19. Jahrhunderts durch. Diese Erfahrung brachte vor allem der Bau von Eisenbahngleisen auf dem Höhepunkt der Industrialisierung mit sich. Dabei kam es zu schweren Verletzungen bis hin zu Lähmungen. Wenn die Belastung des Rückens solche Folgen haben könnte, dachten die damaligen Ärzte, müssten sie auch kleinere Schäden wie einen Hexenschuss erklären. Damals war eine »Eisenbahn-Wirbelsäule« eine ernst zu nehmende Diagnose.

Die Entwicklung der Orthopädie, die Facharztkunde des Skeletts, gab dem Rückenthema Mitte des 19. Jahrhunderts eine ganz neue Wende und verschaffte ihm enormen Aufschwung. Während man früher Rückenschmerzen und Ischiasleiden als getrennte Krankheiten betrachtet hatte, erkannte man nun die Zusammenhänge. Die Entdeckung der Röntgenstrahlung durch Wilhelm Conrad Röntgen Ende des 19. Jahrhunderts machte es zum ersten Mal möglich, den Knochenbau am lebendigen Leib zu studieren. Dabei wurden viele Missbildungen sichtbar und korrigiert – die Rückenschmerzen blieben. Gravierende Fortschritte in der Rückenchirurgie wurden später eine traurige Errungenschaft des Ersten Weltkriegs, die den Ärzten Wunder in der Rekonstruktion verletzter Gliedmaßen abverlangte.

Gravierende Fortschritte in der Chirurgie waren die traurige Errungenschaft des Ersten Weltkriegs. Er verlangte den Ärzten Wunder in der Rekonstruktion verletzter Gliedmaßen ab.

Rückenschmerzen als Krankheit

Ähnlich wie die Frauenärzte (und die Hebammen) stand der junge Berufsstand der Orthopäden in harter Konkurrenz mit Laien-Heilern, den Badern. Viele ihrer Techniken wurden in die Orthopädie integriert und finden sich heute bei Osteopathen und Manualtherapeuten wieder. Das wichtigste Heilmittel der damaligen Zeit war die Bettruhe: Gebrochene Knochen wurden genauso wie Tuberkulose oder Entzündungen durch Ruhestellung kuriert. Zum ersten Mal wurden Rückenschmerzen von den Ärzten zur Krankheit erklärt, während die Bader weiterhin darauf beharrten, dass Bewegung unerlässlich sei – ein wichtiges Prinzip, wie wir später (siehe Seite 91) noch sehen werden. Doch auch schon früher ahnten einige Ärzte wie der Franzose Nicolas André Anfang des 18. Jahrhunderts, dass zu langes Liegen die Heilungschancen von Rückenbeschwerden nicht verbesserte und sogar die Ursache von Schmerzen sein konnte. Hundert Jahre später schrieb ein Kollege von ihm: »Betten und Gräber fallen in dieselbe Kategorie. Kaum ein Teil des Körpers, der dadurch nicht gefährdet wäre.«

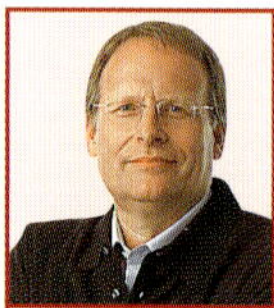

MEIN STANDPUNKT

Volkskrankheiten

Eigentlich sind alle so genannten Volkskrankheiten hausgemacht: Sie hängen mit unserer Art zu leben zusammen – dem Tempo, dem Überfluss, der Bewegungslosigkeit, dem Stress. Das gilt für die Herz-Kreislauf-Krankheiten, aber auch für Krebs, Diabetes, Allergien, Rheuma und Bandscheibenprobleme. Die Medizin kann viele Symptome beheben, ihre Art zu leben müssen jedoch die Betroffenen selbst ändern. Ich weiß, dass das schwer ist. Einige Kollegen haben es frustriert aufgegeben, mit ihren Patienten darüber zu sprechen. Außerdem zählen gerade Ärzte zu denjenigen, die häufig Raubbau mit ihrem Körper treiben. Wir sind also nicht immer gute Vorbilder. Doch genau das sollte uns Ansporn sein, hinter der Medizin immer auch die Frage der Lebensqualität wahrzunehmen. Nicht nur das Funktionieren des Organismus ist das Ziel ärztlichen Handelns, sondern auch die Heilung von Körper und Seele. Über den Sinn der Medizin nachzudenken sollte deswegen ein wichtiger Teil der ärztlichen Ausbildung sein.

Lange unterschätzt: die Rolle der Bandscheiben

Erstaunlich ist, wie lange die Medizin trotz weit reichender anatomischer Kenntnisse die Rolle der Bandscheiben unterschätzte: Erst im Jahr 1934 wurden an der amerikanischen Mayo-Klinik die ersten Bandscheiben operiert, ziemlich komplizierte Fälle mit positivem Ausgang.

Dass ein Bandscheibenvorfall (Prolaps) der Grund für die oft verzeichneten starken Schmerzen sein könnte, erkannte man im Jahr 1935, aber schon damals kritisierte man, dass Operationen nur selten Linderung brachten. Im Jahr 1956 wurde das erste Patent für eine Bandscheibenprothese angemeldet. Bald danach konnten Bandscheibenvorfälle auch neurologisch diagnostiziert werden – ohne die Myelographie, ein Röntgenverfahren, bei dem der Rückenmarkskanal punktiert wird – nicht ganz ungefährlich.

Die ersten Erklärungsversuche für Bandscheibenverschleiß tauchten auf. Obwohl sie empirisch kaum gestützt waren, stärkten sie dennoch die orthopädische Chirurgie. Die Folge: Rückenschmerzen wurden zunehmend als mechanisches Problem verstanden, das durch entsprechende Eingriffe gelöst werden sollte. Heute werden in Deutschland jährlich rund 60.000 Bandscheibenoperationen vorgenommen.

Doch schon der antike Philosoph Platon wusste, dass »der Körper nie ohne die Seele geheilt« werden könne: »Ein Teil davon kann nie gesunden, wenn nicht der ganze Körper es tut.«

Die Evolution der Bewegung

Wie zentral das Skelett und die Bewegungen des Körpers auch für die Seele sind, hat kaum einer so faszinierend beschrieben wie der Physiker Moshé Feldenkrais (1904–1984), Begründer der nach ihm benannten Lernmethode: »Ein jeder bewegt sich, empfindet, denkt, spricht auf die ganz ihm eigene Weise, dem Bild entsprechend, das er sich im Laufe seines Lebens von sich gebildet hat. Um die Art und Weise seines Tuns zu ändern, muss er das Bild von sich ändern, das er in sich trägt«, schrieb er.

Babys und Kleinkinder, so Feldenkrais, probieren ihren Körper noch aus. Durch Versuch und Irrtum lernen sie die Bewegungsabläufe. Erst mit zunehmendem Alter, oft auch durch soziale Zwänge, wird die gesamte Vielfalt an Bewegungen, die uns zur Verfügung steht, eingeschränkt. Zum Beispiel können Kinder anfangs noch mit der linken und der rechten Hand gleich gut hantieren, später verliert sich das.

Babys und Kleinkinder, so Moshé Feldenkrais, lernen Bewegungsabläufe durch Versuch und Irrtum. Erst mit zunehmendem Alter wird die gesamte Vielfalt an Bewegungen, die uns zur Verfügung steht, eingeschränkt.

Bewegungsmuster können verändert werden

Vom Robben über den Bärengang und das Krabbeln richtet sich das Kleinkind langsam auf und bewegt sich fortan am liebsten gehend. Im Laufe des Erwachsenwerdens gehen frühere Bewegungsmöglichkeiten wie etwa das Hüpfen verloren. Und im Alter von siebzig oder achtzig Jahren sind viele Menschen sogar froh, wenn sie noch ohne Probleme aufstehen und laufen, Treppen steigen, sich hinsetzen und hinlegen können. Die ursprüngliche Vielfalt unseres Bewegungsrepertoires ist aus ihrem Leben dann verschwunden.

Die Therapie, die Feldenkrais entwickelte, will Bewegungsmuster auch in späteren Lebensjahren noch verändern – und Schmerzen dabei verschwinden lassen (siehe Seite 104). Nicht umsonst bezeichnete Feldenkrais seine Methode als eine »Entdeckungsreise durch den Körper«. Er lässt die Behandelten auf spielerische Weise neue Bewegungen erlernen und macht sie zugleich auf Fehlhaltungen und Muskelverspannungen aufmerksam, die aus falschen Bewegungsabläufen resultieren. Dieser Prozess beginnt im Kopf, denn dort werden die Abläufe programmiert und gespeichert.

Das Ziel der Bewegung

Am Anfang jeder Bewegung steht ein Ziel, zum Beispiel ein Buch, das auf dem obersten Regal steht. Als zweiten Schritt registriert das Gehirn die Dimension unserer Aufmerksamkeit: Richtet sie sich nach innen oder außen? Wenn wir etwas greifen wollen, konzentrieren wir uns stark auf diesen Gegenstand. Wenn wir dagegen dem Bus hinterherlaufen, müssen wir unsere Aufmerksamkeit erweitern, um nicht zu stolpern oder unter die Räder eines Autos zu geraten. Die Dimensionen der Aufmerksamkeit spielen bei Feldenkrais eine große Rolle, denn sie prägen die Körperwahrnehmung und damit auch viele Veränderungen an Muskulatur und Skelett. Auf einer dritten Ebene aktiviert das Gehirn Bewegungsmuster: Sie lassen die einzelnen Muskeln, Gelenke und Knochen zusammenarbeiten – und zwar je nachdem, welche Bewegung wir gerade vollführen. Wir koordinieren und kontrollieren unsere Gliedmaßen.

Eines der wichtigsten Bewegungsmuster des Menschen ist die Drehung: Wir drehen uns beim Gehen und Laufen. Wir drehen uns, um zuzuhören, zu schauen oder mit jemandem zu reden. Wir drehen uns, um zu greifen.

Eine der wichtigsten Bewegungen des Menschen ist die Drehung um die eigene Körperachse. Wir drehen uns beim Gehen und Laufen. Wir drehen uns, um zuzuhören, zu schauen oder mit jemandem zu reden. Wir drehen uns, um zu greifen. »Das Drehen um die Bewegungsachse«, so der Feldenkrais-Schüler Roger Russell, »ist die Grundlage für unser Bewegungsleben.«

Schritt für Schritt: das Training von Bewegungsabläufen

Wenn ein Kind laufen lernt, ist das eine kleine Sensation. Tatsächlich verbirgt sich hinter diesen ersten Schritten ins Leben eine große Leistung: Das Kind lernt, Unterleib und Oberkörper zwischen zwei beweglichen Hüftgelenken im Gleichgewicht zu halten und schafft es dabei auch noch, die Wirbelsäule und das Becken zur Seite zu drehen.

Am Anfang kann der Säugling nur klammern: Er biegt sich nach vorn, um an der Brust zu saugen oder die Mutter zu spüren. Die Muskeln im Rücken werden noch nicht aktiviert. Doch dann, mit dem dritten Monat, fängt das Baby in Bauchlage an, den Kopf zu heben: Es kann bereits die Nackenmuskeln anspannen. Im fünften Monat beginnt der Säugling, den Rücken zu wölben sowie Arme und Beine anzuheben und auszustrecken.

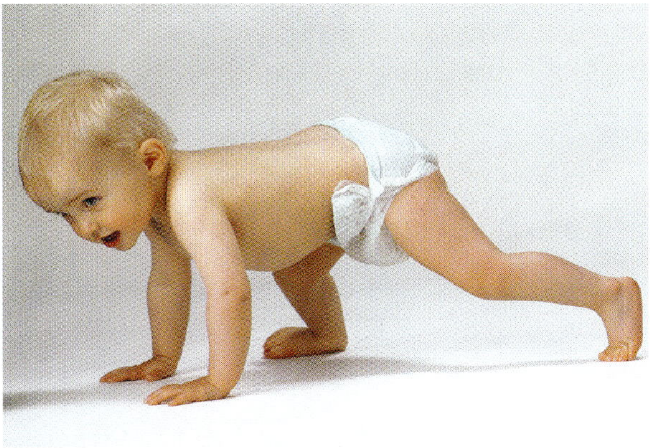

Krabbeln auf Händen und Füßen: Dabei trainiert das Baby sein Gehirn und baut vor allem seine Muskulatur auf.

Dazu kommt im sechsten Monat das Rollen: Noch im Liegen versucht das Baby, nach Gegenständen zu greifen. Wenn es sein Ziel erreichen will, muss es die verschiedensten Bewegungsabläufe koordinieren. Um das zu erlernen, rollt es sich von einer Seite zur anderen.

Um zu rollen, beugt sich das Baby und streckt sich dann. Anfangs bewegt sich der Rücken dabei ungelenk wie ein Block, bevor die einzelnen Wirbelsäulengelenke gezielt bewegt werden können. Doch schon bald neigt sich das Baby auch zur Seite. Diese Kombination von Drehen, Beugen, Aufrichten und Zur-Seite-Biegen der Wirbelsäule enthält bereits alle möglichen Bewegungen des Knochengerüsts. Beim aufrechten Sitzen, dem nächsten Entwicklungsschritt des kleinen Menschen im achten Monat, richtet das Kind bereits seinen Kopf und Oberkörper auf. Mit neun Monaten kann das Baby schließlich auf Händen und Knien krabbeln, bald darauf sich auf Händen und Füßen fortbewegen. Trotzdem sind auch diese Rotationsbewegungen noch nicht perfekt: Dem ersten Stehen folgt ein seitliches Vorwärtshangeln an Wänden oder Möbeln entlang. Dabei wird das Gehirn immer wieder trainiert, die Drehbewegungen zu steuern. Vor allem aber wird die Muskulatur durch die ständigen unterbewussten Bewegungen aufgebaut und gestärkt – spielerisch.

Millionen von Jahren vergingen, bis die Evolution die Voraussetzungen für den aufrechten Gang geschaffen hatte.

Die Koordination der Bewegungen

Millionen von Jahren vergingen, bis die Evolution die Voraussetzungen für den aufrechten Gang geschaffen hatte: Zum Beispiel wurden die Gelenke zwischen Kopf und Nacken so geformt, dass sie alle für das Gleichgewicht notwendigen Bewegungen, das Schauen, Riechen und Hören, zusammen mit allen anderen Bewegungen der Wirbelsäule koordinieren können.

Betrachtet man den Schädel von oben, zeigt sich, dass Augen, Ohren wie auch die Gleichgewichtsorgane im Inneren des Gehörgangs auf einer Achse liegen. Diese kreuzt sich vertikal mit der Sehachse, die genau zwischen den Augen verläuft. Genau unterhalb dieses Kreuzungspunktes liegt der Axis-Wirbel mit einer Art Zahn, um den sich unser Kopf dreht. Wie mit einem Kompass wird an dieser Schaltstelle das Gleichgewicht der Wirbelsäule reguliert. Jede einzelne Drehung ermöglicht so eine perfekte Kombination von Schauen, Hören und Bewegung.

Die freie Beweglichkeit des Brustkorbs und der Brustwirbel ist entscheidend für einen gesunden Rücken.

Die Beweglichkeit nimmt ab: von oben nach unten

Die weiteren Halswirbel sind nicht so beweglich: Sie können sich nur drehen, wenn wir uns dabei etwas zur Seite wenden. Das wiederum wirkt sich auf die Bewegungen des Brustkorbs und des Schädels aus, die sich zum Ausgleich in die andere Richtung neigen. Dieses Prinzip stabilisiert uns: Es ermöglicht, dass wir nicht umkippen, sondern auch dann aufgerichtet bleiben, wenn wir uns umdrehen. Schon wenn das Baby im Kinderwagen seine ersten Rollbewegungen macht, werden diese Ausgleichsbewegungen zwischen Kopf, Nacken und Brustkorb geübt und schließlich perfektioniert.

Unter dem Hals folgen zwölf Brustwirbel. Jeder von ihnen ist mit einem Rippenpaar verbunden, das sich um den Körper legt und die wichtigen Organe Herz und Lunge schützt (siehe Seite 39). Diese Rippenbögen treten – bis auf die beiden untersten – über Knorpel mit dem Brustbein in Kontakt. Obwohl der Brustkorb auf diese Weise wie von einem Kasten umfasst wird, sind seine Wirbelkörper sehr beweglich. Sie drehen, beugen und strecken sich und lassen sich zu den verschiedensten Bewegungsmustern kombinieren.

Die freie Beweglichkeit des Brustkorbs und der Brustwirbelsäule ist entscheidend für einen gesunden Rücken. Viele Rückenschmerzen rühren daher, dass Brustwirbel blockiert sind. Denn mit zunehmendem Alter und bei zu wenig Bewegung versteifen sich die Gelenke des Brustkorbs, und die ursprüngliche plastische Mobilität geht verloren. Das führt zu Fehlhaltungen und Verformungen und fördert auch Erkrankungen der Atemwege, weil die Lunge nicht mehr ausreichend beatmet wird.

Die Lendenwirbelsäule: besonders anfällig bei Fußballern

Die Lendenwirbelsäule, die sich an die Brustwirbel anschließt, hat besonders große Wirbelkörper, weil sie den Großteil des Körpergewichts tragen muss. Diese sind so geformt, dass sie zwar bequem Beugungen, Streckungen und Neigungen zur Seite erlauben. Aber im Gegensatz zur Halswirbelsäule haben sie nur eine sehr eingeschränkte Drehfähigkeit. Wenn wir versuchen, die Lendenwirbel mit Anstrengung zu drehen, verletzen wir die leicht Bandscheiben. Von den Folgen dieser falschen Bewegung sind vor allem Fußballer, aber auch Tennisspieler, Handballer oder Golfer betroffen, die häufig abrupt im Laufen anhalten, sich dabei umschauen oder in einer Drehbewegung versuchen, den Ball zu erreichen.

Das Hohlkreuz, bei Erwachsenen oft zu stark ausgeprägt, spiegelt die verblüffende Fähigkeit der Lendenwirbel wider, sich nach vorn zu wölben. Dabei können sich Becken und Rippen frei drehen. Die Möglichkeit, ein Hohlkreuz zu bilden, ist für den Rücken wichtig, denn das Rückgrat wird so viel flexibler, und auch Stöße und Lasten können besser abgefedert werden.

Wenn wir versuchen, die Lendenwirbel mit Kraft zu drehen, verletzen wir leicht die Bandscheiben.

Kraftzentrum des Körpers: das Becken

Schließlich entscheiden auch noch die Hüftgelenke darüber, wie beweglich unser Rücken ist. Die beiden feststehenden Kugelgelenke erlauben dem Becken zu rotieren und sich in alle möglichen Richtungen zu bewegen. Denn ohne das Becken funktioniert auch das Rollen nicht – es ist deshalb ein Kraftzentrum des Körpers und an allen Drehbewegungen beteiligt.

Zwischen Kopf und Becken kann sich der Mensch um etwa 90 Grad drehen und sogar hinter sich blicken. Diese Drehachse durch den Körper ist nicht starr, sondern sehr beweglich. Sie ändert sich mit jeder Bewegung, verläuft mal durch die rechte Hüfte und das rechte Bein, mal durch die linke Hüfte und das linke Bein – je nachdem, wie es der Körperschwerpunkt verlangt.

Da alle unsere Bewegungen, vom Laufen bis zur Gestik und Mimik, den Zustand des Nervensystems spiegeln, sind sie für Moshé Feldenkrais die »Grundlage des Inneseins«, Ausdruck unserer Gefühle. Sie sind die Sprache unseres Körpers und machen uns Angst, Furcht oder Lachen erst bewusst.

DRUCK REDUZIEREN

BELASTUNG DER BANDSCHEIBEN B

Die Wirbelsäule muss im Laufe eines Lebens enorme Belastungen aushalten. Sie ist zwar S-förmig gekrümmt, um neben der Stabilität des Rückgrats auch eine gewisse Flexibilität zu erreichen und Stöße wie Druck abzufedern. Doch vor allem einseitige Belastungen führen langfristig zu Abnutzungserscheinungen und Versteifungen.

Den größten Teil der Lasten müssen die Bandscheiben zwischen den Wirbelkörpern abfedern. Weil diese Puffer des Rückgrats zu etwa 10 Prozent aus elastischen Fasern bestehen, können sie sich je nach der Art der Belastung zusammenziehen oder ausdehnen. Sie sind stärker und stabiler als die Wirbelknochen. Bei jungen Menschen halten sie bis zu 800 Kilo Druck aus, bei älteren immer noch mehr als die Hälfte: 450 Kilo.

Je nach Körperhaltung variiert die Belastung der Bandscheibe enorm: Schon beim entspannten Sitzen müssen sie etwa 50 Kilo aushalten. Gerades Sitzen – etwa vor einem

Auf die richtige Haltung kommt es an

Durch Achtsamkeit im Alltag lässt sich die Belastung der Wirbelsäule deutlich reduzieren.

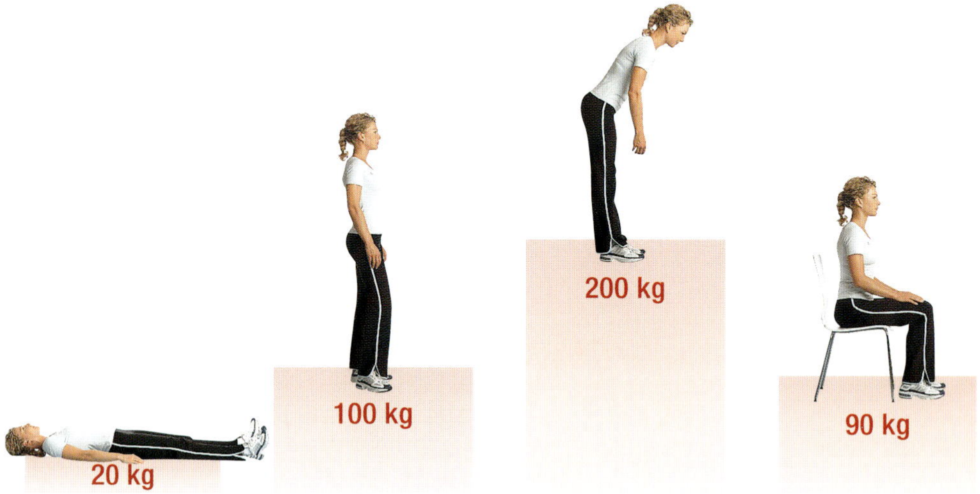

NTERSCHIEDLICHEN HALTUNGEN

Computer – liefert sie rund 90 Kilo Druck aus. Alleine das Vorbeugen erhöht die Kompression auf 170 Kilo! Deshalb ist es auch so wichtig, bei allen Tätigkeiten auf die richtige Arbeitshöhe zu achten!

Das zeigt sich auch beim Stehen: In entspannter Haltung drücken rund 100 Kilo auf die Bandscheiben. Leichtes Vorbeugen verdoppelt diese Last bereits. Mit geradem Rücken und gestreckten Armen eine Last anzuheben, drückt die Puffer mit enormen Druck zusammen: 500 Kilo. Deshalb sollte man stets richtig heben. Mit gebeugten Knien eine Last dicht am Körper zu stemmen, reduziert den Druck um fast ein Drittel: auf 340 Kilo. Ausreichende Bewegung ist nötig, um die Bandscheibe durch Osmose und Diffusion mit Nährstoffen zu versorgen (siehe Seite 37). Um ihren Wasserhaushalt zu regulieren, braucht sie aber auch Ruhephasen. Im Liegen erholen sich die Puffer – dann müssen sie nur etwa 20 Kilo aushalten.

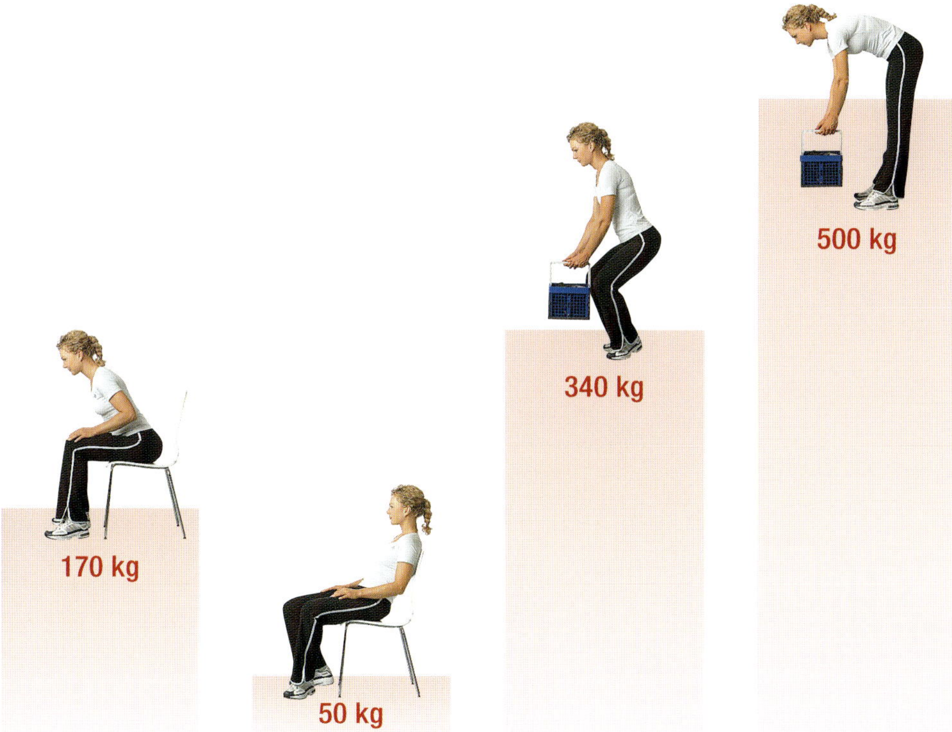

Die Statik der Gefühle

Um körperliche und seelische Schmerzen zu vermeiden, ziehen wir Brustkorb und Bauch ein oder halten Kopf und Nacken gerade. Wir tragen, wie es auch sprichwörtlich heißt, eine »Last auf den Schultern«.

Emotionen lassen uns oft erstarren. Um körperliche wie seelische Schmerzen zu vermeiden, ziehen wir Brustkorb und Bauch ein oder halten Kopf und Nacken gerade. Wir tragen, wie es auch sprichwörtlich heißt, eine »Last auf den Schultern«. Zunächst stellt sich bei dieser Haltung ein Gefühl größerer Sicherheit ein, dabei geht jedoch viel von der Flexibilität verloren.

Kinder haben eigentlich einen natürlichen Bewegungsdrang, der aber geht ihnen zunehmend verloren. Schon in jungen Jahren sitzen oder »hängen« sie viel vor einem Computer- oder Fernsehbildschirm. Die Zahlen sind erschreckend: Allein vor dem Fernseher verbringen Kinder mittlerweile mindestens zwei Stunden täglich, in den USA sind es sogar sechs.

Wegen der damit verbundenen Konzentration der Augen und des Gehirns nimmt der Körper vor dem Bildschirm eine einseitige Haltung ein: Schultern und Brustkorb bilden eine Art Block, der auch die Drehfähigkeit des Nackens einschränkt. Dessen wichtige Ausgleichsfunktionen werden deshalb lahm gelegt und das Gleichgewicht gestört – nicht ohne Grund können viele Kinder heutzutage nicht mehr auf einem Bein hüpfen. »Ihr Gehirn erkennt«, schreibt der Feldenkrais-Schüler Roger Russell, »dass etwas nicht im Gleichgewicht ist.«

STEIGEND — TÄGLICHER FERNSEHKONSUM

	1992 (Min.)	1995 (Min.)	1999 (Min.)	2000 1. Halbjahr (Min.)
Gesamt	109	117	118	118
10- bis 11-Jährige	104	112	102	102
12- bis 13-Jährige	117	115	126	117
14- bis 15-Jährige	108	124	128	133
Mädchen	109	113	114	119
Jungen	110	121	122	117

Quelle: Internationales Zentralinstitut für das Jugend- und Bildungsfernsehen

Schutzhaltung als Folge früherer Verletzungen

Die Schaltzentrale im Kopf versucht, die Situation durch weitere Einschränkungen der Bewegungsfähigkeit der Wirbelsäule zu entschärfen. Die Muskelketten des Rückens werden angeregt, mehr zu arbeiten. Das Atmen wird flacher, Nacken-, Schulter- und Kreuzschmerzen stellen sich ein. Hochgezogene Schultern zum Beispiel, eine typische Abwehrhaltung bei Belastungen jeder Art, bremsen die Flexibilität des Brustkorbs. Auch die Arme lassen sich nicht mehr frei bewegen, und die Drehbewegungen zwischen Hüfte und Schultern werden immer anstrengender. Oft führen auch Schutzhaltungen als Folge früherer Verletzungen dazu, dass die Beweglichkeit stark eingeschränkt ist und wirkliche Entspannung immer schwerer fällt.

Das kann zu den unterschiedlichsten Symptomen führen, die nicht selten falsch diagnostiziert werden. Eine 72-jährige Patientin etwa, der ein arthrotischer Verschleiß ihrer Hüftgelenke attestiert wurde, leidet – wie sich herausstellte – in Wirklichkeit unter den Folgen einer jahrzehntelangen Fehlbelastung der Wirbelsäule. Die Muskeln, die an den Gelenken ziehen, üben Druck auf die Sehnen aus, bringen diese aus dem Gefüge und lassen sie schließlich verschleißen. Ihre leichte Schieflage nimmt die Patientin selbst nicht mehr wahr, weil ihr Gleichgewichtssinn durch die Gewöhnung an diese einseitige Haltung bereits verzerrt ist. Sie leidet an einer »sensomotorischen Amnesie«, einer Funktionsstörung des Nervensystems. Solche Patienten gewinnen ihr körperliches Wohlbefinden erst dann zurück, wenn sie wieder neu lernen, ihren Körper wahrzunehmen und ihre innere wie äußere Balance zu finden.

Rückenpatienten, die unwissentlich unter früheren Verletzungen leiden, gewinnen ihr körperliches Wohlbefinden erst dann zurück, wenn sie wieder neu lernen, ihren Körper wahrzunehmen.

Eine falsche Haltung gewöhnen wir uns an

Viele körperliche Symptome, die dem Alter zugeschrieben werden, wie etwa ein Verschleiß der kleinen Wirbelgelenke , sind im Wesentlichen eine Folge falschen Lernverhaltens: Nicht unsere Kräfte und Fähigkeiten verkümmern, sondern wir geben im Laufe der Jahre immer mehr Aktivitäten auf. Vor allen Dingen vernachlässigen wir zunehmend den notwendigen Ausgleich zwischen Entspannung und Anspannung: Wir verharren immer mehr in unserer individuellen »Verkrampfung«.

Eine wichtige Rolle spielt dabei der Stress. Stress an sich ist nicht gut oder schlecht, sondern bezeichnet zunächst einmal die unspezifische Reaktion des Körpers auf alle Arten von Anforderungen. Das Leben ist eine einzige Herausforderung: Wie wir darauf reagieren und uns anzupassen vermögen, macht deutlich, wie belastbar unser Organismus ist. Stress hat nicht nur eine biochemische Seite (die Ausschüttung von Hormonen), sondern auch eine neuromuskuläre. Zwei wesentliche Reaktionsmuster zeigen sich darin: Flucht oder Kampf.

Wenn jemand bedrückt ist, nimmt sein Körper eine gebeugte Haltung an: Der gerade Bauchmuskel zieht sich zusammen, drückt auf die Organe im Bauchraum, und auch Zwerchfell und Atmung werden gebremst.

Der evolutionäre »Start-Reflex« wird bereits im Alter von etwa fünf Monaten eingeübt: Wenn man den Säugling mit einer Hand unter der Brust hält, hebt er als Reflex den Kopf und streckt die Beine aus, dabei wölbt sich der Rücken. Diese »Landau-Reaktion« testet ein besonders kritisches Entwicklungsstadium: Wenn sie nicht eintritt, deutet das auf ein ernsthaftes Problem des Gehirns hin. Wenn sich dagegen die Lendenmuskeln zusammenziehen, erlebt das Baby zum ersten Mal das lustvolle Gefühl des Sichaufrichtens und Vorwärtsgehens. Mit etwa einem Jahr kann es allein laufen. Doch der Drang, sich zu bewegen, wird rasch von seiner Umgebung eingeschränkt. Kleine wie große Kinder haben keine Freiräume mehr rund um ihr Zuhause. Sie führen ein Inseldasein und werden von ihren Eltern von einem Ort zum nächsten gebracht, meist mit dem Auto.

Als Erwachsene zeugt unsere steife Körperhaltung oft von dem unbewussten Wunsch, zu flüchten. Unser Körper spannt sich: die Muskulatur von Rücken, Hüfte, Knien, selbst den Zehen. Wenn Angst die Nackenmuskeln in Spannung versetzt, schiebt sich das Gesicht nach vorn, was die Muskeln um den siebten Halswirbel sich zusammenziehen lässt, um ein Gegengewicht zu schaffen. Je häufiger das der Fall ist, desto verhärteter werden die angestrengten Muskeln im Nacken und an den hochgezogenen Schultern. Deshalb haben Menschen mit vielen Sorgen chronische Schmerzen in diesen Körperzonen.

Wenn hingegen jemand bedrückt ist, zieht er sich in sich zurück und rollt sich zusammen wie ein Embryo, in eine Schutzhaltung, die Geborgenheit vermittelt. Das drückt die Organe im Bauchraum zusammen: Der Zwerchfellmuskel kann sich nicht ausdehnen, die Atmung wird gebremst.

Die Anatomie des Rückens

Die Wirbelsäule

Die zentrale Stütze unseres Körpers ist die Wirbelsäule, fest genug, um das Körpergewicht zu tragen, aber auch biegsam, um die damit verbundenen Gliedmaßen, die Arme und die Beine, bei all ihren Bewegungen zu unterstützen. Sie trägt den Kopf und schützt lebenswichtige Organe wie Herz, Lunge und Leber sowie das Innere des Bauches.
Unser Rückgrat wird in unterschiedliche Regionen eingeteilt: Die sieben Wirbel der Halswirbelsäule nennt man zervikal (von den Ärzten abgekürzt als C bezeichnet), die zwölf Brustwirbel thorakal (von den Ärzten abgekürzt als Th bezeichnet) und die fünf Lendenwirbel lumbal (von den Ärzten abgekürzt als L bezeichnet). Alle sind beweglich. Am Ende des Rumpfes liegen fünf miteinander verwachsene Wirbel – das so genannte Kreuzbein (S 1 bis S 5). Auf beiden Seiten grenzt dieses an je ein Darmbein an und bildet gemeinsam mit diesem Paar das Becken. Am untersten Ende der Wirbelsäule sitzen – meist vier, manchmal aber auch drei oder fünf – Knochen, die das Steiß- oder Kuckucksbein bilden, den evolutionären Rest des Schwanzes, den unsere Vorfahren besaßen.

Unser Rückgrat wird in unterschiedliche Regionen eingeteilt: Die sieben Wirbel der Halswirbelsäule nennt man zervikal, die zwölf Brustwirbel thorakal und die fünf Lendenwirbel lumbal.

Die einzelnen Wirbel haben als Hauptstück elliptische bis runde Zylinder, den Wirbelkörper. Dahinter spreizen sich verschiedene Knochenfortsätze um ein Loch herum ab – den Wirbelkanal. Wenn alle Wirbel übereinander liegen, bildet dieser einen Raum für die zentralen Nervenleitungen des Körpers und das Rückenmark.

Die sieben Wirbelfortsätze treten in Paaren auf, bis auf den siebten, den Dornfortsatz, der nach ganz hinten, zum Rücken weist.

Die Gelenkfortsätze

Auf der Seite des Wirbelkanals sitzen an jedem Wirbel sieben Fortsätze. Sie treten in der Regel in Paaren auf, bis auf den siebten, den Dornfortsatz, der nach ganz hinten, zum Rücken weist. Dort kann man sie als kleine Höcker fühlen und sehen. Die oberen und unteren Gelenkfortsätze verbinden die einzelnen Wirbelkörper miteinander und geben dem Rückgrat Halt.

PHYSIOLOGIE

Fernwirkungen des Rückgrats

An den einzelnen Wirbeln des Rückgrats treten Nervenbündel aus dem Wirbelkanal aus, die jeweils unterschiedliche Regionen des Körpers versorgen. Durch eine Bandscheibenvorwölbung, einen -vorfall oder zum Beispiel eine Arthrose der kleinen Wirbelgelenke können sie gequetscht oder anderweitig gereizt werden. Wenn Funktionen der Wirbelsäule gestört sind, wirkt sich das deshalb auf den gesamten Organismus aus – aus diesem Grund haben osteopathische oder chiropraktische Behandlungen oft erstaunliche Heilerfolge in Körperregionen, die weit vom Rückgrat entfernt sind. Dass die Ursachen für Leiden der inneren Organe auch an der Wirbelsäule liegen können, wird leider viel zu wenig bedacht. Nicht selten werden Patienten von den verschiedensten Ärzten über einen längeren Zeitraum erfolglos auf andere Symptome hin behandelt, bis bei einer manuellen Untersuchung oder mithilfe einer Kernspin- oder Röntgenaufnahme erkannt wird, woher die Probleme eigentlich stammen.

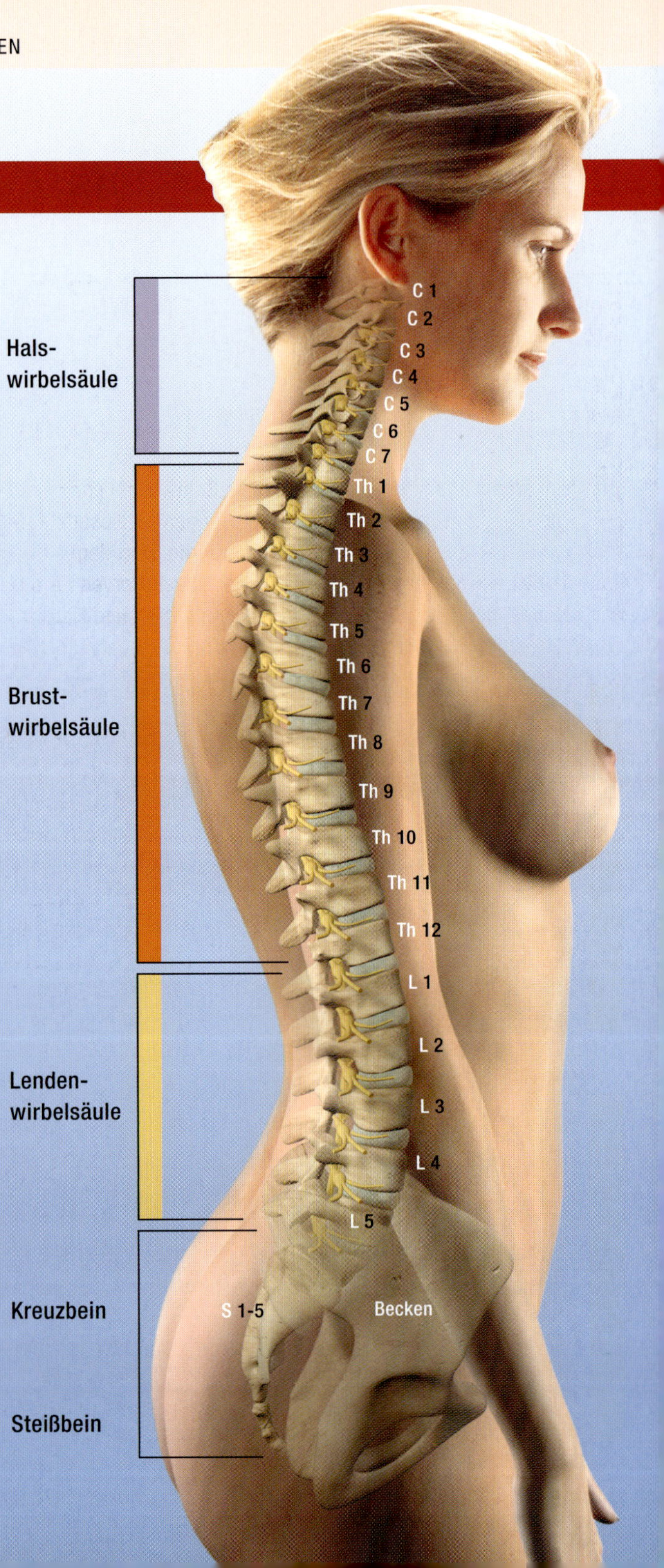

STÖRUNGEN AN DER WIRBELSÄULE UND IHRE FOLGEN

Halswirbelsäule

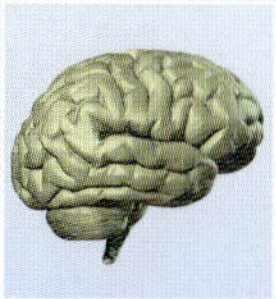

C1–C2

Am Atlaswirbel liegen Nervenbündel, welche die Blutzufuhr zum Gehirn steuern. Werden sie gereizt oder gequetscht, kann es zu Kopfschmerzen, Schlaflosigkeit, Schwindel und auch Bluthochdruck kommen.

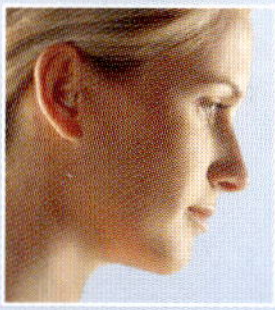

C2–C4

Augen- und Ohrenbeschwerden sowie Nasennebenhöhlenreizungen und Schwindel können von Störungen an diesem Wirbel herrühren. Dort liegen die vegetativen Nerven für die Augen, Ohren und Nase.

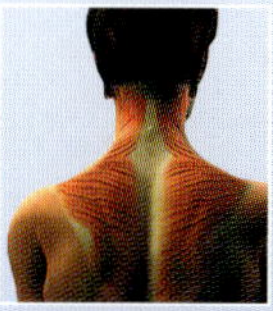

C4–C6

Stress verkrampft die Muskulatur im Nackenbereich. Die Folgen: Schmerzen im Nacken, an Schulter und Oberarmen. Die gereizten Nerven können auch eine Reizung des Rachens und der Kehle hervorrufen.

Brustwirbelsäule

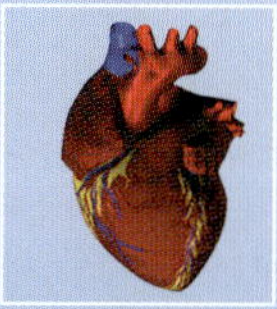

Th2–Th3

Vom zweiten Brustwirbel aus wird das Herz einschließlich seiner Klappen und Umhüllung sowie der Herzkranzgefäße nervlich versorgt. Dort kann auch eine Ursache für funktionelle Herzbeschwerden liegen.

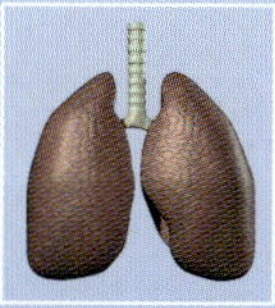

Th3–Th4

Die von dieser Region ausgehenden Nervenstränge versorgen Lunge, Bronchien und Brustkorb. Bei Störungen drohen deshalb Verstärkung von Asthma, Bronchitis oder anderen Atemwegserkrankungen.

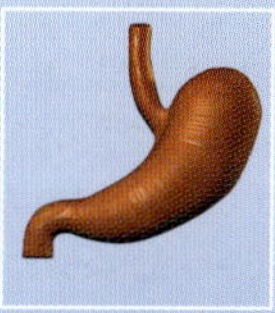

Th4

Vom vierten Brustwirbel ausgehend laufen Nerven zum Magen. Sodbrennen und andere Magenbeschwerden können manchmal durch eine Deblockierung in dieser Wirbelsäulenregion behoben werden.

Lendenwirbelsäule

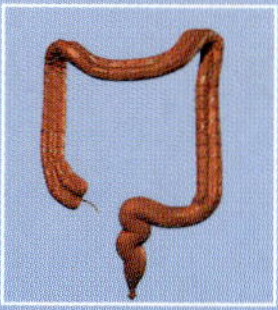

L1–L3

Am obersten Lendenwirbel treten die Nerven aus, die den Dickdarm und die Leisten versorgen. Störungen führen zu Verdauungsproblemen wie Verstopfung oder einer Reizung der Darmschleimhaut.

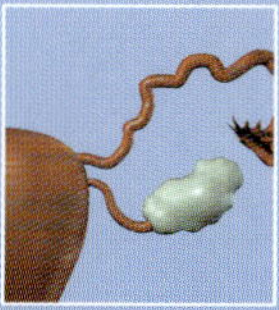

L2–L3

Geschlechtsorgane wie Eierstöcke, Hoden und die Gebärmutter, aber auch Harnblase und die Knie werden von hier aus versorgt. Blockaden können Impotenz und Menstruationsstörungen auslösen.

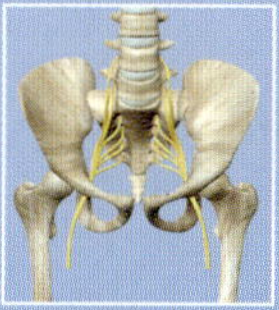

L4

Hier entspringt der Ischiasnerv, der bei einer Reizung sehr wehtun kann, auch der Hexenschuss kann von hier ausgehen. Außerdem wird die Prostata von hier aus mit Nervenleitungen versorgt.

Daneben sorgen die Wirbelkörper für ein gewisses Maß an Beweglichkeit, weil die Querfortsätze wie auch der Dornfortsatz an die elastischen Rückenmuskeln gebunden sind. Trotz dieser Gemeinsamkeiten unterscheidet sich jeder einzelne Wirbel mehr oder weniger von den anderen. So sind etwa die Dornfortsätze der Lendenwirbel wesentlich größer als etwa die der Brustwirbel, und die Brustwirbel sind über zwei Gelenke mit den Rippen verbunden.

Im Laufe des Tages schrumpft die Bandscheibe um etwa zehn Prozent – deshalb ist man morgens etwas größer als abends.

Die Wirbelkörper sind über seitliche kleine Gelenke miteinander verbunden. Sie sind ein Teil des Kugellagers Wirbelsäule: Die oberen Gelenkfortsätze klinken sich wie ein Scharnier in die unteren Gelenkfortsätze des darüber liegenden Wirbels ein. Diese haben flache, glatte Oberflächen und sind mit schützenden Knorpeln besetzt. Wegen ihrer glatten, klaren Form, die an die Facetten eines geschliffenen Diamanten erinnert, heißen diese Verbindungsbrücken Facettengelenke. Sie sind von Kapseln umgeben, die mit einer Schmierflüssigkeit (Synovia) gefüllt sind.

Die Bandscheiben

Jeder Wirbel wird von dem darüber oder darunter liegenden Nachbarn durch einen elliptischen Puffer getrennt: die Bandscheibe. Wie ein Kugellager ermöglichen diese flexiblen Stoßdämpfer zwischen den Wirbeln, dass das Rückgrat sich sowohl drehen, beugen und neigen als auch Erschütterungen abfangen kann. Die Bandscheiben selbst bestehen aus Knorpel: Der äußere, faserhaltige Ring wird als Anulus fibrosus bezeichnet und schließt sich an das Knorpelgewebe der Wirbelkörper an. Die gallertartige Masse (Nucleus pulposus) im Inneren ähnelt in ihrer Zusammenset-

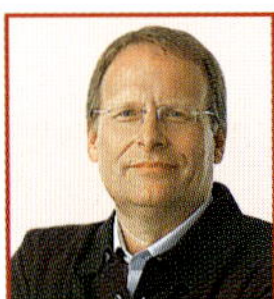

MEIN STANDPUNKT

Körper-Kartographie

Das traditionsreiche Fachgebiet der Anatomie, dem die Medizin so viel Wissen verdankt, gerät in der Forschung zusehends ins Abseits. Dabei böten gerade die modernen bildgebenden Verfahren ganz neue Möglichkeiten, den Körper lebendig und in Echtzeit zu kartographieren. Nicht nur das Innere der Zellen, über das wir zurzeit mithilfe der Molekularbiologie so viel lernen, birgt spannende Erkenntnisse, sondern auch die Anatomie, die uns mithilfe der Technik ganz neue Einsichten erlaubt.

Wo die Nerven entspringen

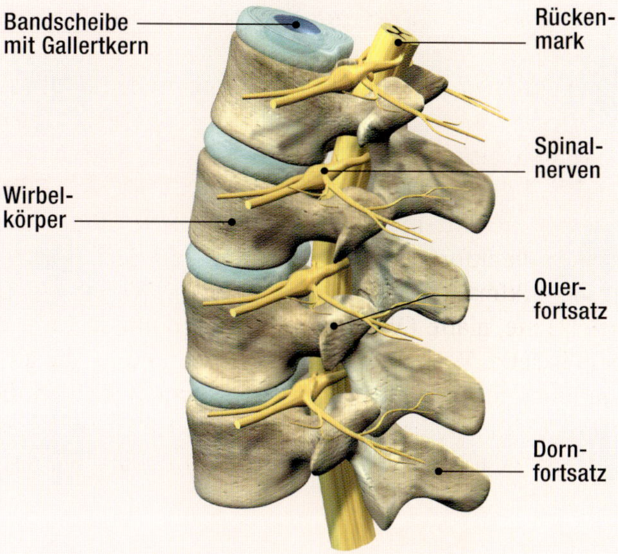

Aus dem Wirbelkanal, durch den das Rückenmark läuft, treten zwischen den einzelnen Wirbelkörpern Nervenstränge aus, welche die unterschiedlichsten Körperregionen mit Reizleitungen versorgen.

zung der des Auges und enthält vor allem Wasser: 90 Prozent bei einem Baby und immer noch 70 Prozent bei einem Siebzigjährigen. Das macht die Bandscheiben zu einer unverzichtbaren Federung. Weil dieser wichtige Teil der Wirbelsäule zu etwa 10 Prozent aus elastischen Fasern besteht, kann sie sich je nach der Art der Belastung zusammenziehen oder ausdehnen. Sie ist äußerst belastbar und außerdem stärker und stabiler als die Wirbelknochen. Bei jungen Menschen hält sie 800 Kilo Druck aus, bei älteren immer noch mehr als die Hälfte: 450 Kilo.

Die Bandscheibe selbst besitzt kaum Nerven und tut deshalb nur selten weh.

Last und Entlastung führen zu einem osmotischen Prozess, der die Bandscheibe mit wertvollen Nährstoffen versorgt: Aminosäuren, Glukose und Sauerstoff. Regelmäßige und ausreichende Bewegung ist deshalb wichtig, vor allem mit zunehmendem Alter, wenn die für die Federung wichtige wässrige

Durch Gelenke verschränkt

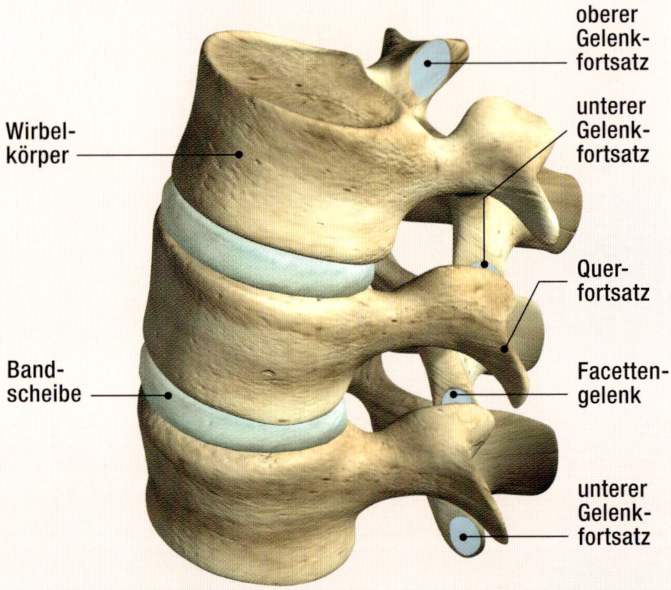

Um die Wirbelsäule stabil und zugleich flexibel zu halten, sind ihre Wirbelkörper zum Rücken hin durch Gelenke verbunden, die wie Zahnräder ineinander greifen, wenn sie gebogen oder gestreckt wird.

Bei jungen Menschen hält die Bandscheibe 800 Kilo Druck aus, bei älteren immer noch mehr als die Hälfte: 450 Kilo.

Substanz verloren geht. Die Bandscheibe baut dann stärker kollagenhaltiges Gewebe auf und lagert mehr Kalzium, Phosphat, Fluor und Magnesium ein. Das nimmt ihr Elastizität. Noch schlimmer als eine Überbeanspruchung ist es deshalb für die Bandscheibe, wenn sie unterfordert wird – auch wenn es vor allem bei Schmerzen oder stärkeren Verspannungen schwer fällt. Trotzdem braucht sie regelmäßige Ruhephasen, weil sich im Liegen ihr Wassergehalt wieder reguliert.

Im Laufe des Tages schrumpft die Bandscheibe um etwa 10 Prozent – deshalb ist man morgens etwas größer als abends. In der Nacht nimmt sie dann wieder Flüssigkeit und Nährstoffe auf und gleicht den Größenverlust aus. Bei orthopädischen Untersuchungen werden Höhe und Elastizität sowie das Aus-

Schutz für den Oberkörper durch die Rippen

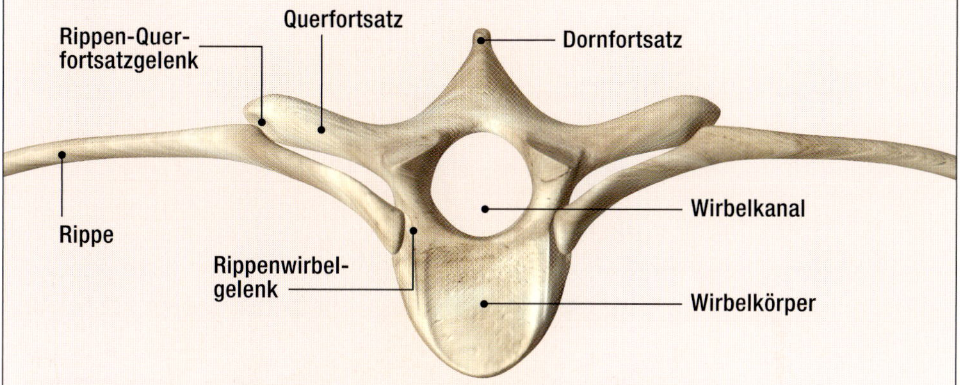

Hinter jedem Wirbelkörper liegt der Wirbelkanal, durch den das Rückenmark mit seinen vitalen Nervenbahnen läuft. Durch schmale Gelenke sind die Wirbel mit den Rippen verbunden, die den Rumpf wie ein flexibler Käfig vor äußeren Einwirkungen schützen.

maß der Vorwölbung allerdings oft fehlinterpretiert, weil nicht auf den Wassergehalt geachtet wird. Diesen kann man jedoch mittels Kernspintomographie genau bestimmen. Die Bandscheibe selbst besitzt kaum Nerven und tut deshalb nur selten weh. Wenn im Rückgrat starke Schmerzen auftreten, rühren sie auch daher, dass eine Bandscheibe so verformt ist, dass sie auf die Außenhülle des Rückenmarks drückt. Ein anderer Grund ist, dass der faserhaltige Ring gerissen ist. Dann quillt die zähe Flüssigkeit aus dem Inneren in die Zwischenräume der Wirbelsäule und reizt den Nerv (siehe Seite 49).

Wenn im Rückgrat starke Schmerzen auftreten, rühren sie meist daher, dass eine Bandscheibe so verformt ist, dass sie auf die Außenhülle des Rückenmarks drückt.

Der Rückenmarkskanal

Das Rückenmark, das durch den Wirbelkanal verläuft, reicht vom Schädel bis zum dritten Lendenwirbel, füllt also die Wirbelsäule nicht über die ganze Länge aus. Das Mark wird von drei verschiedenen Schichten umhüllt: Die äußerste, in der Fachsprache als »Dura mater« bezeichnet, erstreckt sich bis zum zweiten der fünf festgewachsenen Kreuzbeinknochen. Sie ist

ganz besonders druckempfindlich. Strecken und Bücken kann also bei durch die Bandscheiben bedingten Einengungen dazu führen, dass die Dura mater gegen einen Wirbel stößt, was heftige Schmerzen hervorrufen kann.
Dort, wo die Nervenwurzeln aus dem Rückenmark heraustreten, verlängert sich die Dura mater zu Wurzelschutzhüllen. Zwischen den beiden inneren Schichten des Rückenmarkskanals fließt das Nervenwasser, auch Liquor genannt. Diese klare, fast zellfreie Flüssigkeit – es sind etwa 140 Milliliter – ist eiweiß- und zuckerarm. Sie umspült das gesamte Rückenmark und das Gehirn und schützt beide vor Erschütterungen. Produziert wird der Liquor in den Seitenkammern des Hohlraumsystems im Gehirn.

Die Bänder, die die Wirbelgelenke umgeben, enthalten viele Nervenenden und sind deshalb sehr schmerzempfindlich.

Die Rolle der Bänder

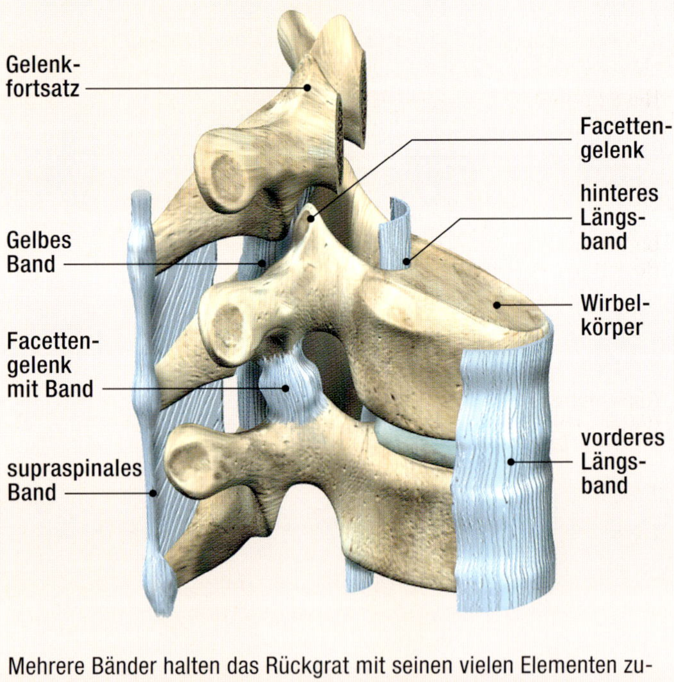

Mehrere Bänder halten das Rückgrat mit seinen vielen Elementen zusammen. Sie laufen innen und außen entlang der Wirbelkörper- und gelenke. Wenn sie ausleiern, wird die Wirbelsäule instabil.

Die Rückenmuskulatur trägt das Gewicht

80 Prozent aller chronischen Rückenschmerzen werden durch verkümmerte Muskulatur verursacht. Neben ihrer Stützfunktion hat sie die Aufgabe, den Großteil des Gewichts abzufedern, das auf der Wirbelsäule lastet.

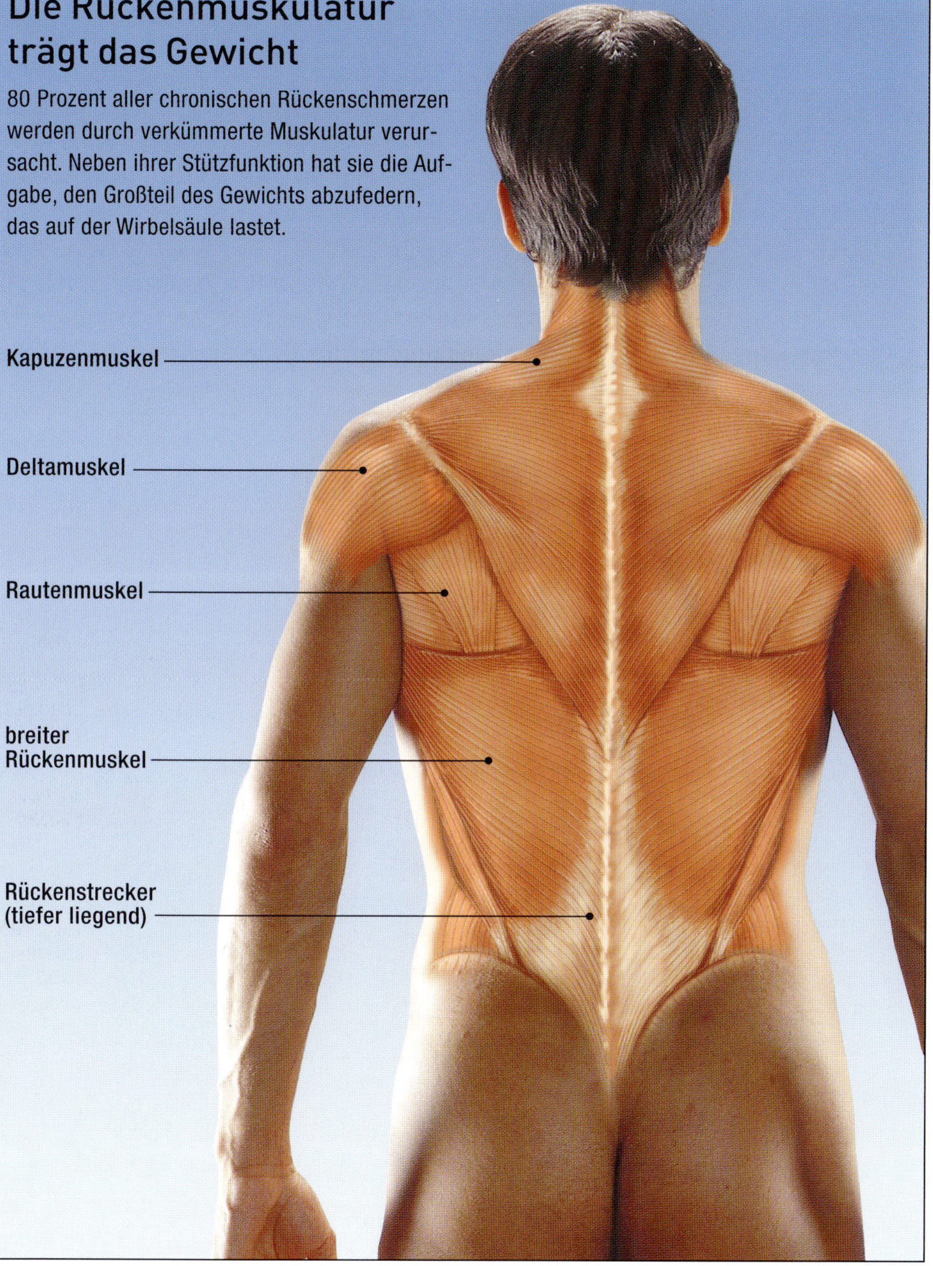

Wird die Blutzufuhr eines Muskels unterbrochen, weil er auf Schmerzen mit einem Krampf reagiert, leiden die Zellen. Sie werden schwach, die gesamte Struktur verhärtet und wird unflexibel, der Muskel schrumpft.

Sensible Zone: der Hals

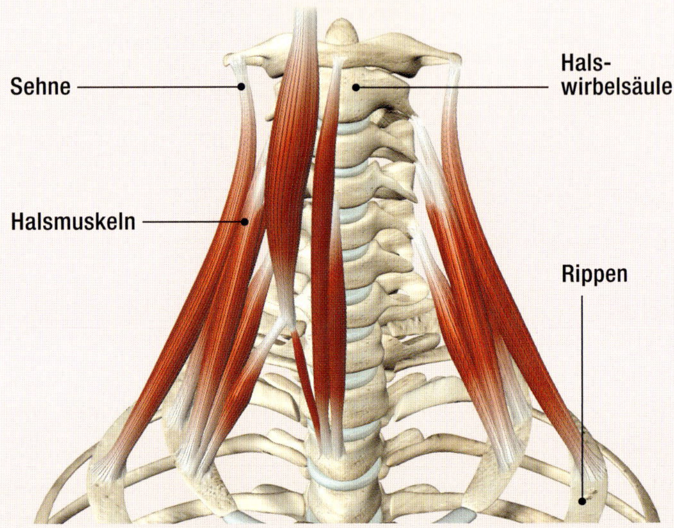

Um eine weite Drehung des Kopfes zu ermöglichen, ist die Halswirbelsäule besonders beweglich, was sie zu einer äußerst sensiblen Zone macht. Sie wird von mehreren Halsmuskeln stabilisiert.

Bänder, Sehnen und Muskeln

Die Wirbelgelenke werden von kräftigen Bändern gehalten, die sie stützen und mit den Knochen verbinden. Die Bänder enthalten viele Nervenenden. Eine Muskelgruppe um jedes Gelenk ist durch Sehnen mit den Wirbelkörpern verbunden. Kleinere Muskelgruppen, die Stabilisatoren, korrigieren die Haltung der Wirbelsäule. Die größeren Mobilisatoren steuern die Bewegungen des Körpers. Die Streckmuskeln (Extensoren) pressen die Wirbelsäule in verschiedene Richtungen zusammen oder entlasten sie. Andere großflächige Muskeln tragen die Schultern oder den Beckengürtel. Die Bauchmuskeln mit geraden, schrägen und Quersträngen entlasten das Rückgrat. Werden die Muskeln zu lange angespannt, verkrampfen sie, erhalten nicht mehr genügend Nährstoffe und verkümmern schließlich.

Die wichtigsten Krankheitsbilder – »aufs Kreuz gelegt«

In unserer Alltagssprache verwenden wir den Rücken als vielfältiges Symbol. Das ist kein Zufall: Redewendungen wie »sich den Rücken freihalten« oder »die Angst im Nacken sitzen haben« sind nur zwei typische Beispiele, die aber zeigen, wie zentral dieses tragende Element unseres Organismus ist. Vor allem aber machen sie deutlich, wie verletzlich es ist.

Der Rücken trägt viele Lasten – tatsächliche, aber auch psychische. Entsprechend unspezifisch sind viele seiner Symptomenbilder. Bei 90 Prozent aller Rückenleiden, so der schottische Orthopäde Gordon Waddell, einer der prominentesten Kritiker seiner eigenen Zunft, können Ärzte keine klare Diagnose liefern.

Die Ursachen dafür sind vielfältig. Zum einen suchen Ärzte und Anatomen seit mehr als hundert Jahren vergeblich nach einem Konsens, was überhaupt als Rückenleiden anzuerkennen sei: Reichen dafür Schmerzen schon aus oder muss eine Bewegungseinschränkung dazukommen? Muss man Abnutzungserscheinungen hinnehmen? Oft wird behauptet, dass überhaupt erst die modernen bildgebenden Verfahren dazu geführt haben, dass die immer klarer sichtbaren Veränderungen der Wirbelsäule als Krankheit interpretiert wurden. Das ist sicherlich richtig. Andererseits führt etwa Verschleiß der Gelenke oder Bandscheiben häufig zu Schmerzen. Und deshalb ist die körperliche Untersuchung so wichtig, um den Befund mit dem radiologischen Bild zu vergleichen. Und erst danach ergibt sich der therapeutische Ansatz – von leicht nach schwer.

Redewendungen wie »sich den Rücken freihalten« oder »die Angst im Nacken sitzen haben« machen deutlich, wie zentral dieses tragende Element unseres Organismus ist.

Was Rückenleiden eigentlich sind

Eines steht fest: Viele Menschen haben verformte Bandscheiben und bemerken es nicht einmal. Andere haben Schmerzen, kümmern sich aber nicht weiter darum, sondern warten einfach, bis diese wieder verschwinden. Unspezifische Rückenschmerzen, so auch Jürgen Krämer, mehrjähriger Präsident der »European Spine Society«, sind weltweit verbreitet. Als behandlungsbedürftig gelten sie nur in den westlichen Wohlfahrtsstaaten.

Was sagen Schmerzen aus?

Schmerzen allein, so belastend sie individuell sein mögen, sind ein unklares Indiz für die Schwere einer Erkrankung, denn es gibt keine objektiven Messmethoden dafür. Jeder Schmerz wird individuell erlebt und jeder leidet anders! Es existiert keine lineare Beziehung zwischen einem körperlichen Schaden und seinen Symptomen: Man kann große Schmerzen haben, obwohl sich körperlich kaum Beeinträchtigungen feststellen lassen. Veränderungen an den Facettengelenken der Wirbel infolge von Abnutzung etwa können höllisch wehtun, obwohl sie die Beweglichkeit des Betroffenen insgesamt kaum beeinträchtigen. Umgekehrt stellen wir Ärzte manchmal gravierende Veränderungen fest, die vom Betroffenen kaum registriert wurden.

Man kann große Schmerzen haben, obwohl sich körperlich kaum Beeinträchtigungen feststellen lassen. Umgekehrt registriert man manchmal gravierende Verletzungen kaum.

Schmerzen sind ein vielschichtiges Phänomen. Da ist zum einen die Wahrnehmung eines Reizes: Druck, Hitze oder Kälte, oft auch chemische Substanzen wirken auf einen Nerv und lösen dadurch ein Signal aus. Bis diese Schmerzbotschaft das Gehirn erreicht hat, kann es etwas dauern. Besonders deutlich wird das bei kleinen Kindern, die nach einem Sturz erst einen Moment fassungslos auf ihr aufgeschlagenes Knie starren, bevor sie zu weinen anfangen. Aber auch Sie als Erwachsene kennen sicher die Erfahrung, sich geschnitten zu haben: Eben noch ärgerten Sie sich über Ihre Ungeschicklichkeit, dann schon raubt Ihnen der pulsierende Schmerz weitere Gedanken.

Das Schmerztor: Regler der Schmerzintensität

Auch die Intensität unserer Wahrnehmungen wird von vielen verschiedenen Faktoren gesteuert. Obwohl die genauen Vorgänge noch längst nicht entschlüsselt sind, spricht einiges für die »Gate-Theorie«, die die amerikanischen Neurologen Roland Melzack und Patrick Wall entwickelt haben. Sie gehen davon aus, dass eine Art Tor, die das Gehirn vor Schmerzen schützt, nach einer Verletzung geöffnet wird – etwa durch die Signale der gereizten Nervenfasern. Wenn Sie bei Kopfschmerzen etwa die schmerzende Stelle oder auch einen Akupunkturpunkt massieren, werden dabei größere Nervenfasern stimuliert, die ihrerseits die Botschaft aussenden, das Schmerz-Tor wieder zu schließen.

Der Schmerzkreislauf

Oft haben Schmerzen keine dramatischen Ursachen, aber sie können rasch zu einer Verschlimmerung des Symptomenbilds führen. Es ist wichtig, den Betroffenen rasch ihre Schmerzen zu nehmen, um sie wieder mobil zu machen und damit kein Schmerzgedächtnis ausgeprägt wird.

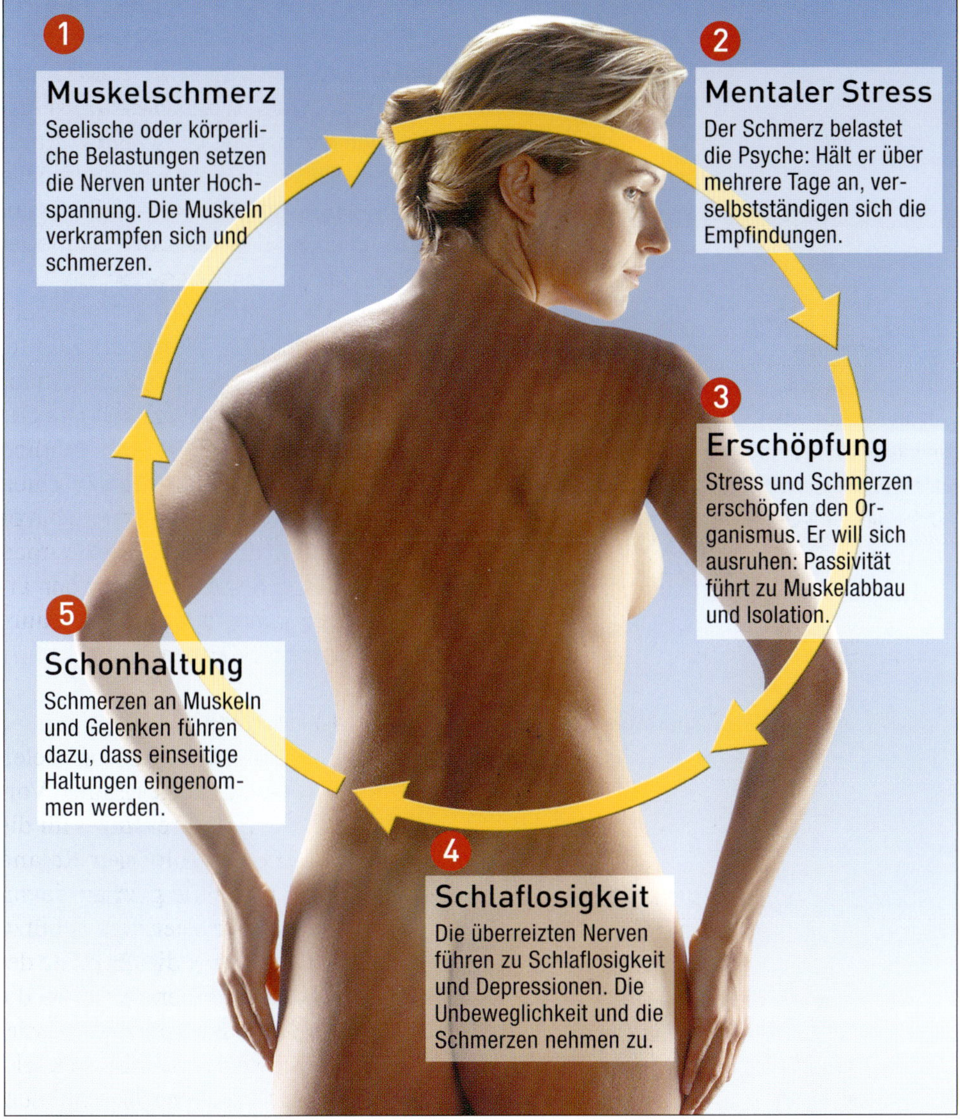

Sind die Schmerz-Impulse der kleinen Nervenzellen jedoch stärker als die größeren Nervenfasern, überschwemmen sie das Signal regelrecht und setzen sich dagegen durch.

Im Gehirn steuert der Hirnstamm eine Art Wecksystem. Wenn das sehr aktiv ist, Sie etwa Sorgen haben, nehmen Sie Schmerzen stärker wahr als im entspannten Zustand. Das Gehirn kann sich jedoch in Einzelfällen mithilfe körpereigener schmerzstillender Botenstoffe, so genannter Endorphine und Enkephaline, schützen. Sie blockieren die Wahrnehmung von Schmerz in Gefahrensituationen oder bei großem Stress.

Auch Erfahrungen und Gedanken spielen eine große Rolle: Muskelkater nach dem Sport akzeptieren wir als eine Art »positiven Schmerz« und als Zeichen dafür, dass wir uns angestrengt haben. Dagegen empfinden wir häufig Muskelschmerzen als Begleiterscheinung einer Grippe als beunruhigend, auch wenn die Menge der Schmerzimpulse, die an das Nervensystem ausgesendet werden, vielleicht gleich groß ist. Denn die Gedanken, die wir uns während der Schmerzempfindung machen, filtern diese auf ihrem Weg in die äußere Großhirnrinde, wo uns die Pein erst bewusst wird.

Patienten, die überzeugt sind, dass ihre Beschwerden genauso groß sind wie ihre Schmerzen, leiden viel mehr als diejenigen, die zwar mit einer ernsthaften Diagnose konfrontiert sind, die Vorzeichen dafür aber nicht wahrnehmen.

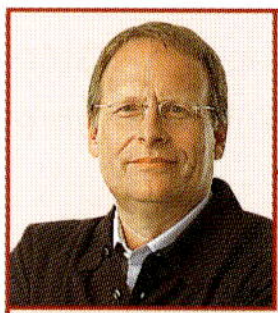

MEIN STANDPUNKT

Psyche und Körper

Der Einfluss der Psyche ist jedem Arzt zur Genüge bekannt, trotzdem spielt sie bei der Behandlung eine erstaunlich kleine Rolle. Meist liegt eine gewisse Herablassung darin, wenn der Arzt dem Patienten ein Präparat aus der Naturheilkunde verordnet, von dem er annimmt, dass es lediglich einen Placebo-Effekt haben wird. Solche Scheinmedikamente wirken bei jedem Dritten oder Vierten, auch wenn sie keine Wirkstoffe enthalten. Doch wir Ärzte müssen uns klar sein, dass wir selbst auch als Placebo funktionieren: Wir können dem Patienten Selbstvertrauen schenken und so seine Selbstheilungskräfte mobilisieren. Umgekehrt können wir ebenso als »Nocebo« wirken: Ein falsches Wort zur falschen Zeit – und die beste Behandlung greift nicht. Viele Ärzte haben Angst vor dem scheinbar Unerklärlichen, obwohl etwa die Psychoneuroimmunologie zeigt, wie psychische Faktoren auf Nerven und Immunsystem wirken. Ärzte sollten viel mehr Vertrauen in sich haben und nicht nur in die Medizin. Menschliche Zuwendung ist ein Zaubermittel, das aus einem chemischen Nichts einen biologischen Vorgang macht!

Einer der wichtigsten Punkte meiner Therapie bei Rückenleiden besteht darin, die Patienten zu überzeugen, dass sie »nur« Schmerzen haben und keinesfalls demnächst gelähmt sein werden. Denn Furcht verstärkt ihr subjektives Schmerzempfinden und verleitet die Betroffenen häufig zu Schonhaltungen oder Unbeweglichkeit. Starre aber verstärkt die meisten Rückenleiden nur – ein Teufelskreis, den man nur schwer allein aufbricht.

Angst verändert unser Empfinden

Wenn wir Angst verspüren, reagiert der Körper auf vielfältige Weise: Das Nervensystem übersteuert und die Muskeln verspannen sich, schließlich verstärken Schlaflosigkeit und Konzentrationsstörungen das Leid. Bei manchen Patienten kann sich das in eine »Kinesophobie« verwandeln, eine krankhafte Angst vor körperlicher Bewegung.

Bei plötzlichen starken Rückenschmerzen sollte man in erster Linie Ruhe bewahren. In den allerwenigsten Fällen deuten Schmerzen daraufhin, dass Sie Gefahr laufen, gelähmt zu werden.

In der klinischen Praxis sind solche Fälle gar nicht so selten: Die Betroffenen bewegen sich äußerst vorsichtig und so wenig wie möglich, was ihre Rückenmuskeln rasch verkümmern lässt. Wenn sie dann doch aktiv werden, schmerzen ihre nun rasch überspannten Muskeln. Das treibt die Patienten in die Immobilität – eine endlose Negativspirale.

Ein 42-jähriger Patient, ein erfolgreicher Geschäftsmann, bewegte sich nach einem Bandscheibenvorfall, der erst nach Monaten kuriert war, immer weniger. Er hatte große Angst davor, bestimmte Bewegungen zu machen. Zum Beispiel entwickelte er das Anziehen am Morgen zu einem zwanghaften Ritual: Er legte seine Unterwäsche auf den Boden, stellte sich darauf und zog sie mithilfe einer Greifzange mit Stiel zu sich herauf, um sich nicht bücken zu müssen. Auch für das Einsteigen ins Auto, die Arbeit am Schreibtisch und den Umgang mit seiner Familie hielt er sich an ein genaues Verhaltensmuster. Solche Patienten brauchen psychologische Betreuung, um überhaupt wahrnehmen zu können, dass sie nicht schwer krank sind.

Lokale Behandlungsmethoden wie therapeutische Lokalanästhesie, Akupunktur oder Mikrotherapie verhindern die Negativspirale, weil viele Schmerzen rasch genommen werden können. Der Arzt muss den Ängsten der Patienten zuerst Beachtung schenken, um sie ihm dann nehmen zu können.

Spurensuche: Ursache und Wirkung

Von den Menschen, die wegen Rückenschmerzen einen Arzt aufsuchen, haben 87,5 Prozent akute Beschwerden, bei 12,5 Prozent sind sie chronisch.

Trotz der psychischen Faktoren, welche die Wahrnehmung beeinflussen, haben Rückenschmerzen klare physiologische Ursachen. Doch obwohl immer wieder versucht wurde, eindeutige Typologien für die einzelnen Beschwerden festzulegen, lassen sich oft keine klaren Muster zwischen subjektivem Leiden, radiologischem Befund und manueller Untersuchung erkennen.

Trotzdem gibt es natürlich bestimmte Anhaltspunkte: Bei manchen Menschen kehren die Schmerzen in regelmäßigen Abständen wieder, bei anderen werden sie nur durch bestimmte Bewegungen verursacht – oft ist das eine Beugung, manchmal aber auch das Aufrichten. Bei einigen verbessert Bewegung die Symptome nach einiger Zeit, andere leiden danach umso mehr. Schmerzen am frühen Morgen sprechen eher für Arthrosen, diffuse Rückenschmerzen treten eher nach längerer Belastung auf.

Schmerzen können nur von Nerven ausgehen: Entsprechende Rezeptoren finden sich in den Wirbelknochen, vor allem aber auch in den Kapseln der Facettengelenke und in den Bändern, welche die Wirbelsäule mit den umliegenden Muskeln verbinden, sowie der Dura mater. Die faserigen Bandscheiben enthalten nur in ihrer äußersten Schicht Nerven, können also kaum schmerzen. Wenn aber zum Beispiel Narbengewebe in eine vorgeschädigte Bandscheibe einwächst, können die darin enthaltenen Blutgefäße Reize weiterleiten. Muskelschmerzen gehen vor allem von den Sehnen und Muskelspindeln aus.

Auswirkungen auf die verschiedensten Organe

Die Nervenbahnen, die von der Wirbelsäule abzweigen, versorgen unterschiedliche Körperteile. Je nachdem, in welchem Abschnitt des Rückgrats die Reizleitung durch Verspannung oder Druck gestört ist, kann das Symptome an Stellen hervorrufen, die man auf den ersten Blick nie mit Rückenproblemen in Verbindung bringen würde (siehe Seiten 34 und 35). Massive Herzprobleme können etwa schlagartig verschwinden, wenn Blockaden an der Brustwirbelsäule beseitigt wurden. Schwindel und Schulterschmerzen hängen oft mit der Halswirbelsäule zusammen. Und Impotenz kommt u.a. von der Lendenwirbelsäule.

Vorfall oder Irrtum – die Bandscheibe

Tut der Rücken weh, denken die meisten Menschen sofort an ihre Bandscheiben. Dass die kleinen Kissen zwischen den Wirbelkörpern sich mit der Zeit abnutzen und dann bei Belastungen verrutschen können, ist leicht vorstellbar. Viele Beschwerden gehen auf die Bandscheiben zurück, doch häufig sind sie gar nicht die Ursache des Leidens.

Jüngere Untersuchungen sprechen dafür, dass Erbfaktoren bei Bandscheibenschäden eine Rolle spielen, vor allem bei den Vorfällen, die zu Hexenschuss oder Ischiasproblemen führen. Das Risiko, ein solches Leiden zu entwickeln, ist in betroffenen Familien dreimal so hoch wie normal. Dafür verantwortlich scheint eine Störung in einem Gen zu sein, das für die Produktion von Kollagen im Gallertkern der Bandscheibe zuständig ist.

Wenn eine Bandscheibe nicht gut ernährt ist und unter starker Belastung steht, ermüdet der äußere Faserring, und die Flüssigkeit aus dem Inneren kann ihn ausbeulen. Solche Vorwölbungen, medizinisch Protrusion genannt, sieht man oft, wenn man – egal aus welchem Anlass – eine Aufnahme mittels Kernspintomographie macht. Was allerdings eine krankhafte Vorwölbung ist, ist selbst unter Fachleuten umstritten. Denn die meisten Verformungen bilden sich von ganz allein wieder zurück oder verursachen keinerlei Beschwerden.

Schmerzen bereitet ein Bandscheibenvorfall häufig erst, wenn der äußere Faserring der Bandscheibe reißt und die weiche Innenmasse austritt. Meistens wird sie zwischen die Zwischenwirbellöcher und den Spinalkanal gepresst und reizt dort den Nerv.

Äußerst selten – ein Vorfall

Was noch als Bandscheibenvorwölbung (Protrusion) oder schon als -vorfall (Prolaps) gilt, ist umstritten und nicht eindeutig definiert. Lange Zeit bedeutete Vorwölbung für den Arzt, eine konservative Therapie einzuleiten, und Vorfall: die Operation. Ich verstehe unter einem Vorfall, wenn der äußere Faserring der Bandscheibe reißt und die weiche Innenmasse austritt – meistens wird sie zwischen die Zwischenwirbellöcher und den Spinalkanal gepresst und reizt dort den Nerv. Das ist jedoch weitaus seltener, als viele denken: Während etwa 60 Prozent der Bevölkerung jährlich mindestens einmal unter Rückenproblemen leiden, haben nur 3 bis 5 Prozent einen echten Bandscheibenvorfall. Oft kommt es durch eine unglückliche Verknüpfung von Dreh- und

Beugebewegungen dazu, dass die Bandscheibe herausgepresst und dann eingeklemmt wird. Bezeichnenderweise treten an die 70 Prozent aller Rückenschmerzen im Bereich der Lendenwirbelsäule auf, weil sie durch die natürliche Knickbildung in diesem Bereich am meisten belastet wird.

Wenn Gewebe aus dem Faserring oder dem Kern auf die Nervenwurzel drückt, die neben dem Wirbel seitlich heraustritt, verursacht das oft nicht nur ein akutes Stechen in der betroffenen Region, sondern auch dumpfe Begleitschmerzen, die in andere Körperregionen ausstrahlen können. Die Folge sind zum Beispiel starke Schmerzen in Arm oder Hand (Brachialgie) bzw. in Bein und Fuß (Ischalgie).

Jüngere Menschen, deren Bandscheiben noch über mehr Gallertmasse verfügen, sind häufiger von einem Bandscheibenvorfall betroffen.

Doch es gibt auch zahlreiche Fälle, die ganz anders verlaufen: Denn betrachtet man Kernspinaufnahmen der Wirbelsäule, erkennt man oft Vorwölbungen, vor allem bei Patienten im fortgeschrittenen Alter. Die Ursache sind kleinere Faserrisse, die häufig keine Symptome aufweisen und bei denen die Patienten nur selten unter Rückenschmerzen leiden. Wer dennoch Schmerzen verspürt und deshalb einen Arzt konsultiert, bekommt immer wieder eine falsche Therapie verordnet. Der Arzt ordnet eine Tomographie an, die einen scheinbar eindeutigen Befund ergibt: Dort, wo Auffälligkeiten sind, muss die Ursache für die Schmerzen liegen. Viel zu oft wird dann auch zur Operation geraten, obwohl die Aussichten, den Rückenschmerz auf diese Weise zu bekämpfen, denkbar schlecht sind.

Jüngere Menschen, deren Bandscheiben noch über mehr Gallertmasse verfügen, sind häufiger von einem Vorfall betroffen. Im Alter dagegen sind die Scheiben zwischen den Wirbelknochen durch viele Belastungen im Laufe des Lebens bereits zusammengepresst oder höhengemindert (Osteochondrose) und wölben sich nicht mehr so leicht vor.

Vor zwei Jahren kam eine 54-jährige Ärztin wegen linksseitiger Rückenschmerzen im Übergang zum Kreuzbein zu mir. Der kernspintomographische Befund ergab eine mittelgroße Bandscheibenvorwölbung. Die klassische Lehrmeinung plädiert hier für eine Operation. Meine körperliche Untersuchung ergab eine Reizung des Iliosakral- bzw. Darmkreuzbeingelenks. Ich behandelte die Patientin deswegen lokal mikrotherapeutisch. Die

Bandscheibenvorfall: Gefahr für die Nerven

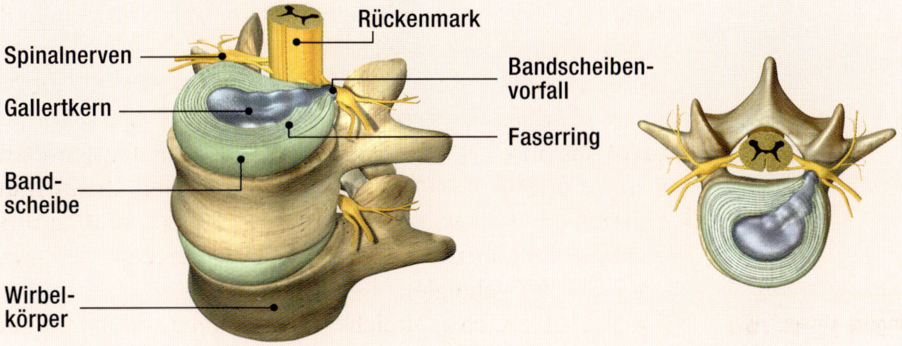

Mit den Jahren verliert die Bandscheibe an Elastizität, dann kann ihr äußerer Faserring reißen. Bei so einem Vorfall fließt das gallertartige Material aus und verengt entweder den Spinalkanal oder es drückt auf einen Nerv. Die Folgen sind Schmerzen oder sogar Lähmungen.

Kollegin war bald beschwerdenfrei. Dieses Beispiel zeigt nicht nur, dass Befund und körperliche Untersuchung wichtig sind, sondern auch, dass hier die Mikrotherapie sinnvoller ist als eine Operation, die immer die Gefahr einer schmerzhaften Narbenbildung mit sich bringt (siehe Seiten 113 und 123).

Sequester und Epiduralfibrose

Manchmal bilden sich durch Abnutzungserscheinungen Knochenvorsprünge, die nebeneinander liegende Wirbel regelrecht einmauern. Manche Bandscheibenleiden bessern sich durch solche altersbedingten Veränderungen sogar.

Weit seltener als eine Vorwölbung findet man bei Patienten Ablösungen von Bandscheibenmaterial (Sequester) oder besonders schwere Abnutzungserscheinungen.

Nach einer Verletzung der Bandscheibe oder Operation kann sich Narbengewebe um die äußere Haut der Nervenwurzel bilden und sie auch »einmauern«, was bei bestimmten Bewegungen Schmerzen verursacht. In gerader Stellung oder im flachen Liegen lässt er nach. Man nennt das Epiduralfibrose.

Hexenschuss

Oft irrtümlich für einen Bandscheibenvorfall gehalten wird ein plötzlich einschießender Schmerz im Bereich der Lendenwirbelsäule (seltener auch im Nacken): Im Volksmund spricht man von Hexenschuss. Der akute Schmerz ist so stark, dass sich meist die gesamte untere Rückenmuskulatur verspannt und verhärtet. Die Betroffenen können sich oft nicht mehr aufrichten. Falsches Heben, Kälte, aber auch psychosoziale Faktoren zählen im Zusammenspiel mit den kleinen Gelenken und der Muskulatur zu den Ursachen. Auch Wirbelverschiebungen oder -blockaden können zum Hexenschuss führen.

90 Prozent der schweren Ischiasfälle bessern sich innerhalb von etwa drei Monaten.

Ischias

Nervtötend kann auch eine Reizung des Ischias sein, eines Nervengeflechts, das von den Hüften ausgeht und die Beine versorgt. Wird die Wurzel des Ischiasnervs im Becken gereizt – zum Beispiel durch einen Bandscheibenvorfall –, strahlt der Schmerz bis in die Zehenspitzen aus. Es kann auch zu Kribbeln, Taubheit oder Kraftverlust kommen. Manchmal lassen die Rückenschmerzen nach ein paar Tagen nach, die Beschwerden im Bein können jedoch stärker werden, wenn die Bandscheibe seitlich weiter aus ihrem Wirbelbett herausrutscht.

Jeder fünfte Patient, der einen Arzt wegen Schmerzen aufsucht, hat Probleme mit seinem Skelett-Muskel-System.

Schmerzen des Skelett-Muskel-Systems

Jeder fünfte Patient, der einen Arzt wegen irgendwelcher Schmerzen aufsucht – dies ergab eine schwedische Studie –, hat Probleme mit seinem **Skelett-Muskel-System**. Der tatsächliche Prozentsatz liegt vermutlich doppelt so hoch, weil nur jeder Zweite deswegen einen Arzt konsultiert. Warum deutlich mehr Frauen betroffen sind und weshalb die Symptome bis in das frühe Rentenalter ansteigen, dann aber wieder abnehmen, ist bis heute noch ungeklärt.

Ein Bandscheibenvorwölbung oder die Blockade eines Wirbels führen über eine Nervenreizung oft dazu, dass sich die Muskeln anspannen, was wiederum ihren Stoffwechsel bremst. Die Folge sind **Myogelosen**, knotenförmige Verhärtungen der Muskulatur, die sehr druckempfindlich sind und eine Form des Weichteilrheumatismus darstellen.

Gelenkschäden

Damit wir uns bewegen können, ist unser Rückgrat nicht starr und fest, sondern besteht aus den unterschiedlichsten Elementen, die sich verbiegen, ausdehnen und abfedern sollen. Die Wirbelknochen selbst sind die unbeweglichsten Konstanten in diesem Gebilde. Sie sind sechsmal härter als die Bandscheiben und lassen sich nur halb so stark verformen.

Beschwerden der Facetten- und Rippengelenke

Beweglich werden die Wirbelknochen erst durch die kleinen Gelenke: die Facetten- und Rippengelenke (siehe Seite 36). Im Laufe eines Lebens werden die Facettengelenke stark beansprucht: Auf ihnen ruht ein Viertel des Körpergewichts, und wenn die Bandscheiben dünner werden und die Muskulatur schrumpft, kann diese Last sich auf bis zu 70 Prozent erhöhen.

Im Laufe eines Lebens werden die Wirbelgelenke stark beansprucht: Auf ihnen ruht ein Viertel des Körpergewichts. Wenn die Bandscheiben im Alter dünner werden, kann diese Last sich auf bis zu 70 Prozent erhöhen.

Werden die Wirbelgelenke durch diese starke Belastung zu sehr abgenutzt, verkanten sie sich. Die Rückenmuskulatur reagiert darauf, indem sie sich verspannt. Es ist wie bei einer Verrenkung der Knöchel: Bei gesunden Gelenken führt die Verkantung zu Blockaden. Bei Abnutzung und Verschleiß kommt es hingegen häufig zu Entzündungen. Ähnlich wie bei Ischiasproblemen ist ein solches Syndrom sehr schmerzhaft: Die Betroffenen haben oft Angst, gelähmt zu werden, obwohl solche Blockaden harmlos sind. Anders als bei Ischiasleiden sind die Schmerzen jedoch nicht deutlich auf definierte Zonen der Beine und Arme bzw. des Halses und der Brust begrenzt.

Gestützt werden die Gelenke von Bändern und Muskeln. Erschlaffen diese oder werden sie durch heftige Dreh- und Beugebewegungen verletzt, werden diese kleinen Gelenke oft gequetscht oder können sich sogar ineinander verkeilen, sie werden viel belastet und abgenutzt. Solche degenerativen Beeinträchtigungen (Spondylarthrose) führen zu den verschiedensten Symptomen, die von plötzlichen Blockierungen über Muskelverspannungen und Rückenschmerzen bis hin zu ausstrahlenden Schmerzen reichen – auf den ersten Blick Symptome eines Bandscheibenvorfalls. Eine genauere Untersuchung zeigt dann jedoch, dass die Nervenwurzeln nicht beteiligt sind.

Auch hier sind Röntgenbefunde, Ergebnisse der Kernspintomographie und gefühlter Schmerz längst nicht immer identisch. Es gibt Patienten mit ganz schweren Veränderungen im Röntgenbild, die keine oder nur ganz geringe Schmerzen haben und umgekehrt. Heftige Dreh- und Beugebewegungen können auch die verschiedenen Bänder, von denen die Gelenke durchzogen sind, sowie Kapseln und Muskeln verletzen. Wenn die Blockade bestehen bleibt, kann das zum Abbau des Knochens führen. Da die kleinen Gelenke einen Gleitfilm besitzen, kann sich die eiweißreiche Synovialflüssigkeit auch durch entzündliche Prozesse verändern. Die entzündliche Spondylarthritis ist jedoch weit seltener als die Arthrose, also Verschleiß.

Da wir beim Gehen unser Gewicht von einem Bein auf das andere verlagern, muss das Iliosakralgelenk sehr robust sein und viel Gewicht aushalten.

Iliosakralsyndrom

Das Kreuzdarmbeingelenk (Iliosakralgelenk) verbindet die halbmondförmigen Rundungen des zusammengewachsenen Kreuzbeins (siehe Seite 55) mit den beiden Beckenschaufeln (Darmbeinen). Im Normalfall sind diese spiegelsymmetrisch. An ihrer Außenseite sind die Hüftgelenke verankert, wo die Gelenkkugeln der Oberschenkelknochen Halt finden.

Dieser Beckenring ist die Basis des gesamten Rumpfes und dient zugleich als Aufhängung für die Beine. Er ist zentral für die Stabilität des Körpers. Damit das Kreuzbein die Beckenschaufeln nicht durch das Gewicht des Körpers oder beim Tragen schwerer Lasten auseinander drückt, hat die Evolution sie mit besonders starken Bändern versehen. Das Heben eines Gewichts spannt diese Bänder bis zum Äußersten und führt dazu, dass die Gelenkflächen von Beckenschaufeln und Kreuzbein stark gegeneinander gepresst werden.

In der Kindheit ist das Iliosakralgelenk noch beweglich und flexibel, die Gelenkflächen sind glatt und gut geschmiert. Wenn eine Beckenschaufel durch eine heftige Bewegung verrutscht, springt sie nach einiger Zeit in die Normalstellung zurück. Während der Pubertät bilden sich jedoch in den Gelenkflächen immer mehr Rillen und Fugen. Bei Reibung blockieren sie öfter. Erschütterungen oder Verschleiß können auch dazu führen, dass sich die Gelenkflächen immer stärker zueinander verschieben. Solche Verkantungen machen sich nicht immer be-

Das Iliosakralgelenk

Kreuz- und Darmbein sind im Iliosakralgelenk zusammengefügt. In der Kindheit ist es noch beweglich, später versteift es oft. Verkantungen führen dazu, dass das Becken schief steht und die Wirbelsäule unregelmäßig belastet wird.

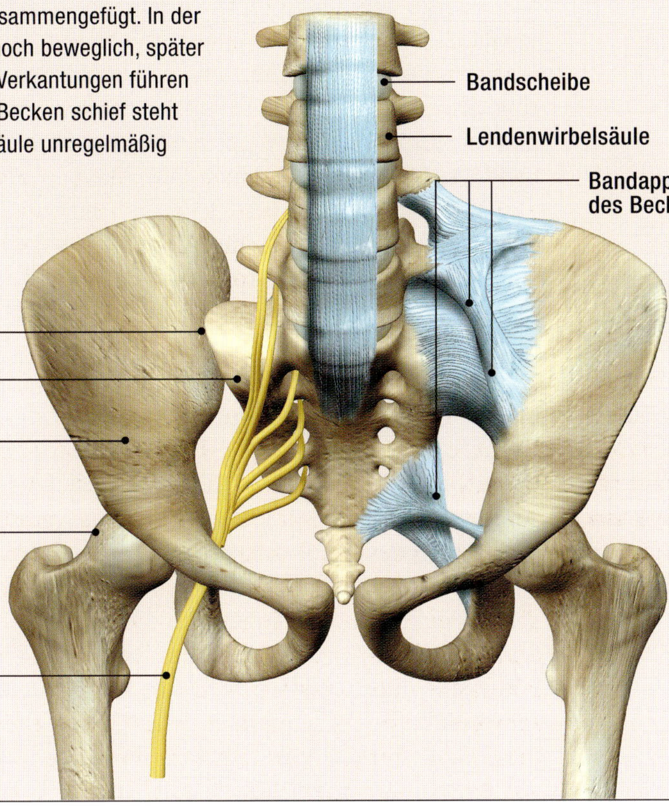

merkbar, können aber langfristig zu einem Schiefstand des Beckens oder einer Arthrose und damit zu weiteren Problemen führen. Diese können sich bis zum Kopf ziehen und dort etwa Kiefergelenks- oder Zahnprobleme verursachen. Solche Schiefstellungen werden oft als Folge ungleicher Beinlängen interpretiert. In Wirklichkeit verbirgt sich dahinter oft eine Verkantung des Iliosakralgelenks. Besonders häufig betroffen sind Frauen, die geboren haben. Ihre Bänder im Unterleib sind durch die Geburt ausgeleiert. Der Schmerz zieht sich vom Po bis in die Oberschenkel und ist selten besonders stark, aber unangenehm.

Entwicklungsstörungen

Häufig sind es angeborene Schäden, die zu Problemen führen. Viele Menschen verfügen etwa über unterschiedlich lange Beine: So haben 10 Prozent der Deutschen einen Längenunterschied von mindestens einem Zentimeter. Die Wirbelsäule versucht mit einer Krümmung, diese Schräglage auszugleichen. Als Folge werden sämtliche Elemente des Rückgrats in Mitleidenschaft gezogen – überdehnt oder verkürzt, überbelastet oder vernachlässigt.

Häufig sind es angeborene Schäden, die zu Problemen führen. Viele Menschen verfügen etwa über unterschiedlich lange Beine: 10 Prozent der Deutschen haben einen Längenunterschied von mindestens einem Zentimeter.

Skoliose

Bei diesem Krankheitsbild neigen sich die Wirbel nicht nur zur Seite, sondern drehen sich auch noch zueinander. Die verkrümmten Abschnitte versteifen. 2 bis 4 Prozent der Jugendlichen sind davon betroffen, viermal mehr Mädchen als Jungen. Die genauen Ursachen sind unbekannt. Nur manchmal lassen sich konkrete Auslöser wie Rachitis, eine Bindegewebsschwäche oder neurologische Defekte ausmachen.

Wirbelgleiten

Angeboren (Spondylolisthesis) oder durch einen Verschleiß bedingt (Pseudospondylolisthesis) ist das Wirbelgleiten der unteren Lendenwirbel. Die instabilen Wirbel können auf den Rückenmarkskanal drücken, wenn sie nicht durch starke Muskeln und Bänder gehalten werden. Häufig sind dann Verkantungen und Reizungen der Wirbelgelenke die Folge.

Morbus Scheuermann

Diese häufige Erkrankung in der Pubertät, eine Schwäche der Endplatten der Wirbelkörper in Brusthöhe, führt dazu, dass ein Teil des Knochens abstirbt. Die Bandscheiben drücken dann knötchenförmig nach unten oder oben in das einbrechende Gewebe. Die Wirbelknochen können sich verformen und so zu einem Rundrücken führen. Nach dem Ende des Wachstums heilen solche Veränderungen zwar meist wieder aus, aber die Brustwirbelsäule bleibt druck- und schmerzempfindlich, was oft zu Haltungsschäden führt. Häufig asymptomisch kann der Morbus Scheuermann auch im Bereich der Lendenwirbelsäule auftreten.

Rückenschmerzen durch Skoliose

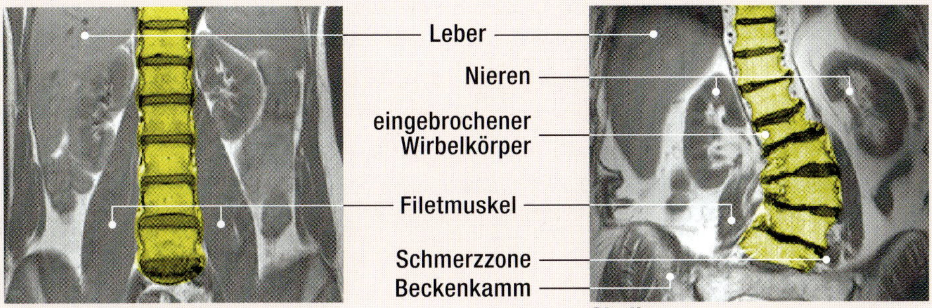

Normale Wirbelsäule **Skoliose**

Diese Kernspin-Aufnahmen in Frontalsicht zeigen den Vergleich zwischen einer gesunden Wirbelsäule und einer Skoliose, bei der sich das Rückgrat seitlich verbiegt.

Normale Wirbelsäule
Die Aufnahme zeigt deutlich die Wirbelkörper mit den Bandscheiben, rechts und links gestützt vom Filetmuskel. Auch innere Organe werden sichtbar, u.a. Nieren und Leber.

Skoliose
Das ist das Bild eines 84-jährigen Patienten, der in der Zeit zwischen den Weltkriegen zur Welt kam, mangelernährt war und schon als Kind schwer gearbeitet hatte. Das Bild zeigt deutlich, dass am Übergang zum Kreuzbein Nerven eingeklemmt sind, der Grund für seine Schmerzen. Die stützende Muskulatur ist verkümmert. Weiter oben ist ein zusammengebrochener Wirbelkörper zu erkennen.

Dauerhafte Fehlhaltungen

Fehlhaltungen führen zu einseitigen Belastungen der Wirbelsäule und zu frühem Verschleiß. Bei einem Rundrücken etwa kann sich die Form der Brustwirbel durch den Druck verändern, im Alter flachen diese nach vorn ab. Dieser Haltungsschaden lässt sich selbst durch Gymnastik nicht mehr beseitigen.

Oft ist der Rundrücken von einem Hohlkreuz (Hyperlordose) begleitet. Bis zum siebten Lebensjahr gehört dieser zur normalen Entwicklung. Doch dann richtet sich das Becken auf, die Knie- und Hüftgelenke strecken sich. Eigentlich müsste sich das Hohlkreuz jetzt auswachsen. Wenn aber die Bauchmuskulatur dann nicht durch ausreichende Bewegung aufgebaut wird, zieht der Bauch das Kreuz wieder nach vorn. Das belastet vor allem die Lendenwirbel und führt zu den typischen Kreuzschmerzen.

Bis zum sechsten oder siebten Lebensjahr gehört ein Hohlkreuz zur normalen Entwicklung.

Immunprozesse

Morbus Bechterew

Eine chronisch entzündliche und noch mit vielen Rätseln behaftete Krankheit ist der Morbus Bechterew (Spondylitis ankylosans), dessen Symptome schon im 15. Jahrhundert beschrieben wurden. Er befällt überwiegend jüngere Menschen zwischen 15 und 35 Jahren. 0,2 bis 0,3 Prozent der Bevölkerung sind davon betroffen – überdurchschnittlich viele Männer.

Auch wenn viele damit verbundene Prozesse noch nicht geklärt sind, scheint es sich dabei um eine entzündlich-rheumatische Krankheit, also letztlich um einen Immunprozess zu handeln. Bei den meisten Patienten lässt sich bei der Untersuchung ein bestimmtes Antigen (HLA-B27) im Blut nachweisen. Vermutlich spielen auch Erbfaktoren bei den auslösenden Faktoren eine nicht geringe Rolle.

Auch Bakterien können, zum Beispiel von einer durch Zecken übertragenen Lyme-Borreliose, die Wirbelsäule befallen und ihre Gelenke oder Bandscheiben entzünden.

Bei manchen Patienten verläuft der Morbus Bechterew fast unmerklich. Bei anderen äußert er sich in rheumatischen Schüben mit heftigen Schmerzen entlang der gesamten Wirbelsäule. Wenn die Entzündungen chronisch werden, führen sie zu arthritischen Veränderungen der Gelenke, aber auch zu bambusartigen Versteifungen der Wirbelsäule. Schließlich werden die Wirbelkörper durch zuckergussartige Spangen verbunden.

Im späteren Stadium der Krankheit versteifen die Gelenke zusehends. Auch Darm, Harnröhre und Prostata, die Augen oder der Herzmuskel können sich entzünden. Ein wichtiges Ziel der Therapie ist, den Erkrankten die Bewegungsfähigkeit zu erhalten und sie psychisch zu stabilisieren. Gymnastik spielt bei der Behandlung ebenfalls eine wichtige Rolle.

Infektionen

In seltenen Fällen können Bakterien, zum Beispiel von einer durch Zecken übertragenen Lyme-Borreliose, zu Rückenschmerzen führen, ohne dass zunächst ein Infekt nachweisbar ist. Aber auch (unsaubere oder fehlerhafte) Injektionen können Entzündungen auslösen. Immer häufiger sehen wir Radiologen auch wieder Abszesse durch die weltweite Zunahme der Tuberkulose, die Gelenke und Knochen befallen kann.

Abnutzungserscheinungen

Stenosen

Eine Folge des Alters ist ein »Zuwachsen« des Wirbelkanals, der durch das Rückenmark läuft. Meistens durch eine Instabilität des Rückgrats verursacht, verdicken sich die zentralen Ligamente, und es bildet sich vermehrt Knochensubstanz, die zu Auswüchsen nach Innen führt (Spinalstenose). Auch die Zwischenwirbellöcher, durch die die Spinalnerven austreten, können von dieser knöchernen Einlagerung betroffen sein.

Bei solchen Verengungen, »Stenosen«, werden die Nerven gereizt. Im Bereich der Halswirbelsäule kann sich ein Schulter-Arm-Syndrom ausbilden, eine Verspannung mit Nervenschmerzen, die bis in die Fingerspitzen reichen können. Stenosen der Lendenwirbel verursachen Ischiasschmerzen und können auch die Blutzufuhr zu den Beinen beeinträchtigen. Solche Patienten entwickeln zunehmend Gehschwächen, da sie durch die Vorneigung des Oberkörpers ihre Wirbelsäule nie entlasten.

Mit zunehmendem Alter verliert die Gelenksflüssigkeit an Wasser. Die bis dahin glatte Knorpeloberfläche wird rau und dünner, weil immer mehr Zellen absterben: Belastungen werden nicht mehr genügend abgefedert.

Arthrose

Wie beweglich ein Gelenk ist, hängt vor allem von seiner Flüssigkeit ab. Jede Bewegung presst diese Nährlösung unter Druck in den Knorpel. Bei jeder Entlastung fließt sie wieder in das Gelenk zurück. Mit zunehmendem Alter aber verliert die Gelenksflüssigkeit an Wasser. Die bis dahin glatte Knorpeloberfläche wird rau und auch dünner, weil immer mehr Zellen absterben. Belastungen werden nicht mehr genügend abgefedert. Das führt zu chronischen Reizzuständen. Um das Gelenk zu stabilisieren, transportiert der Organismus neues Kalzium zu den Entzündungsherden. Dabei können sich die Knochen verformen, sie bilden bizarre Auswüchse (Spondylophyten). Enzyme werden freigesetzt, die den Knorpel weiter angreifen. Er wird abgebaut, das Gelenk verknöchert und wird unbeweglich.

Schmerzhafte Muskelverspannungen am Rücken können die Folge einer Arthrose mit Reizung der Wirbelgelenke sein. Mit zunehmender Steifheit und Andauer der Schmerzen macht diese sich oft erst im fortgeschrittenen Stadium bemerkbar. Besonders anfällig sind die unteren Wirbel- und Hüftgelenke.

SOFORTMAßNAHMEN

WAS TUN BEI AKUTEN ODE

Plötzlich ist er da, wie ein Blitz schießt der Schmerz in den Rücken; schon die geringste Bewegung scheint den Körper zu lähmen, nichts zählt mehr außer dem Wunsch, die Pein zu beenden. Bevor Sie in Panik fallen, rufen Sie sich bitte in Erinnerung, dass bis zu 90 Prozent der akuten Schmerzen im Rücken innerhalb von vier bis sechs Wochen heilen, also keine gefährliche Krankheit bedeuten.

Bewegung

Aktiv bleiben! Das ist nach dem Auftreten des Schmerzes überaus wichtig. Bewegen Sie sich vorsichtig, aber bewegen Sie sich weiter – auch wenn es weh tut. Es ist wichtig, dass das gereizte Gewebe weiter durchblutet wird, damit das Immunsystem in Aktion treten kann und seine Helferzellen und Botenstoffe auch den Ort der Verletzung erreichen.

Kälte

Kälte hilft bei akutem Schmerz am besten: Wickeln Sie kleine Eiswürfel in ein feuchtes Handtuch und legen Sie diese Kältepackung zehn Minuten lang an die schmerzende Stelle und wiederholen Sie diese Behandlung alle zwei Stunden. Sie können sich auch stattdessen mit Eiswasser einreiben lassen, ein Gelkissen oder ein gekühltes Kirschkernkissen verwenden. Die gesteigerte Durchblutung entspannt die Muskulatur. Manche Menschen vertragen jedoch Hitze in der Schmerzzone besser, die eine ähnliche Wirkung hat.

Wärme

Sie hilft vor allem bei chronisch wiederkehrendem Schmerz: Wickeln Sie einen Schal um die schmerzende Region. Sobald Sie zuhause sind, legen Sie dann eine Wärmflasche oder ein Körnerkissen auf oder duschen Sie: Richten Sie den Strahl, gerade so heiß, wie Sie es aushalten, auf den Schmerzpunkt. Sie können auch ein Bad mit aktivierenden Ölen nehmen (zehn Minuten bei 38,5 °C) – wenn Sie in die Wanne steigen können. Wenn Sie eine Infrarotlampe besitzen, stellen Sie diese in etwa 30 Zentimeter Entfernung auf und lassen Sie die Wärme rund 20 Minuten einwirken. Wer Sauna verträgt, sollte sie regelmäßig zur Vorbeugung aufsuchen.

Liegen

Legen Sie sich zwischendurch hin: Probieren Sie verschiedene Liegepositionen, um herauszufinden, welche Ihnen am meisten Linderung verschafft. Am besten entlastet wird die Wirbelsäule, wenn Sie flach auf dem Rücken liegen, ein zusammengerolltes Handtuch stützt Ihren Nacken, eine Rolle unter den Kniekehlen Ihre Beine. Sie können auch die Oberschenkel senkrecht anziehen und die Unterschenkel waagrecht auf mehrere Kissen hochlagern.

Durchblutungsförderung

Unterstützend wirken Thermosalben aus der Apotheke oder ein ABC-Pflaster, das Wirkstoffe aus Cayennepfeffer enthält und stark

HRONISCHEN SCHMERZEN?

durchblutend wirkt. Es sollte erst aufgeklebt werden, wenn die Beschwerden länger als zwei Tage anhalten, und täglich gewechselt werden. Achtung: Den Wirkstoff nicht in die Augen bringen und auch nicht duschen, denn das wäscht ihn aus und reizt die empfindlichen Schleimhäute des Körpers.

Schmerzmittel

Nehmen Sie, wenn nötig, ein leichtes Schmerzmedikament wie Paracetamol, Extrakte aus der Weidenrinde (Salicylsäure) oder Teufelskrallen-Präparate, um weiter beweglich zu bleiben. Stärkere Mittel sind verschreibungspflichtig, und Sie sollten sie nur nach Rücksprache mit Ihrem Arzt verwenden.

Massagen

Meist hilft auch eine vorsichtige Massage des Schmerzpunktes mit den Fingerkuppen. Die Berührung aktiviert Hautrezeptoren, die über die Nervenbahnen krampflösend wirken. Duftende Körperöle (Lavendel, Johanniskraut) beruhigen die Nerven. Bitten Sie jemanden, die empfindlichen Punkte bis an die Schmerzgrenze unter Druck zu setzen. Sie können auch einen alten Tennisball als Hebel benützen: mit dem Rücken an eine Wand pressen.

Richtige Atmung

Richtiges Atmen kann helfen, die verkrampfte Rückenmuskulatur wieder zu entspannen: Atmen Sie ruhig, langsam und tief ein und wieder aus. Legen Sie eine Hand auf Ihren Bauch, um zu kontrollieren, ob die Atmung auch tief genug geht.

Normaler Alltag

Bleiben Sie nicht länger als ein oder maximal zwei Tage im Bett. Ruhe verschlimmert die meisten Rücken-Symptome: Ihre Knochen und Muskeln bauen sich ungleich rascher ab, als Sie diese später wieder aufbauen können. Sie werden immer steifer. Ihre Kondition lässt nach, das verschlechtert auch Ihre Stimmung. Nehmen Sie sobald wie möglich wieder Ihren ganz normalen Tagesablauf auf, auch wenn es anfangs noch wehtut!

Ärztliche Hilfe

Suchen Sie, wenn Sie möchten, einen Osteopathen, Chiropraktiker, Physiotherapeuten oder Akupunkteur auf, um die Symptome zu lindern. Zum Arzt müssen Sie, wenn die Schmerzen ins Bein oder den Arm ausstrahlen, nach einer Woche nicht besser werden oder sich sogar verschlechtern bzw. ein Kraftverlust auftritt.

Sofortige ärztliche Hilfe benötigen Sie, wenn Körperhaltung oder Bewegungen nichts am Grad oder an der Lokalisation der Schmerzen ändern oder diese stärker werden. Auch akute Muskelschwäche, Verdauungsprobleme, Störungen beim Wasserlassen und Fieber sowie ein anhaltendes Taubheitsgefühl sollten Sie unbedingt abklären lassen!

Osteoporose

Schon ab dem 20. Lebensjahr baut der Körper ab, zum Beispiel die Knochen. Ihr ständiger Auf- und Abbau aus Kalzium und Phosphaten verschiebt sich – jedes Jahr verlieren wir 0,4 Prozent unserer Skelettmasse. Bei manchen Menschen verläuft dieser Prozess jedoch zehnmal so schnell, ihre Knochen fangen an zu schmerzen, sie werden dünn und brüchig. Besonders häufig brechen Wirbelkörper oder Hüfthälse.

Mangel- und Fehlernährung in der Jugend, aber vor allem Nikotin- und Alkoholgenuss fördern die Entstehung von Osteoporose. Eine zentrale Rolle spielt Bewegungsmangel.

Die Schätzungen variieren stark: Zwischen drei und sieben Millionen Menschen sollen in Deutschland von Osteoporose betroffen sein, vor allem Frauen nach den Wechseljahren. Bis zu 40 Prozent dieser Gruppe erkranken daran, weil der plötzliche Abfall der Geschlechtshormone bei ihnen den Knochenschwund zusätzlich ankurbelt. Doch auch das andere Geschlecht bleibt nicht verschont: Jeder fünfte Osteoporose-Patient ist ein Mann. Mangel- und Fehlernährung (Fastfood, Zucker, Cola) in der Jugend, aber auch Kaffee und vor allem Nikotin- und Alkoholgenuss fördern die Krankheit. Eine zentrale Rolle bei den auslösenden Faktoren spielt Bewegungsmangel.

Akute Verletzungen

Schleudertrauma

Zu den sich erst spät auswirkenden Verletzungen zählt das Peitschenhieb-Syndrom. Dieses Schleudertrauma entsteht durch heftige, kurz aufeinander folgende Gegenbewegungen bei einem Auffahrunfall. Hals- und Schultermuskeln werden dabei genauso überdehnt wie Bänder, Sehnen und Gelenkkapseln.

Die Symptome reichen von einer leichten Bänderzerrung bis hin zu Kopfschmerzen, Übelkeit und Konzentrationsstörungen. Ein solcher Aufprall setzt die Wirbelsäule großen Kräften aus und kann sich noch Jahre später durch Funktionsstörungen bemerkbar machen. Darüber hinaus entwickeln die Patienten auch Symptome, die sich scheinbar nicht erklären lassen.

Relativ häufig beobachte ich Facettengelenksarthrose Jahrzehnte später, zum Teil in erheblichem Ausmaß! Das stellt auch ein Problem für die individuelle Schadensvergütung dar, da nach dem Unfall kaum Veränderungen nachweisbar sind.

Eine halbe Milliarde Euro Schaden entstehen den Krankenkassen durch diese Verletzung jährlich, ein Fünftel davon könnte vermieden werden, wenn frühzeitig mit einer krankengymnastischen Behandlung begonnen würde, die bereits nach wenigen Wochen die Schmerzen lindern kann. Folgeschäden, die Jahrzehnte später auftreten, sind bis heute nicht beziffert.

Wichtige Faktoren dabei sind, das darf nie vergessen werden, die Aufmerksamkeit und emotionale Zuwendung, die der Patient erfährt. Physiotherapie ermuntert ihn, frühzeitig seine Alltagsaktivitäten wieder aufzunehmen. Das lenkt von Schmerzen ab und beugt chronischen Beschwerden vor.

Jährlich entstehen Schäden im Wert von einer halben Milliarde Euro durch ein Schleudertrauma. Ein Fünftel davon könnte vermieden werden.

Wirbelbrüche

Auch kleinere Wirbelbrüche, etwa des hervorstehenden Dornfortsatzes, fallen oft erst nach Jahren auf, wenn Abnutzungserscheinungen die Symptome verstärken. Auch können durch Unfälle an den Wirbelgelenken Knorpel und Kapseln verletzt werden und sich das Gefüge der Halswirbelsäule lockern.

Besonders empfindlich ist das Steißbein, das verknöcherte Ende der Wirbelsäule. Bei einem unglücklichen Fall auf das Hinterteil schwillt es leicht an und tut lange weh. Falls es wirklich einmal bricht, heilt es meistens wieder aus. Selten kommt es zu chronischem Steißbein-Schmerz.

Tumoren

Wirbelbrüche fallen oft erst nach Jahren auf, wenn Abnutzungserscheinungen die Symptome verstärken.

Bei plötzlichen starken Schmerzen, die auf Therapieversuche nicht ansprechen, muss durch den Arzt abgeklärt werden, ob es sich um einen Tumor handelt. Das betrifft vor allem Patienten, die jünger als 20 Jahre und älter als 55 sind, über Fieber und klaren Gewichtsverlust klagen oder vielleicht sogar schon einen Tumor in ihrer Krankengeschichte haben. In solchen Fällen gibt eine Kernspintomographie oder die Szintigraphie Aufschluss.

Neben dem seltenen Knochenkrebs können Metastasen anderer Krebsarten sich in der Wirbelsäule ausbreiten und Knochen zerstören. Die Mikrotherapie bietet inzwischen Möglichkeiten, solche zerstörten Wirbel in Lokalanästhesie und Hitze zu therapieren und mit Zement wieder aufzubauen.

ZAHLREICH

RISIKEN FÜR DEN RÜCKEN

Erbfaktoren

Zwillingsstudien zeigen, dass körperliche Belastungen im Laufe des Lebens weniger als halb so viel Einfluss auf die Gesundheit unseres Rückens haben wie die Erbanlagen: Eineiige Geschwister haben auch in späteren Lebensjahren immer noch sehr ähnliche Wirbelsäulen, auch wenn sie diese völlig unterschiedlich beansprucht haben.

Geschlecht

Frauen haben häufiger Rückenschmerzen als Männer. Eine Erklärung dafür könnte sein, dass sie in der Regel auch über ein ausgeprägteres Körpergefühl und mehr Gesundheitsbewusstsein verfügen. Sie sind in Beruf und Familie außerdem oft mehrfach belastet und neigen auch eher dazu, darauf mit Schmerzen, auch in anderen Bereichen, zu reagieren. Männer tendieren dagegen mehr dazu, Beschwerden durch einen Eingriff abzuschaffen: Sie lassen sich doppelt so oft am Rücken operieren.

Alter

Mit zunehmenden Lebensjahren, das ist kaum erstaunlich, nehmen Rückenbeschwerden zu. Die Fähigkeit der Bandscheiben, Wasser aufzunehmen, sinkt. Die Gelenke nutzen sich ab. Ab dem Alter von 60 Jahren treten dann wieder seltener Probleme auf, vermutlich deshalb, weil sich der Aktivitätsradius bei älteren Menschen einschränkt.

Körpergröße und -umfang

Sicher ist, dass größeres Körpergewicht die Wirbelsäule belastet, die Bandscheiben zusammendrückt und die Gelenke abnutzt. Statistisch gesehen ist das Rückgrat von Dicken aber nicht kränker als das von Menschen mit Normalgewicht. Andere Faktoren wie zum Beispiel der Zustand der Muskeln spielen also eine wichtige Rolle für den Zustand der Wirbelsäule.

Einseitige Tätigkeiten

Egal, ob jemand den ganzen Tag im Garten den Boden hackt, vor dem Computer sitzt oder am Fließband steht, einseitige Tätigkeiten wirken sich immer negativ auf das Rückgrat aus. Menschen, die viel Handarbeit leisten, sind besonders gefährdet, vor allem solche, die am Fließband arbeiten und manuelle Tätigkeiten mit einseitigen Handreichungen kombinieren müssen. Die angewendete Muskelkraft spielt dabei weniger eine Rolle als die Art der Bewegung.

Langes Sitzen

Der Druck auf die Bandscheiben ist dabei dreimal so hoch wie im Liegen und um das Eineinhalbfache höher als im Stehen. Die Muskulatur wird schlaff und verkümmert. Beim Sitzen vor dem Bildschirm von Fernseher oder Computer wird besonders die Nackenmuskulatur verspannt. Das kann zu Kopfschmerzen und Rückenproblemen führen.

Vibration

Besonders schädlich für die Bandscheiben sind Arbeiten, die mit starken Vibrationen verbunden sind – zum Beispiel im Straßenbau oder im Führerstand eines schweren Fahrzeugs. Moderne Autositze von Nutzfahrzeugen und andere vibrierende Arbeitsgeräte sollten deshalb stoßgedämpft sein.

Arbeitszufriedenheit

Menschen, die sich am Arbeitsplatz nicht verwirklichen können und gemobbt werden oder in anderer Weise unter starkem Stress stehen, haben ein größeres Risiko, sich Rückenleiden zuzuziehen als jene, die das Glück haben, weitgehend stressfrei zu leben. Ein kritischer Faktor ist auch mangelnde Motivation im Beruf. Unzufriedenheit führt häufig zu körperlichen Schmerzphänomenen.

Riskante Sportarten

Sportarten mit raschen Drehungen und abrupten Bewegungsabläufen wie zum Beispiel Skilaufen, Skateboarden, Tennis, Volleyball, Badminton und Fußball sind zumindest für Patienten mit chronischen Rückenschmerzen nicht zu empfehlen. Kritisch ist auch die Trendsportart Golf. Schwimmen, Radfahren und Nordic Walking sind dagegen sinnvoll. Rudern kann gut tun, wenn die Technik stimmt. Vor allen Sportarten oder Training gilt: Ausreichend aufwärmen, um die Muskulatur geschmeidig zu machen.

Verletzungen

Stürze oder Schläge auf den Rücken haben Prellungen, Stauchungen oder Zerrungen zur Folge, die – in Verbindung mit Abnutzungserscheinungen – auch nach Jahren noch Probleme bereiten können. Am häufigsten sind Verletzungen der weniger geschützten Halswirbelsäule. Besonders langfristig wirkt in diesem Bereich ein Schleudertrauma nach. Dabei wurden Weichteile des Rückens verletzt, etwa bei einem Auffahrunfall. Seelische und soziale Faktoren verstärken die Beschwerden noch weiter.

Schwangerschaft und Geburt

Das zusätzliche Gewicht des Babys im wachsenden Bauch strapaziert Bänder, Muskeln und die Wirbelsäule der Schwangeren. Ihr Körpergewebe lagert mehr Wasser ein und Hormone sorgen dafür, dass Sehnen und Bänder weicher werden, damit sie sich während der Geburt besser dehnen können. Dadurch lockern sich auch die einzelnen Elemente der Wirbelsäule leicht. Die Folge: Das Kreuzdarmbeingelenk reagiert auf die Last oft mit Reizungen und Schmerzen.

Frühere Rückenprobleme

Bei Menschen, die bereits einen Hexenschuss, einen Bandscheibenvorfall oder andere Probleme hatten, besteht eine relativ hohe Wahrscheinlichkeit, erneut an einem Rückenleiden zu erkranken.

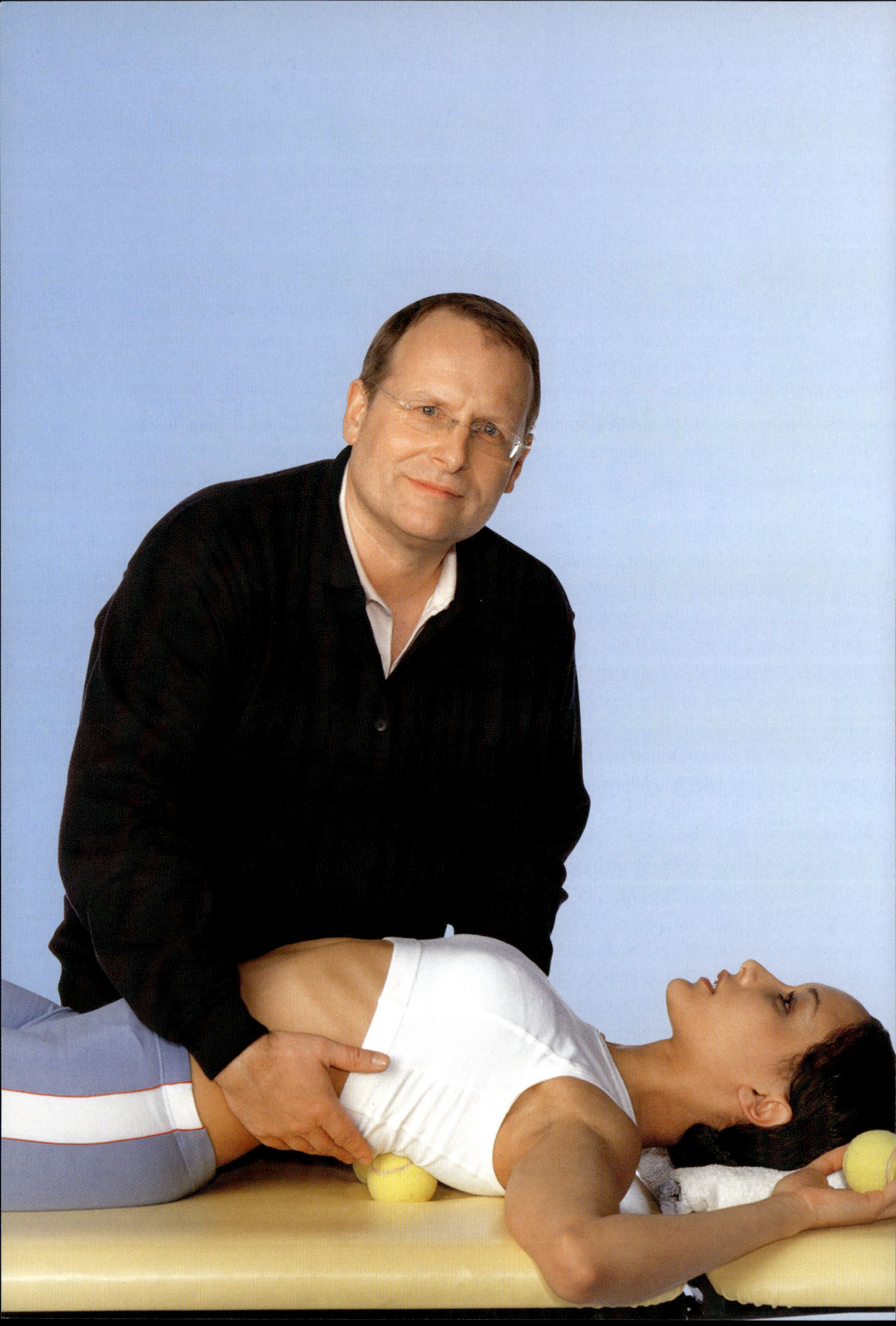

Den Rücken richtig behandeln

Welche Methoden helfen wirklich?

Rückenschmerzen gehören zu den häufigsten Leiden in der Bevölkerung. Oft verschwinden sie von allein, häufig lassen sie sich mit einfachen Mitteln zuhause behandeln. Wenn die Probleme jedoch chronisch werden, setzt ein unheilvoller Kreislauf ein: Schonhaltungen und einseitige Belastungen führen zu weiteren Problemen. Doch Operationen bringen nur selten Abhilfe. Welche Möglichkeiten hat der Arzt zur Diagnose und Behandlung? Und was kann man selbst für einen gesunden Rücken tun?

Rückenschmerzen – nur lästig oder ernst zu nehmen?

Rückenschmerzen verschonen keinen. Auch mich hat schon die »Hexe« erwischt, zum Beispiel, als ich an einem kalten Ostermorgen und nur leicht bekleidet Schokoladeneier im Garten versteckte und eine unbedachte Bewegung machte. Fast wäre ich hinter dem Busch nicht mehr hochgekommen ...

Zwischen 60 und 80 Prozent der Bevölkerung leiden zumindest einmal in ihrem Leben anhaltend unter einem wehen Rücken, doch nur etwa ein Zehntel sucht deshalb einen Arzt auf.

Die einen sind ganz plötzlich und aus heiterem Himmel von Schmerzen befallen, bei den anderen meldet sich der Rücken ständig als sensibler Gradmesser für alle Arten von Belastungen. Zwischen 60 und 80 Prozent der Bevölkerung, so sagen übereinstimmend viele Studien, leiden zumindest einmal in ihrem Leben anhaltend unter einem wehen Rücken, doch nur etwa ein Zehntel der Bevölkerung sucht deshalb einen Arzt auf. Was ist mit den anderen 90 Prozent? Sind sie härter im Nehmen und ertragen ihre Schmerzen einfach? Helfen sie sich selbst? Oder wurden sie von allein wieder gesund?

Wir wissen es nicht. Denn viele epidemiologische Studien unterscheiden nicht eindeutig nach körperlichem Unbehagen, echten Schmerzen und Bewegungsstörungen, weil es eben so schwierig ist, objektive Gradmesser zu entwickeln.

Vorübergehende Beschwerden oder Zeichen einer Blockade

Rückenschmerzen, so der Tenor der meisten Untersuchungen, halten meist nicht lange an, kehren aber häufig wieder: Jeder zweite oder dritte der Befragten berichtet, dass er mindestens einmal monatlich davon heimgesucht wird und die Symptome länger als 24 Stunden anhalten. Besonders häufig betreffen die Beschwerden die Lendenwirbelgegend, die sich fast täglich in der einen oder anderen Weise bemerkbar macht.

Unklar bleibt, wie häufig ein eingeklemmter oder gereizter Spinalnerv der Auslöser der Probleme ist. Die einzige umfangreiche Bevölkerungsstudie zu dieser Frage stammt aus Finnland: Danach klagten 35 Prozent der männlichen Patienten und 45 Prozent der weiblichen Patientinnen darüber, dass ihre Rückenschmerzen bis ins Bein ausstrahlten.

Die meisten Menschen, die sich über ihren Rücken beklagen, sind außerdem »comorbid« – sie haben verschiedene Symptome gleichzeitig und spüren deshalb Schmerzen auch an anderen Stellen ihres Körpers, im Nacken, in den Knien oder Hüften.

Immerhin stehen Rückenprobleme – nach Kopfschmerzen und Müdigkeit – an dritter Stelle der Liste der am häufigsten empfundenen Symptome des Unwohlseins:

- Sie können eine einfache Befindlichkeitsstörung signalisieren – eine vorübergehende Reaktion auf körperliche oder seelische Überanstrengung.
- Sie können aber auch Zeichen einer Blockade oder Verletzung sein, die sich ohne Behandlung verschlimmern und langfristig nicht nur zu chronischen Schmerzen, sondern auch zu vielen anderen gesundheitlichen Beeinträchtigungen führen, bis hin zu Lähmungen.

Rückenschmerzen heilen sehr oft von allein aus: 75 bis 90 Prozent der akuten Probleme verschwinden innerhalb von vier bis sechs Wochen.

Kaum jemand bleibt verschont

Besonders betroffen von Rückenschmerzen sind Menschen, die ein niederes Ausbildungsniveau haben oder sehr ängstlich sind. Mobbing am Arbeitsplatz, so zeigt sich, ist schlimmer als körperliche Belastung. Negativ auf die Gesundheit des Rückens wirken sich auch der Mangel an Zufriedenheit im Beruf aus. Inwiefern Nikotin und Alkohol hier eine Rolle spielen, ist nicht geklärt.

Rückenschmerzen heilen sehr oft von allein aus: 75 bis 90 Prozent der akuten Probleme verschwinden innerhalb von vier bis sechs Wochen. Trotzdem sollten die Betroffenen natürlich so kurz wie möglich unter Schmerzen leiden. Deshalb ist es wichtig, so früh wie möglich zu klären, was sich hinter den Symptomen wirklich verbirgt.

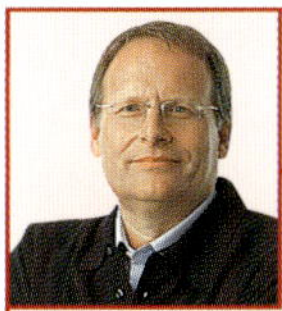

MEIN STANDPUNKT

Vertrauen in den Arzt

Wichtiger als die Wahl des richtigen Facharztes ist, dass Sie Ihrem Arzt vertrauen. Nur wenn die Beziehung zwischen Arzt und Patient stimmt, kommen Sie den Ursachen Ihrer Probleme auf den Grund. Auch wenn unser Gesundheitssystem das nicht immer leicht macht: Suchen Sie so lange nach einem Arzt, bis Sie sich wirklich in guten Händen fühlen. Ein guter Arzt erkennt in jedem Fall die Grenzen seines eigenen Könnens, hat ein gutes Netzwerk und überweist den Patienten dann an den jeweiligen Facharzt.

Zum Generalisten oder Spezialisten?

Weil Rückenbeschwerden so verschiedenen Ursprungs sein können, reichen sie auch in das Behandlungsspektrum der verschiedensten medizinischen Disziplinen hinein.

Bei anhaltenden Rückenschmerzen muss zunächst einmal festgestellt werden, ob die Probleme wirklich vom Bewegungsapparat ausgehen. Das kann ein Allgemeinmediziner oder Internist, der seine Patienten auf »Herz und Nieren« untersucht und auch den Zustand der anderen inneren Organe abklärt.

Hilfreich ist es, wenn es einen Hausarzt gibt, der nicht nur die Laborwerte, sondern auch das private Umfeld seiner Patienten im Blick hat.

Hilfreich ist es, wenn es einen Hausarzt gibt, der nicht nur die Laborwerte, sondern auch das private Umfeld seiner Patienten im Blick hat, weil er sie meist seit Jahren betreut. Im Rahmen der Debatten um die Gesundheitsreform nimmt der Hausarzt wechselnde Rollen ein: Immer wieder wird von der »Lotsenfunktion« gesprochen, die er im Verhältnis zu seinen Facharztkollegen einnehmen soll. Gleichzeitig aber billigt unser Gesundheitssystem dem Hausarzt nicht die Zeit zu, ein intensives Vertrauensverhältnis zu seinen Patienten aufzubauen.

Kooperation ist gefragt

Am besten ist es, wenn Fachärzte und andere Medizinberufe zusammenarbeiten. In meinem Lehrstuhl für Mikrotherapie kooperieren Mikrotherapeuten mit Orthopäden, Experten der Traditionellen Chinesischen Medizin mit Radiologen, und auch Physiotherapeuten, Internisten, Kardiologen und Osteopathen fehlen nicht. Wir lernen voneinander und kontrollieren uns auch gegenseitig. Denn niemand ist vor Fehlern gefeit.

Auch habe ich sehr früh darauf geachtet, mit Hausärzten und Therapeuten der unterschiedlichsten Spezialdisziplinen außerhalb unseres Hauses ein Netzwerk einzurichten, das sich ständig weiterentwickelt. Unter dem Motto »Weniger ist mehr« haben wir heute ein umfassendes Versorgungsangebot für alle Erkrankungen der Wirbelsäule, der Gelenke und für die Sportmedizin – von der Massage bis zur Operation, von der High-Tech-Medizin bis zur Naturheilkunde und Psychotherapie.

ENTSCHEIDUNG **WELCHER ARZT ODER THERAPEUT HILFT?**

Hausarzt

Der Hausarzt ist oft die erste Anlaufstelle für den Patienten. Als Allgemeinmediziner kennt er die wichtigsten Krankheiten und muss ausschließen, dass die Rückenschmerzen Symptome einer anderen Erkrankung als der des Skeletts und seiner Muskeln sind.

Internist

Internisten übernehmen die Feindiagnostik. Sowohl Internisten als auch Allgemeinmediziner verschreiben auch Schmerzmittel oder verordnen Verfahren wie Elektrostimulation, Ultraschall oder Wärmebestrahlungen.
Oft haben sie auch Zusatzausbildungen in Neuraltherapie oder Akupunktur.

Neurologe und Neurochirurg

Der Neurologe stellt den Zusammenhang zwischen Schmerzen und Nerven her. Sein Urteil ist wichtig für die präzise Diagnose der Ursachen von Rückenbeschwerden. Oft behandelt er mit Medikamenten, Injektionen, Infusionen oder Neuraltherapie (siehe Seite 101). Der Neurochirurg beseitigt Störungen der Nerven an der Wirbelsäule und im Gehirn operativ.

Orthopäde

Der Orthopäde behandelt das Skelett und seine Verletzungen oder krankhaften Veränderungen. Auch Fehlbildungen und Funktionsstörungen der Stütz- und Bewegungsorgane gehören zu seinem Behandlungsspektrum.

Physiotherapeut

Physiotherapeuten sind Krankengymnasten, die neben speziellen Behandlungskonzepten und Mobilisierungstechniken auch Massage und physikalische Therapien wie Wärme, Kälte oder elektrische Energie anwenden.

Chirotherapeut

Der Chirotherapeut (auch Chiropraktiker genannt) ist Experte für das Zusammenspiel von Knochen, Gelenken und Nerven: Manuell erspürt er Fehlstellungen oder Verspannungen und löst diese auch auf. Auf ärztliche Verordnung setzt er dabei mobilisierende Handgriffe ein. Dagegen sind therapeutische Handgriffe in Deutschland ausschließlich Medizinern mit der Zusatzbezeichnung »Arzt für Chirotherapie« vorbehalten.

Mikrotherapeut

Mikrotherapeuten gibt es erst seit etwa Ende der 80er-Jahre. Sie benutzen Computer- oder Kernspintomographen, um in den Körper hineinzublicken und mithilfe dieser Kontrolle Mikrosonden oder dünne Spezialinstrumente präzise an die kranken Stellen zum Beispiel des Rückens zu bringen. Das geschieht meist unter lokaler Betäubung. Zur Therapie verwendet werden Medikamente, Laser oder Mikrozangen, Hochfrequenz- oder Kältesonden mit einem Durchmesser von 0,1 bis 1 Millimeter. Auch werden gebrochene Wirbel wieder mit Ballons und Zement aufgerichtet.

Die ärztliche Untersuchung

Ich werde immer wieder als High-Tech-Mediziner bezeichnet, und nicht selten drückt dieses Etikett auch Misstrauen aus. Zwischen der »sanften« Naturheilkunde und der »harten« naturwissenschaftlich fundierten Medizin sehen viele immer noch einen tiefen Graben. Doch solche Debatten spiegeln längst nicht mehr die Realität wider und verstellen den Blick auf ganz neue Möglichkeiten der Medizin: gerade in der Kombination von Technik und traditioneller Heilkunst. Ich möchte Ihnen beweisen, dass besonders die »High-Tech-Therapien« Behandlungen mit minimaler Belastung für den Patienten erlauben.

Früher gehörte Körperkontakt ganz selbstverständlich zum ärztlichen Gespräch. Ganz nebenbei registrierte der Arzt so Muskeltonus, Darmtätigkeit oder Körpertemperatur und wirkte außerdem beruhigend auf seinen Patienten ein.

Die Folgen unserer modernen Diagnostik

Die Erfindung der Röntgenstrahlung hat, wie ich dargestellt habe (siehe Seite 76), dazu geführt, dass die Ursachen für Rückenprobleme meistens in mechanischen Störungen gesehen werden. Heute wird deswegen zu viel geröngt, außerdem werden die manuellen Fähigkeiten des Arztes vernachlässigt und verkümmern zusehends. In dem Begriff »behandeln« steckt aber nicht zufällig das Wort »Hand« – ein Arzt, der seine Patienten nicht anfasst, dem fehlt nicht nur ein wichtiges diagnostisches Instrument, sondern er vergibt auch eine wichtige Chance, sich dem Patienten sehr persönlich zuzuwenden.

Früher gehörte Körperkontakt ganz selbstverständlich zum ärztlichen Gespräch: Der Arzt setzte sich zum Beispiel neben das Bett eines Kranken und legte seine Hand auf den Arm, die Schulter oder den Bauch, während er ihn nach seinem Befinden befragte. Ganz nebenbei registrierte er so Muskeltonus, Darmtätigkeit oder Körpertemperatur und wirkte außerdem beruhigend auf seinen Patienten ein. Er schaffte einfach Nähe.

Die diagnostischen Methoden der bildgebenden Verfahren und die immer ausgefeiltere Labordiagnostik haben jedoch die Medizin dazu verführt, diese klassischen Elemente der Heilkunst als altmodisch auszurangieren. Hinzu kommt die Abrechnungspraxis der Kassen: Nicht wenige Ärzte betreiben deshalb leider in ihren Praxen eine Art »Patienten-Hopping«: Die Kranken warten in nebeneinander liegenden Behandlungskabi-

DIAGNOSTIK **DIE TRIAGE DER MÖGLICHEN BESCHWERDEN**

Beschwerden	Symptome am Beispiel der Lendenwirbelsäule
1. Allgemeine Rückenbeschwerden	• Die Patienten sind meist zwischen 20 und 55 Jahre alt. • Betroffen sind vor allem die Lendenwirbelregion, Po und Hüften. • Der Schmerz ist bewegungsabhängig und verändert sich mit der Zeit. • Der Allgemeinzustand ist gut.
2. Nervenschädigung	• Der Schmerz strahlt ins Bein bis zum Fuß oder reicht sogar bis in die Zehen hinein. • Das betroffene Bein tut mehr weh als der Rücken. • Das Bein fühlt sich taub an oder kribbelt. • Das Anheben des gestreckten Beins verstärkt die Symptome. • Empfindung, Reflexe oder die Beweglichkeit des Beins sind gestört. • Die Kraft im betroffenen Körperteil ist vermindert.
3. Schwere Erkrankung	• Die Patienten sind meist jünger als 20 oder älter als 55 Jahre. • Den Rückenbeschwerden vorausgegangen ist ein Trauma (z.B. Sturz, Verkehrsunfall). • Die Schmerzen sind nicht abhängig von Zeit und Bewegung. • Es kommt zu Lähmungserscheinungen. • Der Allgemeinzustand ist schlecht. • Die Rückenschmerzen haben eine Vorgeschichte, z.B. Krebs.

nen, auf dem Tisch liegt schon ein Stapel ausgefüllter Rezepte, und der Kontakt beschränkt sich auf einen kurzen Händedruck – manchmal setzt sich der Arzt nicht einmal.

Zu einer gründlichen Diagnose aber gehört Zeit. Eine ausführliche Anamnese, also eine Erhebung der Krankheitsvorgeschichte, des persönlichen Umfelds des Betroffenen, ist genauso nötig wie eine körperliche Untersuchung. Vor allem muss der Grad der Behandlungsbedürftigkeit (die »Triage«) geklärt werden:

- Handelt es sich um allgemeine Beschwerden wie Verspannungen oder Verschleißerscheinungen?
- Ist akut ein Nerv eingeklemmt, der zu weiteren Problemen führen könnte und deshalb vorrangig entlastet werden muss?
- Oder liegt eine schwerere Erkrankung vor, wie etwa ein Wirbelbruch oder ein Tumor?

Die Erfindung der Röntgenstrahlung hat dazu geführt, dass die Ursachen für Rückenprobleme meistens in mechanischen Störungen gesehen werden.

Wo tut es weh?

Um festzustellen, ob ein akutes Eingreifen notwendig ist oder ob konservative Therapien ausreichen, muss ich herausfinden, wo der Schmerz lokalisiert ist und wie stark er ist. Haben sich die Symptome langsam entwickelt oder sind sie plötzlich aufgetreten? Gibt es einen erkennbaren Auslöser? Um welche Art von Schmerz handelt es sich – um Pochen, Schneiden, Stechen, Pulsieren? Hält er an oder ist er abhängig von Bewegungen oder Körperhaltungen? Strahlt der Schmerz in andere Regionen aus? Ist er morgens schlimmer als tagsüber?

Fühlt der Patient im Liegen Beschwerden, wenn der Arzt dessen gestrecktes Bein vorsichtig anhebt, deutet das auf einen Bandscheibenschaden hin.

Da sich Schmerzen nicht objektiv messen lassen, ist es hilfreich, wenn der Patient ein Schmerzprotokoll führt. Ich nutze beispielsweise eine visuelle Analogskala. Der Patient zeigt mir anhand der Farben, wie er sich fühlt und welchen Zustand er gerne erreichen möchte. Die korrespondierenden Zahlenwerte werden in einer weiteren Skala abgelesen. Bezeichnenderweise sind die meisten mit Werten von 0,5 bis 1,5 zufrieden, also geringen Schmerzen. Darauf richte ich meine Therapien aus.

Danach wird die Körperhaltung kontrolliert: Sind die Beine gleich lang? Stehen Becken und Schultern gerade? Wie ist die Kopfhaltung? Zeigt die Wirbelsäule sichtbare Abweichungen?

Außerdem werden die Reflexe und bestimmte Bewegungsabläufe überprüft: Fühlt der Patient im Liegen Beschwerden, wenn der Arzt dessen gestrecktes Bein vorsichtig anhebt (Lasègue-Test), deutet das auf einen Bandscheibenschaden hin.

Das richtige Timing ist wichtig

In den ersten drei bis vier Wochen ist die Chance groß, dass die Rückenschmerzen rasch wieder von selbst verschwinden.

In den ersten drei bis vier Wochen ist die Chance groß, dass die Rückenschmerzen rasch wieder verschwinden. Viele Patienten suchen in dieser Phase gar nicht erst einen Arzt auf. Diejenigen, die es doch tun, sollten auf gar keinen Fall übertherapiert werden – das vergrößert nur das Risiko, dass ihre Schmerzen chronisch werden. Sie brauchen vor allem die Versicherung, dass sie keinesfalls schlimm erkrankt sind, und vielleicht ein Rezept über ein Schmerzmittel. Diejenigen mit massiveren Symptomen benötigen vielleicht einen chiropraktischen oder osteopathischen Eingriff, der sie »einrenkt«. Bei etwa jedem zehnten dieser Pa-

SCHMERZSKALA

Visuelle Analogskala

keine Schmerzen — unerträgliche Schmerzen

Numerische Analogskala

0 1 2 3 4 5 6 7 8 9 10

keine Schmerzen — unerträgliche Schmerzen

Die Schmerzskala dient dazu, den Schmerzverlauf eines Patienten zu beurteilen. Auf der oberen Farbskala stellt er zunächst die Stärke seiner momentan empfundenen Schmerzen ein. Der korrespondierende Zahlenwert kann dann auf der unteren Skala abgelesen werden.

Da sich Schmerzen nicht objektiv messen lassen, kann es helfen, wenn der Patient ein tägliches Schmerzprotokoll führt.

tienten reicht das jedoch nicht aus. Sie kommen nach vier bis sechs Wochen mit andauernden Beschwerden wieder. Jetzt muss der Arzt weitere diagnostische Hilfsmittel heranziehen. Nach sechs Wochen sollte er eine Kernspintomographie anfertigen.

Was der Arzt mit den Händen erspürt

Ich untersuche jeden Patienten mit den Händen. Mit ihnen prüfe ich zum Beispiel sowohl die aktive Beweglichkeit eines Gelenks wie auch seine passive, das so genannte »Gelenkspiel«.

Mit den Händen wird sowohl die aktive Beweglichkeit eines Gelenks geprüft wie auch seine passive, das so genannte »Gelenkspiel«.

Es ist natürlich leichter, das Gelenkspiel eines Knies zu prüfen als das eines Zwischenwirbelgelenks. Doch gibt es ein sicheres diagnostisches System zum Aufspüren von Blockaden und Störungen: den Sell'schen Irritationspunkt. Der Orthopäde Karl Sell hatte in den 30er- und 40er-Jahren Punkte gefunden, die bei Blockaden bestimmter Regionen der Wirbelsäule mit Anspannung und deshalb auch Druckschmerz reagieren.

Ein anderes Mittel der manuellen Diagnostik ist die Kibler-Hautfalte: Liegt der Patient auf dem Bauch, lässt sich normalerweise im Bereich der Brustwirbelsäule eine Hautfalte abheben. Weitere Hinweise auf Durchblutung und Muskeltonus gibt auch die Intensität der Hautrötung nach einer erfolgten Reizung der Haut mit Finger oder Fingernagel.

Wozu durchleuchten?

Nicht selten kommen Patienten in unser Institut und bringen Röntgenaufnahmen mit, deren Beschaffenheit leider zu wünschen übrig lässt: Die Qualität der Bilder ist schlecht, es wurde die falsche Körperzone durchleuchtet, oder ein Röntgenbild soll eine Diagnose untermauern, die es gar nicht belegen kann, weil es sich dafür nicht eignet. Als Radiologe, der sein Fachgebiet liebt und schätzt, kann ich das nur bedauern.

In Deutschland wird gerne geröngt und viel zu oft. Für viele Mediziner bei uns ist Röntgen einfacher, als einen Patienten gründlich manuell zu untersuchen. Außerdem wird es besser honoriert. Unser Gesundheitssystem, das über wenige spezialisierte Zentren verfügt und in dem stattdessen viel zu viele Fachärzte miteinander konkurrieren, verleitet Mediziner dazu, sich ein Röntgengerät in die Praxis zu stellen, das sich durch häufige Anwendung amortisieren muss.

Zwar sind die Qualitätsstandards von den Fachgesellschaften inzwischen erhöht worden, aber noch immer werden deutsche Patienten doppelt so oft durchleuchtet (meistens von Nicht-Radiologen!) wie etwa unsere niederländischen Nachbarn, ohne dass deren medizinische Versorgung dadurch schlechter wäre. Jede zweite Röntgenuntersuchung ist überflüssig, das bestätigt einem sogar die Deutsche Röntgengeselschaft, eine Strahlenbelastung, die

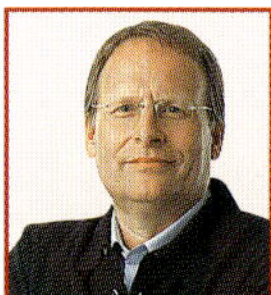

MEIN STANDPUNKT

Vorschnelle Diagnosen

Nur bei 15 Prozent aller Patienten, die Rückenschmerzen haben, finden sich körperliche Ursachen. Das soll aber nicht heißen, dass sie sich ihr Leiden nur einbilden, im Gegenteil: Ein Arzt sollte die Befindlichkeit seines Gegenübers immer ernst nehmen. Wir behandeln schließlich den Menschen und nicht seine Symptome. Die ergebnislose Suche nach der Ursache der Rückenprobleme verführt jedoch Ärzte wie Patienten leicht zu vorschnellen Lösungsansätzen. Wenn ein Röntgenbild oder eine Kernspinaufnahme Veränderungen am Rückgrat zeigt, wird viel zu schnell ein chirurgischer Eingriff empfohlen. Dabei ist längst nicht sicher, dass die Schmerzen damit zusammenhängen. Viele Patienten werden durch eine Operation nicht geheilt. Bei 15 Prozent verschlimmern sich die Symptome sogar. Lassen Sie sich daher nur dann operieren, wenn es gar nicht mehr anders geht. Fragen Sie mehrere Ärzte nach ihren Therapiemöglichkeiten, bevor Sie diesen Schritt tun. Gehen Sie auch zu einem Osteopathen oder einem Krankengymnasten und besprechen Sie Ihre Situation mit ihm.

ihrerseits wieder krank machen kann. Es ist absurd, dass es allein in Berlin so viele Röntgengeräte gibt wie in ganz Italien! Es ist deshalb sinnvoll, Röntgen, aber auch modernere bildgebende Verfahren in spezialisierten Zentren zusammenzuführen, zumal die Interpretation der Bilder, so klar sie auf den ersten Blick zu sein scheinen, jahrelange Erfahrung und ständige Qualitätskontrolle erfordert. Die Früherkennung von Brustkrebs durch Mammographien zum Beispiel wird jetzt zunehmend in qualifizierten Zentren durchgeführt und dort ständig überprüft. Besser noch wäre es, solche Verbünde organspezifisch mit unterschiedlichen Fachleuten zu organisieren (siehe Seite 198). In meinem Institut in Bochum beurteilen wir Befunde immer in einem Team von Ärzten verschiedenster Disziplinen, von denen jeder sein persönliches Wissen einbringen kann.

Röntgen: bei Rückenbeschwerden nur selten sinnvoll

Der bisher wenig wählerische und unspezifische Einsatz von Röntgenaufnahmen, so der Gesundheitsbericht für Deutschland, erkläre nur etwa 10 Prozent der Rückenschmerzen und in weniger als 2 Prozent der Fälle ergeben sich daraus therapeutisch nutzbare Informationen. Wenn es um die Diagnose von Rückenproblemen geht, ist Röntgen nur selten angezeigt:

- **Ihr Nutzen:** Röntgenaufnahmen eignen sich vor allem, um das Skelett abzubilden und den Zustand der Knochen darzustellen. Man kann also darauf erkennen, ob Wirbelknochen verformt oder Gelenke verschlissen sind, die Wirbelsäule verdreht oder etwas gebrochen ist. Das Röntgen aus verschiedenem Blickwinkel, also zwei bis vier Ebenen, ist selten angebracht. Sinnvoll ist es etwa, wenn es darum geht, wie sich die Wirbelsäule bei der Bewegung verhält.
- **Ihre Grenzen:** Röntgenbilder eignen sich nicht zur Darstellung von Weichteilen. Man kann mit ihnen, auch wenn Ihnen das vielleicht immer wieder erzählt wird, keine Zellveränderungen oder Entzündungen zeigen, keine Muskelschmerzen abklären und vor allen Dingen keinen Bandscheibenvorfall nachweisen! Seit über zehn Jahren versuche ich, leider nur mit mäßigem Erfolg, diese Tatsache Krankenkassen und Gesundheitspolitikern nahe zu bringen!

Der Einsatz von Röntgenaufnahmen erklärt nur etwa 10 Prozent der Rückenschmerzen. In weniger als 2 Prozent ergeben sich daraus therapeutisch nutzbare Informationen.

RÖNTGEN ODER KERNSPIN **WELCHES BILDGEBENDE VERFAHREN**

Die meisten Patienten, die zu uns in das Bochumer Institut kommen, haben bereits eine Odyssee durch Arztpraxen hinter sich. Viele sind x-fach geröngt worden und manche bringen die Bilder zum ersten Behandlungsgespräch mit. Leider sind viele der Aufnahmen nutzlos. Nicht selten zeigen sie sogar einen falschen Ausschnitt und gar nicht die Stelle, wo die Ursache der Rückenprobleme liegt. Das ist besonders ärgerlich, weil Röntgen doch mit einer erheblichen Strahlenbelastung verbunden ist und gerade im Bereich der Lendenwirbelsäule, der häufigsten Problemzone des Rückens, auch die inneren Organe beim Durchleuchten mit betroffen sind.
Röntgen ist nur in seltenen Fällen die geeignete Methode, um Rückenschmerzen abzuklären (siehe Seite 77), wie ich Ihnen an diesem Vergleich verschiedener Untersuchungsverfahren demonstrieren möchte. Dass sich diese Erkenntnis unter vielen Ärzten noch nicht durchgesetzt hat, liegt allein daran, dass Kollegen der verschiedensten Fachrichtungen in ihren Praxen Röntgengeräte stehen haben und diese auch einsetzen wollen. Nicht immer ist das zum Wohle der Patienten. Während die gesetzlichen Krankenkassen ohne Scheu die Kosten für doppelte und dreifache Röntgenaufnahmen bezahlen, sind sie immer noch unwillig, das – auf den ersten Blick – teurere CT- oder Kernspinverfahren zu bezahlen, das jedoch weit aussagekräftiger und deshalb langfristig auch billiger ist.

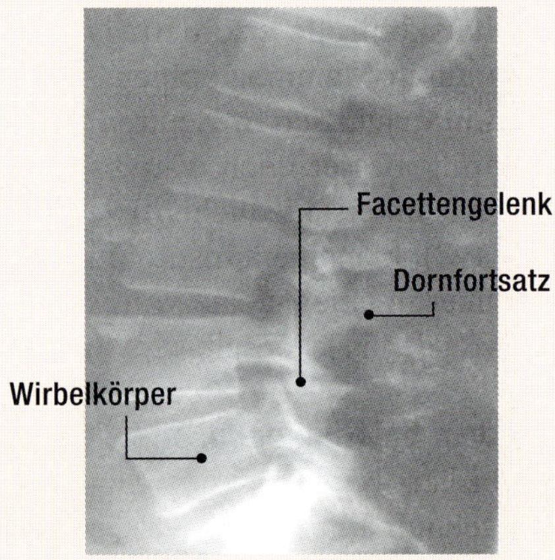

Röntgen

Dies ist ein klassisches Röntgenbild einer Lendenwirbelsäule. Röntgen eignet sich besonders zur Darstellung knöcherner Strukturen – entsprechend sieht man auf dieser Aufnahme die einzelnen Wirbelkörper und die dazugehörigen Facettengelenke, an einigen Stellen auch noch die Ansätze der Rippen. Die Kontraste sind jedoch nicht besonders scharf, die Bandscheiben und der mit Liquor gefüllte Wirbelkanal sind sogar völlig unsichtbar, ebenso das umliegende Muskelgewebe. Röntgen ist nur sinnvoll, wenn schnell gehandelt werden muss, um abzuklären, ob Wirbelbrüche oder andere problematische Veränderungen des Skeletts vorliegen.

ST AM BESTEN GEEIGNET?

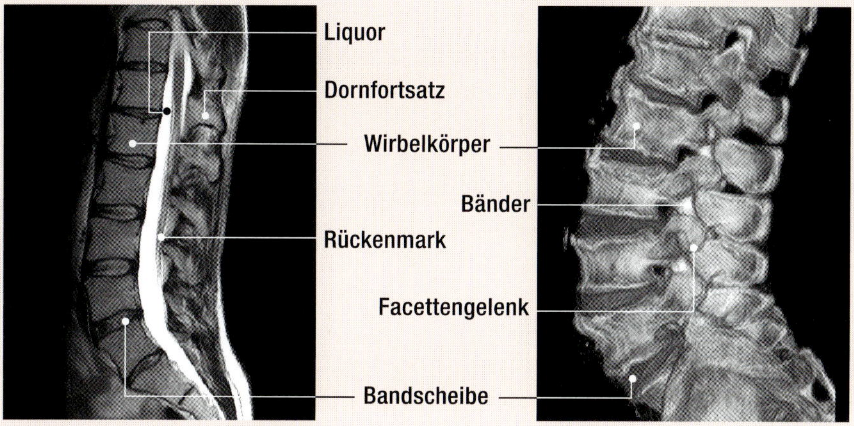

Kernspintomogramm

Dieses Verfahren, das auch Magnetresonanztomographie (MRT) genannt wird, beruht auf einer Messung der Wasserstoffatome im Körper. Ihre Verteilung sagt etwas über den Zustand der verschiedenen Gewebe aus (siehe Seite 80), zum Beispiel, ob diese entzündet sind. Im Gegensatz zum Röntgen stellt ein Kernspintomogramm die Weichteile hervorragend dar. Auf diesem Bild der Lendenwirbelsäule sind zwischen den Wirbelkörpern deutlich die Bandscheiben zu erkennen. Die unteren, die stärker belastet werden, sind bereits in ihrer Höhe gemindert. In der Mitte liegen die Nervenstränge des Rückenmarks im Nervenwasser (Liquor).

3-D-Kernspin-/CT-Aufnahme

Aus der Vielzahl von Daten, die etwa ein Kernspintomograph aufzeichnet, lassen sich beliebige Schnitte durch den Körper anfertigen. Man kann diese technischen Raffinessen zum Beispiel dazu verwenden, ein dreidimensionales Bild der Wirbelsäule zu errechnen, das selbst für den Laien besonders anschaulich ist. Auf diesem Bild erkennen Sie genau den Zustand der Wirbelkörper, Dornfortsätze und Facettengelenke wie auch der Bandscheiben. Man sieht sogar das Loch, an dem die Nervenstränge das Rückenmark verlassen, und erkennt einige Bänder. An der Vorderkante der Krümmung werden Spondylophyten erkennbar, Kalkspangen als Zeichen der Abnutzung.

Entwicklung des Röntgens zur Computertomographie

Die Computertomographie (CT) ist ein spezielles Röntgenverfahren, das Querschnittsbilder der gewünschten Körperregionen anfertigt. Ein schmaler Röntgenstrahl (Fächerstrahl) durchdringt den Organismus und wird von dessen Strukturen (Organen, Knochen, Fett usw.) unterschiedlich stark gefiltert. Gleichzeitig bewegt er sich rund um den Patienten.

Eine computertomographische Aufnahme ist viel kontrastreicher und eignet sich besser zur Gewebedifferenzierung als eine normale Röntgenaufnahme.

Ein CT-Bild ist viel kontrastreicher und eignet sich besser zur Gewebedifferenzierung als eine normale Röntgenaufnahme, zumal sie oft durch die Gabe von Kontrastmittel vor der Aufnahme noch unterstützt wird. Durch die computergestützte Aneinanderreihung vieler Querschnittsbilder lassen sich Strukturen dreidimensional darstellen. Man erhält vor allem einen guten Überblick über die Region, wenn auch die Strukturen selbst und die Darstellung der Nerven nur grob sind. Die lokale Auflösung ist schlechter als die zweidimensionale Darstellung.

Mit einer Skelett-Computertomographie, einer besonderen Form der Computertomographie, lassen sich Knochen mit hoher Auflösung noch im Millimeterbereich darstellen (z.B. die winzigen Ohrknöchelchen Hammer und Amboss). Diese Methode eignet sich deshalb besonders gut zum Nachweis von Arthrosen, Verknöcherungen der Bandscheibe oder der Bänder, Osteoporose und auch Bandscheibenvorfällen. Daher kann mithilfe der Computertomographie besonders gut mikrotherapeutisch operiert werden (siehe Seite 123).

Bei der Kernspintomographie macht man sich keine radioaktive Strahlung, sondern ein Magnetfeld zunutze.

Äußerst präzise: die Kernspintomographie

Eine wichtige Ergänzung zum klassischen Spektrum der Röntgendurchleuchtung bietet die Kernspin- oder Magnetresonanztomographie (MRT), die Anfang der 80er-Jahre entwickelt wurde. Sie benützt keine radioaktiven Strahlen, sondern ein Magnetfeld: Jeder Kern eines Wasserstoffatoms im Körper verhält sich wie eine Spindel, die sich – wie auch die Erde – um sich selbst dreht und in einem leicht schrägen Winkel steht. Je nach der Art der Zellen ist dieser Winkel unterschiedlich groß. Der Patient liegt in einer Röhre, in der kurzfristig ein starkes Magnetfeld erzeugt wird, das bis zu 30.000-mal so stark ist wie das der Erde. Dabei werden die Spindeln aus ihren ursprüng-

BILDGEBUNG **WANN SIND WELCHE VERFAHREN SINNVOLL?**

Symptome	Untersuchungsmethoden	Einsatz
chronischer Rückenschmerz	• Kernspintomographie • Röntgen der Wirbelsäule • Computertomographie • Szintigraphie	• Schmerzen, die länger als 6 Wochen anhalten • Abklärung von Wirbelbrüchen und Instabilitäten • Diagnose unklarer Knochenveränderungen • weitere Abklärung
Rückenschmerz mit Blasen- oder Darmproblemen; Gefühlsstörungen, besonders auch an Armen und Beinen; schwere und zunehmende Schwäche (Lähmung); Krebserkrankung	• Kernspintomographie (einfaches Röntgen reicht nicht!)	• immer sofort
akuter Rückenschmerz	• normales Röntgen • Kernspintomographie/CT	• nach Unfall • bei zunehmender neurologischer Symptomatik

Nach: Empfehlungen des Royal College of Radiologists, 3. Audgabe 1995

lichen Positionen abgelenkt. Nach dem Abschalten des Feldes fallen sie in ihre Ausgangspositionen zurück. Hierbei entsteht ein kleines elektrisches Signal. Ein Computer errechnet dabei die Konzentration der Signale und die Veränderung des Winkels, in dem sich die Kernspindeln drehen, und kann daraus die Art und den Zustand des untersuchten Gewebes erkennen, ob es zum Beispiel entzündet ist oder im Abbau begriffen. Diese Informationen werden in ein Bild umgesetzt, das einer Computertomographie ähnelt, auch wenn sie ganz anders entstanden sind.

Die Kernspintomographie ermöglicht es, mit größerer Präzision als mit jeder anderen diagnostischen Methode organische Strukturen und krankhafte Veränderungen zu erkennen und die Patienten gleichzeitig mit minimalsten Mitteln zu therapieren. Wie dies aussieht, erfahren Sie auf Seite 123.

Die Kernspintomographie ermöglicht es, mit größerer Präzision als mit jeder anderen diagnostischen Methode organische Strukturen zu erkennen.

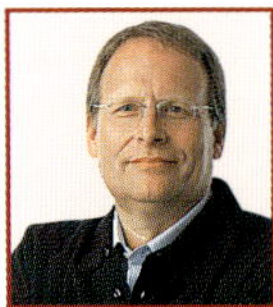

MEIN STANDPUNKT

Rückennetzwerke

Innerhalb der Ärzteschaft ist völlig unklar, wie mit akuten unspezifischen Rückenbeschwerden umzugehen ist. Während zum Beispiel die Deutsche Gesellschaft für Manuelle Medizin fordert, immer ein Röntgenbild zu erstellen, um Tumoren auszuschließen, und viele Ärzte das unterstützen, weil sie rechtliche Folgen im Falle einer Fehldiagnose fürchten, lehnt das die U.S. Agency for Health Care Policy and Research ab: Das produziere nur Kosten und falsch-positive Befunde, also zu Unrecht festgestellte Erkrankungen. Ich fürchte, diese Kritik ist berechtigt. Besser, als Einzeldiagnosen zu erstellen, wäre die Entwicklung eines flächendeckenden interdisziplinären Rückennetzwerks, in dem Mediziner und andere Heilberufe von Anfang an gemeinsam an der Genesung ihrer Patienten arbeiten. Das aber kann nur funktionieren, wenn auch die Betroffenen mithelfen und zur Eigenverantwortung bereit sind. Meine Forderung: Schaffen wir ein interdisziplinäres Rückennetzwerk mit gemeinsamen Qualitätszielen und -standards! Bringen wir die Krankenkassen dazu, dieses zumindest als Modellversuch zu finanzieren und zu erproben!

In den vergangenen zehn Jahren hat sich die Magnetresonanztechnik so weit entwickelt, dass der Zeitaufwand für eine Wirbelsäulenaufnahme immer kürzer wird. Und auch die Kosten halten sich erfreulicherweise angesichts der enormen diagnostischen Möglichkeiten dieser Methode im Rahmen.

Zwar hat eine amerikanische Studie der Universität Washington gezeigt, dass in den USA nach Kernspinaufnahmen zweieinhalb Mal mehr Patienten als nach dem Röntgen an der Wirbelsäule operiert wurden – einfach, weil die Bilder mehr Defekte zeigen. Doch darf diese Tatsache nicht als Argument gegen die Technik angeführt werden. Schließlich müssen wir nach Befund und Befindlichkeit unterscheiden: Es kommt immer noch darauf an, wie die Bilder interpretiert und welche Schritte vom Arzt danach eingeleitet werden. Abgenutzte Bandscheiben allein erklären noch lange keine Schmerzen – sie lassen sich auch bei jedem Zweiten finden, der über keinerlei Symptome klagt.

Nach wie vor müssen Ärzte nach Befund und Befindlichkeit unterscheiden: Es kommt immer noch darauf an, wie kernspintomographische Bilder interpretiert werden.

Auch hier ist der geeignete Zeitpunkt für den Einsatz der Methode wichtig: In den meisten Fällen müssen in den ersten sechs Wochen eines Rückenproblems keine bildgebenden Verfahren eingesetzt werden. Erst wenn Wärme oder Kälte, Medikamente und konservative Behandlungsmethoden wie Massagen, Akupunktur oder Neuraltherapie keine Erfolge gezeigt haben, sollten Sie sich einer Kernspintomographie unterziehen.

Alternative Diagnostik

Biophysikalische Verfahren

Die biophysikalische Medizin ist ein neues, noch experimentelles Feld, das auf traditionellen Naturheilverfahren aufbaut. Sie basiert, vereinfacht gesagt, auf der Annahme, dass neben den biochemischen Vorgängen physikalische Phänomene eine wichtige Rolle spielen – vor allem energetische Schwingungen, die biologische Informationen vermitteln sollen.

Meistens sind es nicht Ärzte, die sich damit befassen, sondern Physiker oder Heilpraktiker. Oft lassen sich die angenommenen Effekte wissenschaftlich nicht nachweisen – zumindest ist der »Placebo-Effekt« daran beteiligt – und werden also Suggestion und Einbildung zugeschrieben. Die Krankenkassen erkennen die biophysikalischen Verfahren meist nicht an.

Dennoch glaube ich, dass »energetische« Vorgänge im Körper eine wichtige Rolle spielen, und beobachte Forschungen zu diesem Thema mit Interesse. Ich teile die ihnen zugrunde liegenden Vorstellungen, dass Krankheiten durch ein Ungleichgewicht der Kräfte im Körper entstehen. Vielleicht ist die Erregung des sympathischen Nervensystems gleichzusetzen mit dem Qi der chinesischen Medizin – wir wissen noch zu wenig darüber. Weitere wissenschaftliche Forschungen sind deswegen dringend notwendig, um auf diesem Feld die Spreu vom Weizen und die unseriösen von den erfahrenen Therapeuten zu trennen. Biophysikalische Verfahren suchen jedenfalls nach den Quellen solcher Imbalancen und stellen eine wesentliche Ergänzung der ärztlichen Diagnose dar:

Biophysikalische Verfahren suchen nach den Quellen von Kräfteungleichgewichten im Körper und stellen eine wesentliche Ergänzung der ärztlichen Diagnose dar.

- **Kinesiologie:** Dieses biophysikalische Verfahren beruht auf der Lehre vom Energiefluss im bewegten Muskel und vereint Erkenntnisse aus westlichen wie östlichen Heilsystemen. In den 60er-Jahren wurde es von dem amerikanischen Chiropraktiker George Goodheart entwickelt. Das muskuläre Gleichgewicht, so die Theorie, ist wichtig für die optimale Funktion aller Organe. Jeder Muskel steht mit einem »Meridian« und mit einem bestimmten Körperorgan in Verbindung – eine Erkenntnis der Akupunktur. Ob es Meridiane als Körperstruktur gibt, ist allerdings wie die Existenz eines Aku-

Zur Diagnose von Blockaden übt der Therapeut leichten Druck auf verschiedene Muskeln und Muskelgruppen aus und sucht nach der Ursache des körperlichen Ungleichgewichts.

punkturpunktes noch nicht erwiesen. Viele Forschungsgruppen – auch unsere – beschäftigen sich allerdings weltweit damit. Eine Muskelschwäche, die etwa infolge von stressbedingten Verspannungen auftritt, kann daher auf einen »Energiestau« oder eine »-leere« im entsprechenden Organ hinweisen. Zur Diagnose solcher Blockaden übt der Therapeut leichten Druck auf verschiedene Muskeln und Muskelgruppen aus und sucht nach der Ursache des körperlichen Ungleichgewichts. Er kann auch Medikamente austesten, indem er diese dem Patienten in die Hand oder auch auf eine bestimmte Muskelgruppe legt. Es ist verblüffend, wie etwa bereits eine Ampulle mit einer Substanz den Muskeltonus verändern kann, ohne dass diese in den Körper aufgenommen wurde. Ich habe es selbst ausprobiert, verblüffend! Wenn ich eine Zigarette in die Hand nehme, kann ich auf einmal nur geringen Widerstand gegen eine Kraft setzen – obwohl meine Muskulatur eben noch als sehr stark getestet wurde.

- **Elektroakupunktur:** Die Elektroakupunktur nach Voll will die Rolle des Bindegewebes als wesentliches Regelsystem des Körpers einbeziehen. In den 50er-Jahren hatte der deutsche Arzt Reinhold Voll ein Gerät konstruiert, mit dem er den elektrischen Widerstand der Akupunkturpunkte messen wollte, mit dem Ziel, Störungen der einzelnen Regelsysteme und energetische Strukturveränderungen aufzudecken. Mit diesem Gerät »misst« man in einem »Resonanztest« die Reaktion des Organismus auf Belastungen wie Störfelder, Umweltgifte oder Erreger. Meist werden dann die belastenden Substanzen in stark verdünnter, homöopathischer Konzentration ins Bindegewebe gespritzt und dieses zum »Ausleiten« angeregt. Die Methode ist wissenschaftlich nicht bewiesen.
- **Pulsmessung:** Die elektrischen Qualitäten von Akupunkturpunkten lassen sich auch mit einer Pulsmessung feststellen. Diese Methode beruht auf der Jahrtausende alten Annahme, dass der Puls auf energetisch wirksame Prozesse im Körper reagiert, wenn auch mit minimalen Rhythmusänderungen. Geschulte Therapeuten wollen allein durch Tasten geringste Änderungen wahrnehmen. Die Methode ist jedoch noch kaum untersucht und wissenschaftlich nicht anerkannt.

Homöopathie

Die homöopathische Anamnese betrachtet nicht einzelne Symptome, sondern das Erscheinungsbild des gesamten Patienten. Sie basiert auf den Selbstversuchen und Beobachtungen des Arztes Samuel Hahnemann (1755–1843), der davon ausging, dass jede wirksame Substanz im Körper eine Art Krankheit auslöse. Die Heilung liege in dem Prinzip, dass ein zweites Leiden das erste auslösche – deshalb verabreichte Hahnemann Arzneimittel, die beim Gesunden ähnliche Symptome hervorriefen wie die Krankheit selber (Similis-Prinzip). Um die Folgen zu mildern, verdünnte er die Mittel stark und entdeckte, dass sie umso stärker wirkten, je weniger Ausgangssubstanz in ihnen steckte und je heftiger sie geschüttelt und potenziert worden waren. Die genauen Wirkmechanismen sind bis heute unbekannt und noch nicht ausreichend erforscht.

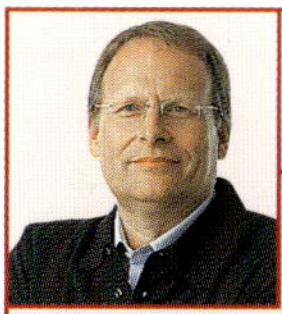

MEIN STANDPUNKT

Alternative Heilmethoden

Was Methoden wie die Homöopathie und andere alternative Heilverfahren angeht, bin ich immer noch skeptisch, obwohl ich verblüffende Erfolge gesehen habe – zum Beispiel auch in der homöopathischen Tiermedizin. Leider werden Forschungen in diesen Bereichen nicht ausreichend gefördert – es wäre wichtig, Zufälle auszuschließen und anhand von Fakten argumentieren zu können, um die Mechanismen zu verstehen. Die guten Ergebnisse überzeugen, der Wirkungsmechanismus dabei bleibt völlig unklar. Doch: Wer heilt, hat Recht! Deshalb sollte man bei solchen Verfahren, die schon viele Jahre eingesetzt werden, zunächst auf den genauen Wirknachweis verzichten und stattdessen klinische Studien durchführen!

Ich hatte eine 76-jährige Patientin, die allergisch auf Medikamente reagierte. Ihre Arthrose der Halswirbelgelenke behandelte ich mit sehr gutem Erfolg mit einem homöopathischen Mittel aus Arnika-, Ringelblumen- und anderen entzündungshemmenden Pflanzenextrakten.

Die homöopathische Anamnese betrachtet nicht einzelne Symptome, sondern das Erscheinungsbild des gesamten Patienten.

Auch wenn die Homöopathie mir in weiten Bereichen rätselhaft erscheint, muss ich ihre Ergebnisse anerkennen. Es zeigt sich eben immer wieder, dass über Jahrtausende gefundene Verfahren, zum Beispiel die chinesische Diagnose anhand der fünf Elemente oder die ayurvedische mit ihren drei Doshas eine eigene Form der Empirie darstellen, die leider in unserer modernen Wissenschaft weniger anerkannt ist als eine sechswöchige klinische Studie.

THERAPIERBAR

CHRONISCHER SCHMERZ

Chronische Schmerzen sind in vieler Hinsicht anders als akute. Die Patienten haben oft unklare Symptome, und schon die sanfteste Berührung wird manchmal als Pein empfunden. Die langfristigen Schäden an ihrem Bewegungsapparat ziehen alle möglichen Nebenwirkungen nach sich – von Appetitlosigkeit über Medikamentenmissbrauch bis zu Schlaflosigkeit – und beeinträchtigen die Mobilität. Oft führt das auch zu sozialen Einbußen: Auf Dauer gehen diese Patienten ihren Mitmenschen mit ihren Beschwerden auf die Nerven und sie isolieren sich zusehends.

Der Einfluss der Psyche

Wer lange Zeit unter Schmerzen leidet, wird ein anderer, und mit der Stimmung und dem Verhalten verändert sich auch die Schmerzwahrnehmung: Sie wird intensiver. Psychische Faktoren spielen bei einer solchen »chronischen Schmerzstörung« eine große Rolle: 80 bis 90 Prozent aller Patienten mit chronischen Rückenschmerzen haben Zeichen einer leichten Depression. Die Seelenlage aber hat Einfluss auf den Muskeltonus: Die Muskeln verkümmern entweder überdurchschnittlich rasch, bei denen, die sich verkriechen, oder sie verhärten, bei denen, die einsam durchhalten. Da Depressionen gleichzeitig die Ausschüttung körpereigener Botenstoffe blockieren, wächst die Schmerzempfindlichkeit weiter. Psychologen nennen das eine »maladaptive Schmerzbewältigung«.

Strategien der Behandlung

Die meisten Strategien, das Schmerzempfinden herabzusetzen, funktionieren nur zum Teil. So lassen sich Schmerzimpulse auf dem Weg ins Gehirn durch gezielte Reize nervlich überlagern – mit Massage, Aromaölen, Hitze oder Kälte, Akupunktur und transkutaner elektrischer Nervenstimulation. Die Schmerzbotschaft kann aber auch im Gehirn selbst gedämpft werden – mit Opiaten wie Morphium, Beruhigungsmitteln wie Valium oder Antidepressiva. Doch vor allem Schmerz- und Betäubungsmittel verlieren nach einer gewissen Zeit ihre Wirkung. Sie unterdrücken die Fähigkeit des Körpers, eigene schmerzstillende Substanzen, Endorphine und Enkephaline, zu produzieren. Manchmal wirken allerdings selbst Placebos. Das zeigt, wie wichtig die innere Einstellung des Betroffenen und die Hoffnung auf Besserung sind.

Die Erfolge der Mikrotherapie

Die Entwicklung der Mikrotherapie, davon bin ich überzeugt, wird jedoch viele dieser Strategien optimieren. Die nebenwirkungsarmen Eingriffe stillen Schmerzen zielsicher und präzise – ohne die Beeinträchtigungen und Risiken, die eine offene Operation mit sich brächte. Damit ist eine wichtige Voraussetzung für die Selbstheilung gegeben: Die Patienten können schon wenige Tage nach dem Eingriff ihren Muskel- und Skelettapparat aufbauen. Und der Teufelskreis ist unterbrochen.

Teuflischer Kreislauf: chronischer Schmerz

Anhaltende Rückenschmerzen lösen über Schonhaltung und fehlende Mobilität immer Symptome aus. Akupunktur, therapeutische Lokalanästhesie, Osteopathie oder Mikrotherapie können den Schmerz lokal lindern oder beheben, sodass die Selbstheilungskräfte aktiviert werden.

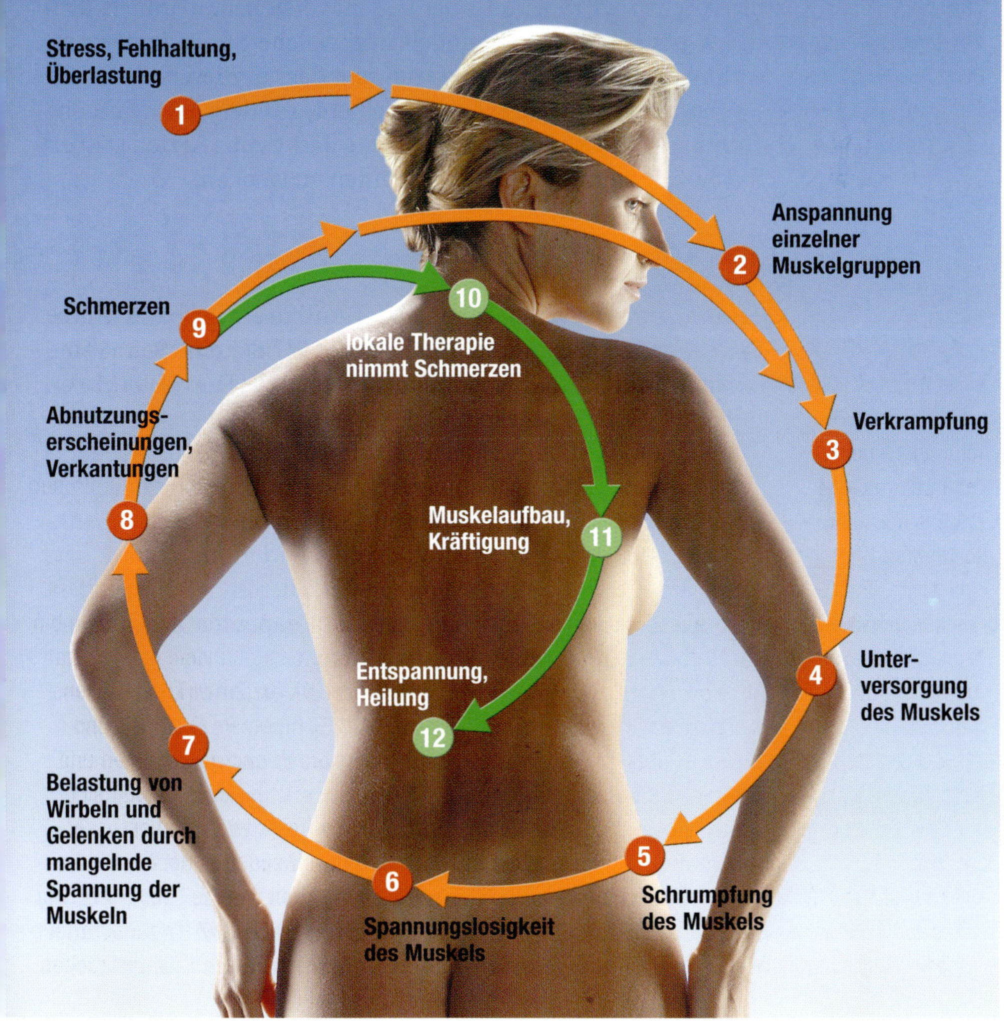

Sanfte, konservative Behandlung

Um den Empfehlungen des Arztes zu folgen, muss der Patient verstehen, worum es sich bei seinen Symptomen handelt und welche Strategie der Arzt wählen möchte.

Eine gute Behandlung beginnt immer mit einem ausführlichen Gespräch, das darauf ausgerichtet ist, den Patienten näher kennen zu lernen, eine Vorstellung von seinem Temperament und seinem Charakter zu bekommen und ein Vertrauensverhältnis zu ihm herzustellen. Denn das ist notwendig, um die gewünschte »Compliance« zu bekommen: Um den Empfehlungen des Arztes zu folgen, muss der Patient verstehen, worum es sich bei seinen Symptomen handelt und welche Strategie der Arzt wählen möchte. Und er muss spüren, dass es diesem nicht nur um kurzfristige Wiederherstellung geht, sondern um wirkliche Heilung – darunter verstehe ich auch, dass es uns Ärzten gelingt, die Selbstheilungskräfte des Patienten zu wecken.

Wärme oder Kälte

Temperaturreize waren schon in der Antike ein probates Mittel, um Schmerzen zu lindern. Ein heißes Bad oder eine Sauna sind einfache Mittel zur Entspannung: Sie regen die Durchblutung an und entkrampfen Muskeln und Nerven.

Achtung: Wenn Ihre Schmerzen von einer Entzündung herrühren, verschlimmert Wärme die Symptome, und Sie brauchen genau das Gegenteil, nämlich betäubende Kälte.

Auch eine Sitzung unter der Infrarot-Lampe, die ebenfalls Wärme spendet, kann Schmerzen lindern. Unterstützend wirken ferner durchblutungsfördernde Salben oder ein so genanntes ABC-Pflaster aus der Apotheke. Es enthält durchblutungssteigernde Extrakte aus Cayennepfeffer, allerdings können diese vereinzelt Allergien auslösen. Physiotherapeuten arbeiten zusätzlich mit Fango- oder Moorpackungen.

Aber Achtung: Wenn Ihre Schmerzen von einer Entzündung herrühren, verschlimmert Wärme die Symptome, und Sie brauchen genau das Gegenteil, nämlich betäubende Kälte. Hierfür gibt es Gelkissen, die man im Kühlschrank auf die gewünschte Temperatur bringen kann, und Sprays aus der Apotheke. Einfach, aber wirkungsvoll sind auch Auflagen, die mit Eiswasser getränkt wurden, oder Körnerkissen, welche die Temperatur langsam abgeben. Wenn Ihre Schmerzen nach drei Tagen immer noch nicht nachgelassen haben, müssen Sie unbedingt einen Arzt aufsuchen!

Nicht zu spät: Medikamente

Viele Menschen schlucken lieber Tabletten, als ihr Leben zu ändern. Vor allem der chronische Missbrauch von Schmerzmitteln in unserer Gesellschaft führt zu zahlreichen Problemen, zum Beispiel schweren Nierenschäden. Dennoch gibt es Situationen, in denen es wirklich sinnvoll ist, frühzeitig Arzneimittel einzunehmen oder auch lokal anzuwenden.

Schmerzforscher haben herausgefunden, dass Schmerzen scheinbar stärker werden, je länger sie anhalten, auch wenn die auslösenden Impulse gar nicht zugenommen haben. Wir werden aber mit andauerndem Verlauf immer empfindlicher dafür und können ein Schmerzgedächtnis entwickeln. Man sollte deshalb möglichst früh etwas gegen die Symptome unternehmen und nicht zu lange warten. Medikamente können, wenn sie rechtzeitig und gezielt eingenommen werden, eine solche Übersensibilisierung verhindern. Außerdem erhalten sie die Bewegungsfähigkeit, die besonders wichtig für die Heilung ist (siehe unten). 55 Prozent der Rückenleiden in Deutschland werden lediglich medikamentös behandelt.

Je länger Schmerzen anhalten, umso stärker werden sie scheinbar – auch wenn die auslösenden Impulse gar nicht zugenommen haben. Man sollte mit der Medikamenteneinnahme nicht zu lange warten, damit sich kein Schmerzgedächtnis entwickelt.

Leichte Schmerzmittel aus der Apotheke

Bevor Sie also leidend im Bett liegen, können Sie ruhig ein Schmerzmittel einnehmen. Leichte schmerzlindernde Mittel wie Aspirin, das weltweit wohl meistverkaufte Medikament, oder Paracetamol sind rezeptfrei in der Apotheke zu erhalten. Vorsicht: Aspirin ist nichts für empfindliche Mägen, manche Menschen reagieren darauf allergisch. Seine Basis ist den Extrakten der Weide nachempfunden. Als leichte Schmerzmittel gelten auch Extrakte der Teufelskralle und Grünlippmuschel.

Nichtsteroidale Antirheumatika

Ich empfehle meinen Patienten meistens nichtsteroidale Antirheumatika (NSAR), das sind entzündungshemmende Substanzen, die rasch Wirkung zeigen und kein Kortison enthalten. Sie bremsen die Ausschüttung von Prostaglandinen, also bestimmten Hormonen, welche die Empfindlichkeit der Schmerzrezeptoren im Körper erhöhen.

Stärkere Schmerzmittel und Muskelrelaxantien

Eine andere Gruppe von Medikamenten sind die Cox-2-Hemmer: Sie verhindern die Entstehung bestimmter Enzyme im verletzten Gewebe, die zur Schmerzwahrnehmung führen. Beide Gruppen, die nichtsteroidalen Antirheumatika wie die Cox-2-Hemmer, sind wegen ihrer Nebenwirkungen rezeptpflichtig und sollten meiner Meinung nach in der Regel nur kurzfristig – nicht länger als sechs Wochen – eingenommen werden.

Narkotika, Opiate und muskelentspannende Substanzen haben starke Nebenwirkungen und müssen ärztlich genau kontrolliert werden, da sie abhängig machen.

Das gilt auch für stärkere Schmerzmittel wie Narkotika (Fentanyl) und Opiate (Morphin, Tramadol). Mitunter werden sie mit muskelentspannenden Substanzen (Diazepam, Tetrazepam, Tizanidin, Pridinolmesilat) kombiniert. Alle diese Mittel haben starke Nebenwirkungen und müssen ärztlich genau kontrolliert werden, da sie abhängig machen.

Muskelrelaxantien sind in dieser Hinsicht ebenfalls nicht ungefährlich. Ich persönlich empfehle diese muskulären Entspannungsmittel nicht. Über kurze Zeit eingenommen, können sie aber durchaus dazu beitragen, dass akute Schmerzen sich nicht durch Verspannungen noch weiter verschlimmern. In diesem Fall kann man es rechtfertigen, sie zu verschreiben, immer mit dem Ziel vor Augen, den Patienten so rasch wie möglich wieder beweglich zu machen.

Entzündungshemmende Substanzen

Entzündungshemmende Präparate (z. B. Diclofenac, Ibuprofen, Indometacin oder Piroxicam) können in der Regel beachtliche Nebenwirkungen haben und zu inneren Blutungen, Leberschäden sowie Allergien führen. Kortikosteroide, besser bekannt als Kortison, sind künstliche Hormone, die vor allem zur Behandlung von entzündeten Gelenken eingesetzt werden. Früher wegen ihrer starken Nebenwirkungen in Verruf geraten, sind die jüngsten Generationen dieser Medikamente weit besser verträglich. Dennoch belasten sie, systemisch – also über den ganzen Körper verteilt – gegeben, den Organismus immer noch im Übermaß und sollten deshalb keinesfalls länger als vier Wochen verabreicht werden. Kann Kortison jedoch zum Beispiel in der Mikrotherapie gezielt lokal und in kleinen Dosierungen angewendet werden, ist es eine wertvolle Substanz (siehe Seite 122)!

Wer rastet, der rostet: Mobilisierung

Wer unter Schmerzen leidet, versucht automatisch, sie zu vermeiden, das ist ein natürlicher Reflex. Bei Problemen des Bewegungsapparats lindert das jedoch nur kurzfristig die Symptome, um sie bald darauf im Gegenteil zu verschlimmern (siehe Seite 31)! Es kostet mich immer wieder einige Anstrengung, meine Patienten davon zu überzeugen, dass sie sich unbedingt weiter bewegen müssen – auch wenn das wehtut. Die verschiedensten europäischen Behandlungsrichtlinien sind sich in diesem Punkt völlig einig: Ein aktives Herangehen ist die beste Therapieoption für Rückenschmerzen.

Passive Therapieempfehlungen wie Bettruhe, Hochlagerung der Beine, Triggerpunktmassage, Ultraschall oder Elektrotherapie müssen gezielt und kurzfristig eingesetzt werden, sonst verstärken sie das subjektive Krankheitsgefühl und lassen die Symptome chronisch werden.

Der Teufelskreis von Schmerzen und Unbeweglichkeit

In meiner täglichen Praxis erlebe ich gerade bei Patienten mit chronischen Schmerzen immer wieder den Teufelskreis von Unbeweglichkeit, Muskelschwund, Unsicherheit und wachsenden Schwierigkeiten, wieder in Bewegung zu kommen.

Wenn Sie sich bewegen können, dann tun Sie das auch: Versuchen Sie, auch wenn es nicht immer angenehm ist, Ihr normales Aktivitätslevel aufrechtzuerhalten. Laufen, Fahrradfahren oder Walking schadet Ihrem Rücken nicht, sondern verhindert, dass die Symptome chronisch werden. Besonders positiv wirken sich leichtes Stretching und Schwimmen in über 22 °C warmem Wasser aus: Die Bewegungen sind symmetrisch, Wasser verringert das Körpergewicht und dämpft den Schmerz.

Wenn Sie sich bewegen können, dann tun Sie das auch: Versuchen Sie, auch wenn es nicht immer angenehm ist, Ihr normales Aktivitätslevel aufrechtzuerhalten.

Krankengymnastik kann die Mobilisierung professionell unterstützen. Ihre wichtigste Funktion ist, auf falsche Bewegungsmuster aufmerksam zu machen und Fehlhaltungen entgegenzuwirken. Sie kräftigt gezielt die Muskulatur und übt neue Bewegungsabläufe ein. Dazu gehören passive Übungen, bei denen der Patient vom Therapeuten »bewegt« wird, aber ebenso viele aktive, die zuhause weitergeführt werden können.

Einrenken, hinrücken, freilegen: Be-handeln

Die manuelle Medizin eignet sich für alle Störungen des Bewegungsapparats, die reversibel, also umkehrbar sind. Bei Brüchen, Tumoren oder Osteoporose ist sie nicht sinnvoll und kann sogar gefährlich sein. Dagegen kann sie Wunder wirken, wenn es um die Beseitigung von Blockaden geht, die meistens von den Intervertebralgelenken der Wirbelsäule ausgehen. Solche Fehlstellungen werden meist durch das unbewusste Anspannen eines oder mehrerer Muskeln kompensiert, die dann wegen dieser Belastung zu schmerzen beginnen. Die Deblockierung unterbricht diesen Reflex und bringt den Muskel wieder in eine entspannte Position.

Häufig haben manuelle Therapien das Ziel, direkt in den Körper einzugreifen, Blockaden zu beseitigen und Fehlstellungen einzurenken.

Bader und »Knochensetzer«

Häufig haben manuelle Therapien das Ziel, direkt in den Körper einzugreifen, Blockaden zu beseitigen und Fehlstellungen einzurenken. Solche Manipulationen haben eine lange Tradition: Schon in der Antike diskutierten Ärzte wie Hippokrates (ca. 460–370 v. Chr.) über die Folgen eines verschobenen Wirbels, und Galen (129 bis ca. 200 n. Chr.) dachte über den »Verlust der Harmonie zwischen den Wirbeln« nach. Etwa ein halbes Jahrtausend später entwickelte Paulos von Aigina ein gepolstertes Holzlattenkorsett und eine »Repositionsmaschine«, ein Streckbett zum Einrenken. Auch der arabische Arzt und Philosoph Avicenna (980–1037) nutzte verschiedene Griffe, um das Skelett seiner Patienten wieder zu stabilisieren.

Im Mittelalter nahmen sich in Deutschland die Bader oder spezielle »Knochensetzer« der manuellen Therapien an. In Italien gab es »renunctores«, in Spanien »algebristas«, in England die »bone-setters« und in Frankreich, nach einer Familie benannt, die »bailleuls«. 1583 tauchten »bone-setters« zum ersten Mal in den Krankenhausakten Londons auf. 1665 beschrieb der Arzt Robert Turner die manuelle Medizin in seinem Werk »The Complete Bone-Setter«. Weil sie die Techniken so gut beherrschte, wurde Sarah Mapp – damals eine Sensation – im Jahr 1736 Leibärztin am englischen Königshof.

Triggerpunkte sind Schmerzleiter

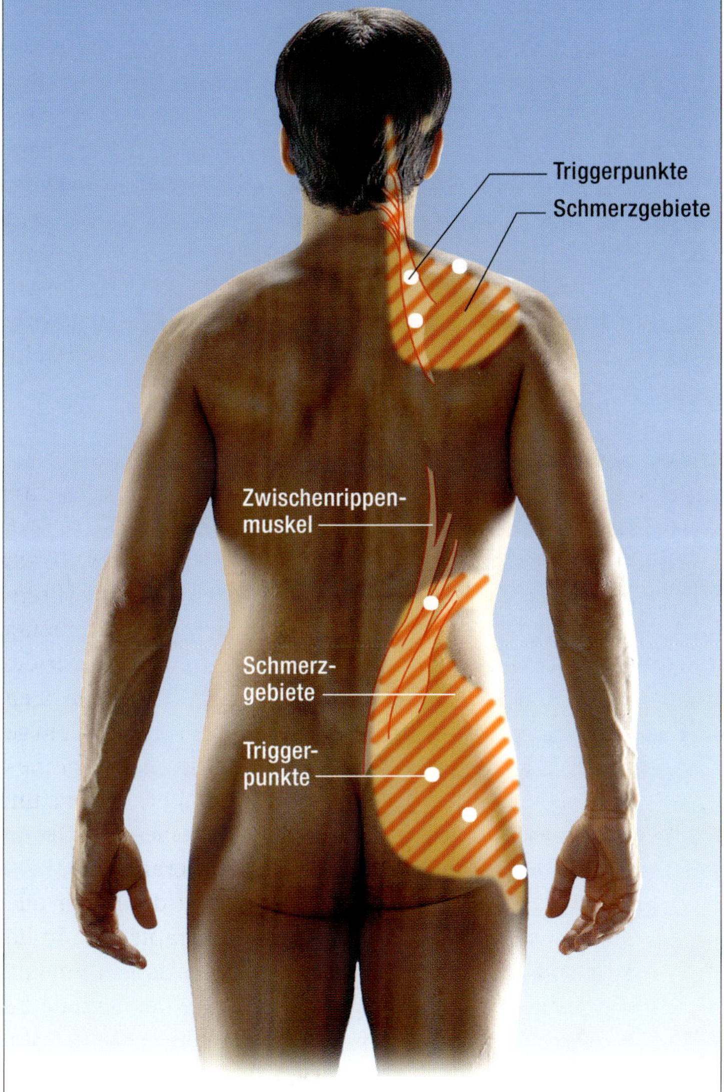

Triggerpunkte sind Knoten in der Muskulatur, die Schmerz in weit entfernte Gebiete ausstrahlen. Über die Massage der Punkte lassen sich Beschwerden lindern. Häufig sind sie mit Akupunkturpunkten identisch.

So genannte Manipulationen haben eine lange Tradition: Schon in der Antike diskutierten Ärzte wie etwa Hippokrates über die Folgen eines verschobenen Wirbels.

Die Orthopädie übernahm viele der überlieferten Handgriffe zum Einrichten von Brüchen und Einrenken verschobener Gliedmaßen.

In der Tradition der »Knochensetzer«: die Orthopädie

Die Ärzte, deren Disziplin immer wissenschaftlicher wurde, begannen sich gegen die Konkurrenz zu wehren. Die Engländer John Shaw (1792–1827) und James Paget (1814–1899) riefen dazu auf, die »bone-setters« zu meiden. Gleichzeitig beschäftigte sich auch die Medizin wieder verstärkt mit dem deformierten Skelett: Die englischen Gebrüder Griffin beschrieben 1843 einen Zusammenhang zwischen inneren Krankheiten und verschobenen Wirbeln. Der Mediziner und Politiker Rudolf Virchow wies 1858 nach, dass der Bandscheibenbruch nicht »tumorös« war. 1922 schließlich wurde die erste Bandscheibenoperation in der amerikanischen Mayo-Klinik durchgeführt.

Obwohl oder gerade weil die Orthopädie, die sich erst im 19. Jahrhundert entwickelte, viele der überlieferten Handgriffe zum Einrichten von Brüchen und Einrenken verschobener Gliedmaßen übernahm, zog sie gegen die Konkurrenz der manuellen Praktiker zu Felde. Andrew T. Still, der Begründer der Osteopathie (siehe 96), schrieb einem Freund: »Du kannst eher einer Kardinalsrunde vom Teufel berichten als Ärzten von der manuellen Medizin.« Dieser Konflikt zieht sich bis in unsere Tage. Gerade im Zeitalter der »evidenzbasierten Medizin«, einer Heilkunst also, die ihre Wirksamkeit nachweisen muss, wenn sie finanziert werden will, geraten manuelle Praktiken immer weiter ins Abseits. Völlig unbegründet, denn sie hatten nie die Chance, ihre Wirkung in großen Studien zu beweisen!

Die Details der Körperstrukturen kennen Physiotherapeuten oft besser als Ärzte.

Die Analyse von Bewegungsabläufen

Die Details der Körperstrukturen kennen Physiotherapeuten oft besser als Ärzte, dürfen jedoch prinzipiell nur das am Patienten vollziehen, was der Arzt angeordnet hat. Der Schwerpunkt ihrer Arbeit besteht darin, Bewegungsabläufe zu analysieren und durch geeignete physikalische Eingriffe auch zu korrigieren (siehe oben). Psychische, kulturelle und auch soziale Faktoren finden dabei Beachtung. Ähnlich wie in der Chirurgie wurden auch hier Fortschritte durch die Erfahrungen im Krieg gemacht (siehe Seite 21): Die USA setzten während des Ersten Weltkriegs zum ersten Mal Schwestern ein, um verletzte Soldaten schneller wieder einsatzfähig zu machen.

Chiropraktik

Die Chiropraktik (das Wort stammt aus dem Griechischen und bedeutet »mit der Hand bearbeiten«) ist in anderen Ländern wie zum Beispiel Frankreich ein weit verbreiteter Heilberuf. In Deutschland wurde sie erst nach dem Zweiten Weltkrieg bekannt und lange Zeit nur von Heilpraktikern ausgeübt, bevor Orthopäden sie in ihr Behandlungsspektrum integrierten.

Die Chiropraktik wurde entwickelt von dem amerikanischen Heiler Daniel D. Palmer (1845–1913). Er war ein Anhänger der so genannten Magnettherapie, einer Methode, die davon ausgeht, das sich Schmerzen durch magnetische Kräfte, die durch rhythmisches Streicheln entstehen, besserten. Aus dieser Methode entwickelte sich später die Hypnose. Palmer legte besonderen Wert auf die Vitalisierung der Lebenskraft, die er durch Fehlstellungen der Wirbel, wie Verschiebungen, oder verkeilten Gelenken bedroht sah. Vor allem der Atlas, der oberste Halswirbel, sollte Palmers Theorie nach Krankheiten auslösen und durch gezielte Griffe (»hole-in-one«-Technik) wieder an seinen angestammten Platz zurückgebracht werden. Diese Technik ist nicht unumstritten, da solche Manipulationen gerade die sensible und besonders verletzliche Halsregion schädigen können.

Eine wichtige Rolle in der Chiropraktik spielen aber über solche mechanischen Kunstgriffe hinaus auch die Psyche, Lebensstil, Umwelt und Ernährung.

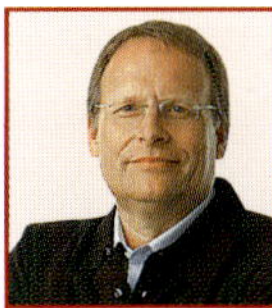

MEIN STANDPUNKT

Toleranz in der Heilkunst

Man fragt mich immer wieder, warum ich unwissenschaftliche Methoden wie die Osteopathie empfehle, oder wie sich meine Ausbildung zum Radiologen mit meinem Interesse für die unsichtbaren Meridiane der Akupunktur verbinden lassen. Die Antwort lautet: Das Ergebnis zählt. Die Heilkunst selbst ist viel älter als die klassische Medizin und sie beruht einzig und allein auf Erfahrungswissen. Erst später kamen naturwissenschaftlich basierte Methoden dazu, die aber, wie wir wissen, nur einen Teil des Lebens erklären können. Warum also nicht weiterhin offen bleiben für beide Seiten: Intuition und Empirie? Leider befasst sich die Schulmedizin viel zu selten mit den historisch älteren Wurzeln des Heilens. Umgekehrt bin ich aber auch immer wieder entsetzt, welche Intoleranz Anhänger alternativer, »komplementärmedizinischer« Verfahren den Errungenschaften des modernen Fortschritts gegenüber an den Tag legen. Gerade weil die Möglichkeiten der modernen Biomedizin auch viele gesellschaftliche Fragen aufwerfen, wäre es wichtig, den Dialog zwischen den unterschiedlichen Lagern ernsthaft zu führen!

Obwohl sich die Chiropraktik als ganzheitliche, sanfte Methode versteht, kann sie in Einzelfällen durch ihre zum Teil heftigen Manipulationen zu massiven Komplikationen führen – bis hin zu Lähmungen. Ich habe selbst beim Kampfsport erleben müssen, wie mir ein Lehrer, der mir nur zeigen wollte, wie einfach man sich Halsgelenke verstauchen kann, ungewollt starke Schmerzen zufügte. Speziell die Deblockierung von Hals- und Brustwirbelsäulengelenken gehört nur in sehr geübte Hände! Sie müssen dem Therapeuten wirklich vertrauen können.

Zwölf Millionen chiropraktische Eingriffe werden jedes Jahr in Deutschland registriert, vermutlich sind es in Wirklichkeit mindestens dreimal so viel.

Zwölf Millionen chiropraktische Eingriffe werden jedes Jahr in Deutschland registriert, vermutlich sind es in Wirklichkeit mindestens dreimal so viel. Statistisch kommt auf 400.000 Eingriffe ein Fehlgriff, manchmal wird das Risiko in der Literatur auch nur mit 1: 3 Millionen beziffert. Dieses Risiko ist zwar nicht größer als das anderer medizinischer Behandlungen, aber ich sehe immer wieder Lücken in den kleinen Wirbelgelenken als Folge mehrmaligen Einrenkens.

Andererseits kann Chiropraktik durchaus hilfreich sein, zum Beispiel, wenn ich bei einem Patienten eine leichte Verrenkung zwischen Rippen und Wirbelkörper diagnostiziere – was einen äußerst starken Schmerz auslöst. Er kann rasch durch eine vorsichtige Manipulation beseitigt werden. Wie überall in der Medizin kommt es also auch hier auf die richtige Dosis an. Es gilt: Weniger ist mehr!

Weit mehr als nur Deblockierung: die Osteopathie

Sanfter als die Chiropraktik ist die Osteopathie, die ebenfalls aus den USA stammt und etwa zur gleichen Zeit entwickelt wurde. Sie arbeitet eher mit gezieltem Druck, sanftem Drehen oder kräftigem Bohren als mit ruckartigen Bewegungen.

Ihr Begründer, der Arzt Andrew Taylor Still (1828–1917), hatte drei seiner Kinder bei einer Meningitis-Epidemie verloren, und sein Bruder war durch eine Behandlung morphiumabhängig geworden – diese Erfahrungen machten Still zu einem vehementen Kritiker seines Berufsstands. Er suchte nach neuen Wegen und Verfahren, die ohne Medikamente auskommen sollten. Deshalb kombinierte er die ganzheitlichen Prinzipien der antiken Heilkunst mit den überlieferten Praktiken der »bone-

MULTIMODAL

GÖTTINGER RÜCKEN-INTENSIV-PROGRAMM

Rückenschmerzen werden meist einseitig therapiert: erst mit Medikamenten, vielleicht unterstützend mit Kälte oder Wärme, eventuell auch noch mit Krankengymnastik. Vielen Patienten ist damit immer noch nicht geholfen. Schmerzexperten der Universität Göttingen empfehlen deshalb eine Kombination verschiedener Ansätze, wenn es dem Patienten nach drei Monaten konservativer Therapie immer noch nicht besser geht. In der Praxis existieren aber kaum solche interdisziplinären Behandlungsteams. Außerdem werden die Kosten von den gesetzlichen Kassen leider nicht übernommen. So sieht das Therapieprogramm im Einzelnen aus:

- 1,5 Stunden medizinische Trainingstherapie mit einem Diplomsportlehrer, der ein individuelles Trainingsprogramm aufstellt. Muskuläres Aufbautraining mit computergestütztem Bio-Feedback, Ausdauertraining mit Pulsfrequenzkontrolle, Haltungs- und Bewegungsschulung für den Alltag.
- 1 Stunde kognitiv-verhaltenstherapeutische Gruppentherapie mit einem Psychologen einer Schmerzambulanz. Versuch, unangemessene Krankheitsbewältigung zu verbessern, aktive Schmerzbewältigung.
- 30 Minuten progressive Muskelrelaxation nach Jacobson.
- 30 Minuten Unterricht über Rehabilitation.

setters«. Er war davon überzeugt, dass die Natur selbst der beste Arzt sei und die Medizin die Selbstheilung oft nur behindere. Gleichzeitig aber hatte er eine streng mechanistische Vorstellung des Organismus, den er mit einer Dampfmaschine verglich: Blockaden, so Still, verhinderten den Kreislauf von Blut und Nervenimpulsen und störten so die Selbstheilung.

Osteopathie umfasst aber weit mehr als nur die Deblockierung. Sie sieht den Körper als ganzheitliche Einheit: Nicht nur Knochen und Gelenke werden behandelt, sondern auch das Bindegewebe und die Funktionskreisläufe von Organen, indem etwa die Schilddrüse durch Manipulation mehr Raum erhält.

Sanfter als die Chiropraktik ist die Osteopathie. Nicht nur Knochen und Gelenke werden behandelt, sondern auch das Bindegewebe und die Funktionskreisläufe von Organen.

Diagnostik und Therapie lassen sich bei diesem Bearbeiten der Regulationskreise nicht immer klar trennen. Manchmal kommt die Osteopathie zu verblüffenden Erkenntnissen, wenn sie etwa Schmerzen in der Lendenwirbelgegend als vom Darmbein ausgehend identifiziert und eine Laktoseunverträglichkeit dafür verantwortlich macht. Der chronisch leicht entzündete Darm kann anschwellen und möglicherweise die Schmerznerven der Knochenhaut reizen.

Eine zentrale Rolle in der Osteopathie spielt auch die kraniosakrale Stimulation: Die Hirn- und Rückenmarkshäute, ihre Flüssigkeiten (Liquor), die sie produzierenden Hirnventrikel und die Achse vom Schädel über die Wirbelsäule bis zum Kreuzbein bilden ein gemeinsames Gefüge, welches das zentrale Nervensystem beeinflusst. Das sanfte Massieren dieser Strukturen, diese vorsichtige Manipulation der pulsierenden Flüssigkeiten, das einem »Schütteln« des Liquors gleicht, hat großen Einfluss auf das vegetative Nervensystem, die Aktivität der Drüsen, das Immunsystem und das Zusammenspiel von Körper und Psyche.

Das sanfte Massieren von Schädelknochen, Hirn- und Rückenmarkshäuten sowie des Körpergewebes hat großen Einfluss auf die Aktivität der Drüsen, das Immunsystem und das Zusammenspiel von Körper und Psyche.

Aktivierend und belebend: die Massage

Ein ganz zentrales Element vieler Therapien sind die seit mehr als 1.500 Jahren bekannten Massagen. Sie stimulieren Muskeln und Gewebe auf mechanische und reflektorische Art und beleben insgesamt. Dabei wirken Massagen nicht nur direkt an der Stelle der Behandlung, sondern beeinflussen auch innere Organe und den Stoffwechsel: Die Bindegewebsmassage löst Verspannungen des Unterhautgewebes, die Reflexzonenmassage nutzt Reflexzonen der Haut und Muskeln, und die manuelle Lymphdrainage regt durch sanften Druck das Lymphsystem an. Unterwasserdruck- und Saugwellenmassage kombinieren verschiedene dieser Effekte. Die tiefe Friktion (Einreibung) nach Cyriax verläuft quer zur anatomischen Muskel- und Sehnen-Struktur. Sie wirkt auf den Muskel-Sehnen-Apparat, die Haut und den gesamten Körper ein.

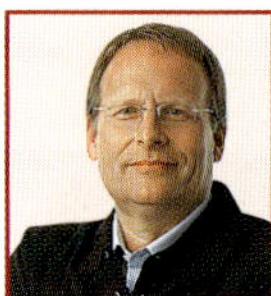

MEIN STANDPUNKT

Förderung der Osteopathie

In Deutschland gibt es an die 2.000 Osteopathen, die Berufsbezeichnung ist allerdings nicht geschützt. Die Krankenkassen übernehmen die Kosten für die Behandlung deshalb nicht. In den USA dagegen sind Osteopathen den Ärzten gleichgestellt, die Bezeichnung »D.O.« weist auf einen »Doctor of Osteopathy« hin. Auch in den Benelux-Ländern ist die Osteopathie hoch geschätzt. Ich halte die Osteopathie ebenfalls für eine wunderbare Methode, um einen Organismus ganz individuell und nach seinen Bedürfnissen zu mobilisieren. In meinem therapeutischen Team in Bochum arbeite ich daher mit einem Osteopathen zusammen und habe mit dieser Methode nur gute Erfahrungen gemacht. Zurzeit legt der erste Osteopath in Deutschland bei mir eine Promotion ab: Wir wollen herausfinden, ob die Osteopathie oder die Mikrotherapie allein oder in Kombination die besten Resultate liefert.

Haltungskorrektur durch Rolfing

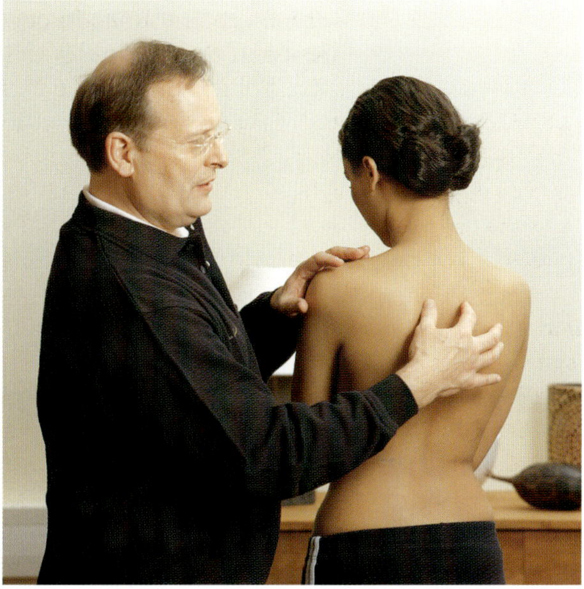

Die Fähigkeit des Arztes, mit seinen Händen zu arbeiten, ist essenziell für Diagnostik und Therapie. Leider wird in der modernen Medizin bei uns viel zu selten »be-handelt«.

Diese Methode, die eine moderne Weiterentwicklung der klassischen Massage ist, geht auf die amerikanische Biochemikerin Ida Rolf (1898–1979) zurück. In ein- bis eineinhalbstündigen Einzelsitzungen wöchentlich versucht der Therapeut, die Verspannungen, Wirbelsäulenschäden und Skelettdeformationen durch Massage zu beheben. Nach mehreren Behandlungsstunden im Liegen und Sitzen lernt der Patient Kraft schonendes Stehen und Gehen. Ida Rolf war der Ansicht, der Mensch sei durch seinen aufrechten Gang noch nicht optimal an die Schwerkraft angepasst. Die Folge seien Haltungsschäden mit Langzeitfolgen. Wer die Haltung hingegen korrigiere, befreie gleichzeitig auch die Seele von unnötigem Schwergewicht. Rolfing hilft besonders bei Haltungsschäden, Hohlkreuz und Skoliosen.

Die Wirbeltherapie nach Dorn

Das Ziel dieser Therapieform ist, durch sanften Druck auf den Dorn- oder Querfortsatz der Wirbel Funktionsstörungen des Rückgrats zu beheben. Erfunden wurde die Methode von Dieter Dorn, einem Bauer aus dem Allgäu, der auf diese Art einmal geheilt worden war.
Mediziner halfen ihm, seine Ergebnisse wissenschaftlich zu begründen. Psyche und die Lebensverhältnisse spielen eine gewichtige Rolle bei der Anamnese durch den Dorn-Therapeuten. Bevor er aber Hand an den Patienten legt, wird dieser 20 bis 30 Minuten lang mit Johanniskrautöl massiert.

Mit gezielter Massage des Bindegewebes und Haltungstraining versucht Rolfing die gestörte Harmonie wiederherzustellen.

Injektionen und Impulse: Irritationen

Mit dem Prinzip der Irritation arbeiten Verfahren, die gezielt eigene Reize setzen, um die Schmerzinformationen des Körpers zu überlagern und so zumindest abzuschwächen. Außerdem regen sie die Produktion körpereigener schmerzstillender Hormone oder morphinähnlicher Stoffe an. In der körpereigenen Pharmazie liegen noch viele ungeborgene Schätze!

Die Elektrotherapie wirkt vor allem gegen ausstrahlende Nervenschmerzen, indem sie das lokale Schmerzgeschehen beseitigt.

Mit Strom gegen Schmerzen

Bei diesem Verfahren werden Elektroden auf die Haut geklebt und dann mit Gleichstrom in unterschiedlichen Impulsstärken beschickt. Die Methode wirkt vor allem gegen ausstrahlende Nervenschmerzen und beseitigt das lokale Schmerzgeschehen.

Nicht geeignet sind Elektrotherapien bei akuten Entzündungen oder Verletzungen, außerdem in den ersten drei Schwangerschaftsmonaten oder bei Patienten mit Herzschrittmachern. Bei der Elektrotherapie kommen verschiedene Stromarten und Frequenzbereiche in unterschiedlichen Methoden zum Einsatz:

- **Stangerbad:** Besonders für Rückenschmerzen geeignet ist diese Form der Elektrotherapie, bei dem die Badewanne mit Elektroden ausgekleidet wird. Die Elektrizität wird von oben nach unten durch das warme Wasser geleitet und verändert nicht nur die Schmerzschwelle, sondern auch die Muskelspannung. Je nach Schmerzformen kommen hier Kombinationen von Gleich- und Impulsstrom zum Einsatz.
- **Transkutane elektrische Nervenstimulation (TENS):** Diese transportable Variante kann von den Patienten mit einem kleinen Gerät selbst durchgeführt werden. Sie ist nicht nur bei Durchblutungsstörungen und Neuralgien empfehlenswert, sondern auch bei Muskel- und Skelettschmerzen. Kurzfristig hilft die Methode etwa jedem zweiten Kranken. Längerfristig angewendet, unterdrückt sie jedoch die Fähigkeit des Körpers, schmerzstillende Substanzen zu produzieren.
- **Neurostimulation:** Damit können besonders starke chronische Schmerzen durch kleine Elektrostimulationssonden bekämpft werden, die ins Rückenmark oder an die Oberfläche des Gehirns implantiert werden.

Schmerzlinderung durch Injektionen: die Neuraltherapie

Diese Therapieform stellt ebenfalls das Nervensystem in den Mittelpunkt ihrer Behandlung, aber sie geht dabei ganz anders vor. In den 20er-Jahren von Ferdinand Huneke (1891–1966) entwickelt, ist sie heute eine anerkannte und kostengünstige Schmerztherapie. Huneke und sein Bruder Walter hatten durch Zufall entdeckt, dass örtliche Betäubungsmittel ganz unerwartete Folgen fern vom ursprünglichen Wirkungsort haben. Deshalb nannten sie ihre Therapie zunächst Heilanästhesie. Sie definierten »Segmente« einer Krankheit, zu denen Bindegewebe und Haut, Knochen und Nerven, Organe, Gefäße und die Muskulatur einer bestimmten Region gehören. In diese werden mit dünnen Nadeln geringe Mengen einer Substanz (z. B. das Anästhetikum Procain oder Kochsalzlösung) gespritzt. Von diesen »Quaddeln« geht ein heilsamer Reiz aus. Sie schalten so genannte Störfelder aus, die Nervenimpulse behindern. Trotz vieler Erfolge gilt die Neuraltherapie in Deutschland immer noch als unwissenschaftlich und wird von den Kassen nur in Ausnahmefällen bezahlt.

Die therapeutische Lokalanästhesie

Aus der Neuraltherapie hat sich die therapeutische Lokalanästhesie entwickelt. Dieses Verfahren der Schmerztherapie behandelt gezielt Nervenendigungen mit lang wirkenden Lokalanästhetika. Die derzeit noch relativ große Menge an notwendigem Betäubungsmittel könnte in Zukunft durch mikrotherapeutische Behandlungsverfahren reduziert werden. In sensiblen Regionen wie dem Hals, wo nicht zielsicher eingesetzte Lokalanästhetika rasch einen Krampf oder sogar eine Querschnittslähmung auslösen können, benötigt die Mikromedizin unter Kontrolle mit einem Kernspin- oder Computertomographen nur einen Bruchteil der Mengen an Arzneimitteln.

Die therapeutische Lokalanästhesie behandelt gezielt Nervenendigungen mit lang wirkenden Betäubungsmitteln.

Ich hatte einen Patienten, der mehrere Herzkatheter und Erweiterungen der Adern hinter sich hatte und verzweifelt war, weil die von der Brust ausstrahlenden Schmerzen trotzdem immer wiederkehrten. Vier Behandlungen der Nerven mit präziser mikrotherapeutischer Platzierung und geringer Dosierung an Lokalanästhetika machten den Patienten symptomfrei.

Aktivierung von Triggerpunkten: die Akupunktur

Die Akupunktur macht sich die Therapie von Trigger- und Fernpunkten zu eigen. Sie folgt also einem ähnlichen Wirkungsmechanismus wie die Neuraltherapie, bei völlig unterschiedlichem kulturellem Hintergrund. Ihre Ursprünge liegen in der Traditionellen Chinesischen Medizin. Sie basiert auf dem Prinzip von »Körpermeridianen« – Leitbahnen mit besonders empfindlichen Punkten, die sich durch Druck manipulieren lassen.

Die Akupunktur basiert auf dem Prinzip von Körpermeridianen – Leitbahnen mit besonders empfindlichen Punkten, die sich durch Druck manipulieren lassen.

Welcher Art die Lebenskraft ist, das so genannte Qi, das entlang dieser Bahnen fließen soll, lässt sich wissenschaftlich-analytisch nicht erklären. Es hat kein konkretes Substrat, wie sich auch die Traditionelle Chinesische Medizin in vieler Hinsicht nicht mit der europäischen Sicht des Körpers zur Deckung bringen lässt. Aber es funktioniert, und da ich selbst einige Jahre Sinologie studiert habe und eine Leidenschaft für die chinesische Kultur und Medizin habe, arbeiten wir auch in unserem Institut in Bochum mit chinesischen Ärzten zusammen.

- **Ihr Nutzen:** Eine Vielzahl klinischer Studien zeigt, dass die Wirkung der Akupunktur sich nicht durch Suggestion erklären lässt. Sehr gut behandeln lassen sich mit der Akupunktur nämlich akute Blockaden durch Bandscheiben oder Facettengelenke, Verschleißerscheinungen dieser kleinen Wirbelgelenke, Kreuzschwäche und Reizpunktschmerzen. Außerdem kann das Nadeln bei milden Ischiasschmerzen oder Überlastung der Iliosakralgelenke erfolgreich sein.
- **Ihre Grenzen:** Schwere Nervenreizungen mit morphologischen Veränderungen durch hervortretende Bandscheiben der Halswirbelsäule (Brachialgien) und geschädigte Ischiasnerven lassen sich andererseits mit Akupunktur kaum beeinflussen, erst recht nicht ein zentraler Bandscheibenvorfall mit gravierenden Symptomen. Sie kann jedoch helfen, die verkrampfte Muskulatur zu lockern.

Der Theorie nach löst die Akupunktur »Energieblockaden«, die zu (anders als bei uns definierten) Störungen in Organsystemen führen und so krank machen. Lange Zeit war die klassische westliche Medizin der Ansicht, dass die Wirkung überwiegend auf einem Placebo-, einem eingebildeten Effekt, beruhen müsse. Seit einigen Jahren weiß man jedoch, dass die Punkte auf den

»Meridianen« tatsächlich einen sehr viel geringeren Hautwiderstand aufweisen als ihre Umgebung und scheinbar an Stellen liegen, wo Gefäß- und Nervenbündel durch den Muskel hindurch nach oben zur Haut reichen.

Wird eine Nadel in einen Akupunkturpunkt gestochen, setzt das Gewebe die Botenstoffe Histamin, Bradykinin, Prostaglandin E2 und Substanz P frei; dies zeigt sich oft an einer leichten Rötung der Haut. Sie leiten elektronische Impulse bis ins Rückenmark. Dort hemmen sie über die Neurotransmitter Enkephalin und Dynorphin die elektrische Erregbarkeit bestimmter Schmerzzellen im Gehirn (Hinterhornneuronen).

Endorphine, morphinähnliche Substanzen unseres Körpers, sind vermutlich der Schlüssel zur Wirkung der Akupunktur.

Vermutlich sind Endorphine, morphinähnliche Substanzen, die beruhigende, euphorisierende und immunstimulierende Eigenschaften haben, der Schlüssel zur Wirkung der Akupunktur: Möglicherweise bewirkt das Nadeln nämlich, dass Endorphine nicht nur momentan, sondern auf Dauer leichter und häufiger gebildet werden und somit eine anhaltende Schmerzlinderung ermöglichen. Denkbar ist aber auch, dass das Nadeln im zentralen Nervensystem bestimmte Kooperationsmuster schmerzverarbeitender Nervenzellverbände verändert, so genannte Engramme. Je nach Indikation kommen verschiedene Akupunkturmethoden zum Einsatz:

- **Ohrakupunktur:** Diese gebräuchlichste Akupunkturmethode beruht auf dem Prinzip, dass alle Organe und Körperregionen in der Ohrmuschel widergespiegelt sind und über diese »Repräsentationsareale« behandelt werden können.
- **Moxibustion:** Bei dieser Methode werden Beifußpäckchen oder -kegel allein oder auf eine Nadel gesteckt auf den Akupunkturpunkten abgebrannt. Die Wärmezufuhr verstärkt die Stimulation dieser Triggerpunkte.
- **Laserakupunktur:** Auch wenn diese Akupunkturform die herkömmlichen Punkte verwendet, werden die Leitbahnen mit einem Laser statt mit einer Nadel stimuliert. Das schmerzfreie Verfahren eignet sich besonders für Kinder. Darüber hinaus kann insbesondere bei Beschwerden im Bereich der Muskeln, Sehnen und Bänder über eine Flächenbehandlung oft Linderung der Schmerzen erzielt werden. Man kann auch elektrische Reize setzen (Elektro-Stimulations-Akupunktur).

Shiatsu: die japanische Variante der Akupunktur

Bei dieser Druckpunktmassage (wörtlich übersetzt bedeutet Shiatsu »Finger-Druck«) benützt der Therapeut nicht nur seine Fingerkuppen, sondern – je nach Indikation – auch seine Fingernägel, Fäuste, Ellenbogen, Knie und Füße. Manchmal hält er den Druck nur ein paar Sekunden aufrecht, dann wieder mehrere Minuten. Eine Behandlung dauert rund eine Stunde und sollte mehrfach wiederholt werden. Shiatsu hilft bei Verspannungen im Nacken und Rückenbereich.

Bewusstsein als Methode

Das Zentrum der Körpertherapie nach Feldenkrais bildet das Lernen: Durch achtsam wahrgenommene Bewegungsabläufe sollen Menschen befähigt werden, sich selbst besser zu spüren und danach ihr Leben neu zu strukturieren.

Feldenkrais

Moshé Feldenkrais (1904–1984) wurde in Russland geboren und emigrierte als Jugendlicher nach Palästina. Während der Nazizeit musste Feldenkrais nach Schottland fliehen, wo sich eine alte Fußballverletzung des begeisterten Sportlers und Judokämpfers verschlechterte. Da die Operationsaussichten damals wenig Erfolg versprechend waren, experimentierte Feldenkrais an sich selbst, studierte seine Körperbewegungen und lernte, schmerzfrei zu gehen. 1951 kehrte er nach Israel zurück und widmete sich bald nur noch dem Thema Lernen, das das Zentrum seiner Körpertherapie bildete: Durch achtsam wahrgenommene Bewegungsabläufe sollen Menschen befähigt werden, sich selbst besser zu spüren und danach ihr Leben neu zu strukturieren (siehe Seite 23). Verschwinden bei der Methode körperliche Symptome wie Schmerzen, gilt das eher als erfreulicher Nebeneffekt, aber nicht als Ziel der Arbeit. Zentral ist dagegen das innere Erleben, das sich in Sinnesempfindungen, Fühlen, Denken und Bewegen äußert. Korrektur von außen, bloße Nachahmung oder rein mechanische Einwirkung auf Teilbereiche des Körpers haben bei Feldenkrais nichts zu suchen. Seine Therapie orientiert sich am sinnes- und experimentierfrohen Lernen und Verstehen von Kleinkindern. Neugier, Lust, Erstaunen und Freude an Überraschungen sollen über minimale Bewegungen aktiviert werden. Verhalten soll auf demselben Weg verändert werden, auf dem es entstanden ist: dem der vielfältigen Wahrnehmungs- und Bewegungserfahrung.

Psychosomatische Verfahren

Seele (Psyche) und Körper (Soma) sind voneinander nicht zu trennen – Depressionen zum Beispiel äußern sich nicht selten in Rückenschmerzen oder auch in einem akuten Hexenschuss. Der Schmerz stellt die Verbindung her. Laut einer Definition der internationalen schmerzmedizinischen Vereinigung ist er »ein unangenehmes Sinnes- oder Gefühlserlebnis, das mit aktuellen oder potenziellen Gewebeschädigungen verknüpft ist.« Das bedeutet auch, dass sich die körperlichen und seelischen Wurzeln von Schmerz nicht auseinander definieren lassen.

Gefühle verändern die Muskelspannung

Stress zum Beispiel bewirkt körperliche Anspannung, das soll helfen, anstehende Aufgaben zu bewältigen, »zu fliehen oder zu kämpfen«, wie das Muster der Evolution lautete. Dieser Vorgang ist weitgehend unbewusst – das vegetative Nervensystem sorgt dafür, dass sich der Muskeltonus erhöht. Dauerstress oder übergroßer Druck sorgen dann dafür, dass aus Anspannung Verspannung wird.

Depressionen äußern sich nicht selten in Rückenschmerzen oder auch in einem akuten Hexenschuss. Der Schmerz stellt die Verbindung her.

Meiner Beobachtung nach gibt es fünf verschiedene muskuläre Reaktionsmuster auf seelische Belastungen:

- Es gibt den Menschen, der »die Zähne zusammenbeißt« und bei dem sich alle Spannungen im Bereich der oberen Halswirbelsäule und der Kiefergelenke manifestieren.
- Es gibt diejenigen, die »viel ertragen« oder »auf dem Buckel haben« und deshalb ständig die Schultern hochnehmen und den Brustraum verengen.
- Andere »lassen sich hängen«, was die Muskeln im rückwärtigen Brustbereich überdehnt.
- Manchen Menschen »wird das Kreuz gebrochen«, mit den entsprechenden Beschwerden.
- Die fünfte Gruppe »zieht den Schwanz ein« und versteift in der Hüft- und Iliosakralregion.

Mindestens jeder dritte chronische Schmerzpatient in einer Schmerzambulanz oder -klinik hat Symptome einer depressiven Verstimmung. Meist lässt sich nicht herausfinden, welche Störung zuerst auftrat, die körperliche oder die seelische.

AUS MEINER PRAXIS **AKUTE, ANHALTENDE UND CHRONISCH**

Akute Rückenschmerzen verlangen eine grundsätzlich andere Therapie als länger bestehende Symptome. Im Zentrum aller Therapien steht: den Patienten rasch mobilisieren und verhindern, dass die Schmerzen chronisch werden.

Akute Symptome

Fallbeispiel 1:

Bei akutem Rückenschmerz verordne ich vor allem Wärme, eventuell auch Akupunktur, leichte Schmerzmittel oder ein ABC-Pflaster. Das enthält Auszüge aus Cayennepfeffer, die stark durchblutend und erwärmend wirken. Wenn Wärme allein nicht ausreicht, injiziere ich ein Lokalanästhetikum als Neuraltherapie unter die Haut oder als Mikrotherapie unter Bildkontrolle direkt an die schmerzende Stelle. In der Regel reicht ein homöopathisches Mittel und wenn nicht, können wir über eine Sonde stärkere Substanzen zuführen. Die Behandlung muss zwei- bis dreimal wiederholt werden.

Fallbeispiel 2:

Bei einem akuten Bandscheibenvorfall versuche ich zunächst, die Bandscheibe kurzfristig zu entlasten: Entweder ich lege den Patienten auf den Rücken und lasse ihn die Oberschenkel im rechten Winkel zur Hüfte anwinkeln, die Füße ruhen auf Kissen. Oder er rollt sich seitlich in Embryonalhaltung zusammen. Unterstützend helfen Medikamente. Nach drei Tagen sollten unbedingt leichte Bewegungsübungen durchgeführt werden. Verschwinden die Beschwerden nach sechs Wochen nicht oder verschlimmern sich sogar, stellen wir mit einem Kernspintomogramm fest, wo genau das Problem liegt.
Es gibt gravierende Bandscheibenvorfälle, die kaum Symptome verursachen, und minimale Vorwölbungen, die höllisch wehtun. Viele Ärzte achten bei ihren Diagnosen häufig leider nur darauf, ob die Bandscheibe im radiologischen Bild vorgewölbt ist oder nicht. Oft kommen aber die Schmerzen von den kleinen Gelenken oder den Iliosakralgelenken. Sollte ein kleiner Bandscheibenvorfall allerdings noch nach sechs Wochen bestehen, schrumpfe ich die Bandscheibe mit einer Hitzesonde.

Fallbeispiel 3:

Eine 57-jährige Patientin kam zu mir, weil ihr schon seit einiger Zeit die Hüfte wehtat. Als Erstes musste ich klären: Ist es wirklich die Hüfte oder kommen die Beschwerden, wie so häufig, aus der Kreuzbein/Darmbeinregion, dem Iliosakralgelenk? Ich beobachtete sie beim Gehen und erkundigte mich nach der genauen Natur ihrer Schmerzen. Sie humpelte leicht. Ihre Beschwerden waren morgens nach dem Aufstehen besonders stark. Auch der Rücken tat ihr weh. Bei Bewegung hatte sie Schmerzen in der Hüfte, die seitlich ins Bein ausstrahlten.Entscheidend für mich war jetzt die Frage: Wird es durch längere Bewegung besser oder schlechter?

SYMPTOME UND IHRE BEHANDLUNG

Wenn sich die Symptome durch Bewegung abschwächen und beim Stehenbleiben zunehmen, handelt es sich vermutlich nicht um ein Problem der Hüfte, sondern um eines des Iliosakralgelenks. In einem solchen Fall kann man mit Wärme oder durch Lokalanästhesie, Akupunktur, Shiatsu und physikalische Therapien die Schmerzen zumindest lindern.
Welche Therapie für welchen Kranken gut ist, hängt vor allem von den Betroffenen ab. In welche Methode haben sie Vertrauen? Welche passt gut in ihren Tagesablauf? Erst, wenn diese konservative Therapie zwei bis drei Wochen durchgeführt wurde und sich kein Ergebnis gezeigt hat, ist es Zeit, dem Kranken unter Sichtkontrolle am offenen Computer- oder Kernspintomographen ein Lokalanästhetikum zu verabreichen. Dieses entkrampft die Muskeln im Bereich des Gelenks.

Chronische Symptome

Schwieriger wird die Diagnose, wenn die Patienten schon sehr lange unter chronischen Schmerzen leiden und sich bestimmte Wahrnehmungsmuster längst eingeprägt haben (z. B. »Waschen tut weh«). Viele nehmen schon jahrelang Schmerzmittel und haben deshalb eine veränderte Wahrnehmung. Auch wenn ich dafür bin, bei akuten starken Schmerzen bald Schmerzmittel zu nehmen, um eine Chronifizierung zu vermeiden, so sollte die langfristige Einnahme unbedingt vermieden werden. So bin ich immer wieder entsetzt, wie viele meiner Kollegen Morphinpflaster gegen chronische Schmerzen verschreiben. Diese Pflaster werden rasch unwirksam, ihre Dosis muss gesteigert werden, und auf Dauer machen sie abhängig. Chronische Vorfälle werden bei mir mit mikrotherapeutischen Medikamentenspülungen behandelt. Mit reiner Schmerztherapie sollten wir uns ohnehin nicht abfinden: Ich will nicht nur lindern, ich möchte heilen!
Das kann sogar bei hartnäckigen chronischen Leiden wie Arthrose gelingen. Unter Bildkontrolle bringen wir deswegen entzündungslindernde Substanzen wie Kortison in oder auf die entzündeten Gelenke, oder wir veröden mit Hitzesonden oder flüssigem Stickstoff den Nerv, der gereizt ist und deshalb die starken Schmerzen verursacht. Meistens hat der Patient dann Ruhe.

Fallbeispiel 4:

Ich hatte eine 86-jährige, noch sehr rüstige und lebhafte Patientin, die seit Jahrzehnten über Rückenschmerzen an einer ganz bestimmten Stelle klagte. Sämtliche Ärzte, die sie über die Jahre aufgesucht hatte, hatten ihr mit Bedauern erklärt, dass es sich um altersbedingten Verschleiß handele, wogegen man leider nichts machen könne.
Ich habe die Frau als erstes manuell untersucht und stellte sofort fest, dass es sich um eine Blockade der Facettengelenke handelte. Nach wenigen mikrotherapeutischen Behandlungen war sie schmerzfrei.

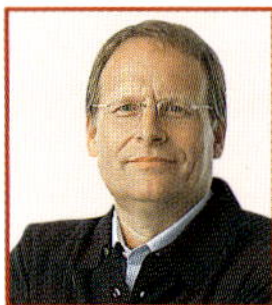

MEIN STANDPUNKT

Die Seele nicht vergessen

Was man nicht sehen oder messen kann, gilt der Medizin als »Einbildung«. Doch körperliche Symptome können, häufiger als man denkt, starke seelische Vorgänge ausdrücken, die sich nur schwer in Laborwerten und Röntgenbildern wiederfinden. Es kann deshalb Sinn machen, hartnäckigen Beschwerden noch tiefer auf den Grund zu gehen. Ob Sie das in einer körperbezogenen Psychotherapie machen oder in einem seelsorgerischen Gespräch, das können nur Sie selbst entscheiden. Sprechen Sie mit dem Arzt Ihres Vertrauens darüber, welche Möglichkeiten es gibt. Genauso wie man körperliche Symptome über seelische Prozesse kurieren kann, verändert Bewegung unsere Psyche. Manche Patienten nehmen über Jahre in einer bestimmten Körperregion eine verkrampfte Haltung ein, weil sie gleichzeitig unbewusst ein damit verbundenes Gefühl unterdrücken. Wird dieser Bereich durch eine Behandlung aktiviert, werden diese Emotionen wieder bewusst. In diesem Fall ist es gut, wenn Sie von einem verständnisvollen Arzt begleitet werden, für den »Seele« kein Fremdwort ist.

Schmerz und Depression verstärken sich, wenn eine Behandlung fehlschlägt. Oft sind Patienten mit Rückenschmerzen auch wütend und aggressiv, weil sie sich ihrem Leiden ausgeliefert fühlen. Es ist wichtig, dass der behandelnde Arzt sich ausreichend Zeit nimmt, um auch die seelische Seite des Leidens wahrzunehmen. Der Patient muss sich ernst genommen fühlen, auch in seiner Verzweiflung.

Viele haben Angst, Angst vor irreversiblen Schäden und Beeinträchtigung, Angst vor schwerer Krankheit, Lähmung oder sogar Tod. Sie fürchten Schmerzen oder Operationen, haben Sorge, dass sie von anderen abhängig werden und die Kontrolle über ihr Leben verlieren. Sie wollen nicht bemitleidet, sondern ernst genommen werden. Ein Arzt kann solche Ängste nehmen oder aber verstärken: Die Forschung liefert Hunderte von Beispielen, wie Mediziner den Heilungsprozess positiv (Placebo) oder negativ (Nocebo) beeinflussen können.

Die wichtigste Aufgabe für den Arzt ist es, dem Patienten sein Selbstvertrauen zurückzugeben und den Glauben an Heilung.

Die wichtigste Aufgabe ist deshalb, dem Patienten sein Selbstvertrauen zurückzugeben und den Glauben an Heilung. Es gibt leider immer noch einzelne Ärzte und Physiotherapeuten, die ihm einreden, er müsste bei jeder seiner Bewegungen besonders vorsichtig sein. Stattdessen sollten diese ihn (in den meisten Fällen) dazu motivieren, sich ganz normal zu bewegen und sich gerade nicht zu verkrampfen und jene Schutzhaltungen einzunehmen, die nur weitere Probleme hervorrufen.

Neurolinguistisches Programmieren

Eine pragmatische Form, einen neuen Umgang mit dem eigenen Körper zu finden, ist das neurolinguistische Programmieren (NLP). Wir wenden es an meinem Institut in Bochum an und haben damit gute Erfolge gerade bei Menschen, die wenig Zeit haben und dennoch etwas an ihrem Leben verändern wollen.

Richard Bandler, ein Mathematiker und Informatiker, und der Linguist John Grinder, begründeten diese Methode 1975, indem sie die Verhaltensmuster erfolgreicher Kommunikatoren untersuchten. Ihre Schüler bemühten sich in den Jahren danach, den jedem Menschen innewohnenden Prozess des Erinnerns, des Vergessens, des Wahrnehmens und des Lernens bewusst zugänglich zu machen. Im Zentrum der Methode steht die »Programmierung«, die durch die Interaktion zwischen dem Gehirn, der Sprache und dem Körper entsteht und sowohl effektives als auch ineffektives Verhalten produzieren kann.

NLP integriert dabei verschiedene psychosomatisch orientierte Therapieverfahren. Ziel ist, durch Entspannung über das Unbewusste körpereigene Regulationsvorgänge anzuregen. NLP beinhaltet darüber hinaus leicht zu erlernende Techniken des Selbstmanagements, die in Anspannungssituationen unterschiedlicher Art (muskulär, psychisch) schnelle Hilfe bieten. So kann NLP etwa bei verschiedensten chronischen Schmerzzuständen, aber auch bei Ängsten eingesetzt werden.

Ziel des neurolinguistischen Programmierens ist es, durch Entspannung über das Unbewusste körpereigene Regulationsvorgänge anzuregen.

Progressive Muskelentspannung und autogenes Training

Andere Formen, Stress abzubauen, sind die progressive Muskelentspannung und das autogene Training. In den 20er-Jahren wurde Erstere von dem amerikanischen Arzt Edmund Jacobson entwickelt, der bei seinen Patienten beobachtet hatte, wie sich psychische Belastungen und Muskelverspannungen gegenseitig verstärken können. Das Grundprinzip besteht darin, dass man die Muskelgruppen zunächst kräftig an- und danach entspannt.

Das autogene Training basiert auf der Kraft der Gedanken und verbindet sie mit Ruhe-, Wärme- und Atemübungen. Bei sehr hektischen Menschen kann diese passive Methode jedoch mitunter den gegenteiligen Effekt erzielen. Solche Patienten kommen besser mit der aktiven Muskelentspannung zurecht.

Sehr hektische Menschen kommen besser mit der aktiven Muskelentspannung als mit dem passiven autogenen Training zurecht.

Asiatische Bewegungstherapien

Zu dem asiatischen Konzept des Ausgleichs entgegengesetzter Kräfte gehören nicht nur Akupunktur, Kräuter und entsprechende Nahrungsempfehlungen, sondern auch Bewegungslehren. Tai Chi Chuan ist ein traditionelles chinesisches System von Übungen, das auf der Philosophie des Taoismus beruht, eine Art Tanz, der 4.000 Jahre alt ist. Der Begriff Tai Chi steht dabei für das allerhöchste Prinzip, und Chuan lässt sich mit Boxen übersetzen. Diese Disziplin gehört also zu den chinesischen Kampfkünsten: Sie soll äußere wie innere Angriffe abwehren. Die Kunst der Selbstverteidigung besteht darin, einen harten Angriff nicht mit der gleichen Kraft zu beantworten, sondern das Harte mit dem Sanften und Nachgiebigen zu überwinden.

In China praktizieren Millionen Menschen täglich Tai Chi in Parks und auf öffentlichen Plätzen – ideal zur Vorbeugung und Therapie von Rückenschmerzen.

Körper und Geist, das ist wichtig, bilden immer eine Einheit. Zu den Übungen gehören deshalb Taktiken der Selbstverteidigung, aber auch Entspannung und Meditation. Die fließenden Bewegungen sollen das Gleichgewicht zwischen Yin und Yang wieder herstellen und setzen die Muskelspannung herab. In China praktizieren Millionen Menschen täglich Tai Chi in Parks und auf öffentlichen Plätzen. Qi Gong besteht im Gegensatz dazu aus eher ruhigen, statischen Übungen, die den Schwerpunkt auf Körperwahrnehmung, Konzentration und Atem legen. Beide eignen sich hervorragend zur Vorbeugung und Therapie von Rückenschmerzen.

Für den gesamten Körper und die Psyche wohltuend ist Yoga. Vor etwa 3.000 Jahren in Indien entstanden, war Yoga im Hinduismus der Weg zu Erleuchtung und Erlösung. Heute gibt es Millionen von Anhängern in der ganzen Welt und viele verschiedene Richtungen und Schulen, von kraftvollem Yoga bis zu meditativen Übungen. Diese »Asanas« halten den Körper geschmeidig. Sie stärken nachgewiesenermaßen den Hormonhaushalt und das Nervensystem. Atem und Verdauung werden angeregt, Muskulatur und Bewegungsapparat werden ausbalanciert. Gleichzeitig führt ein Acht-Stufen-Weg über die Körper- und Gedankenbeherrschung zur Meditation. Indem wir uns die engen Zusammenhänge zwischen Körper und Geist bewusst machen und die Ursachen menschlichen Leids erkennen, können wir uns selbstverwirklichen, so die Vorstellung.

Operationen auf dem Prüfstand

Jährlich werden in Deutschland rund 60.000 Bandscheibenoperationen durchgeführt. Der Sachverständigenrat für die Konzertierte Aktion im Gesundheitswesen beklagte im Jahr 2000 eine deutliche Überversorgung mit Bandscheibenoperationen. Experten schätzen zum Beispiel, dass etwa 30 Prozent der Patienten, die wegen Kreuzschmerzen operiert wurden, dort keine ursächlichen Probleme haben. Und in den USA werden Bandscheiben sogar fünfmal häufiger operiert als in Großbritannien. Die Gründe für diesen Missstand sind vielfältig:

- Schuld daran ist vor allem das Facharzt-Chaos in Deutschland. Anstatt in Teamwork in spezialisierten Zentren oder in Ärztenetzen zusammenzuarbeiten, konkurrieren die unterschiedlichen Fachärzte um jeden Patienten. Das führt jedoch dazu, dass Patienten tendenziell zu viel und nicht zu wenig behandelt werden.
- Ein weiterer wichtiger Grund liegt in der Unsicherheit vieler Ärzte. Weil sich die Ursachen von Rückenschmerzen eben nicht leicht enträtseln lassen und weil sie dem Patienten gegenüber gern eine Therapie empfehlen würden, raten sie zur Operation – die ja oft schon als Placebo funktioniert –, wider die Statistik und besseres Wissen.
- Ein dritter Grund, und ich schäme mich, ihn so offen anzusprechen, ist eine gewisse Blindheit oder fehlende Sachkenntnis unter vielen Ärzten. Die Orthopädie, kritisiert etwa die Neurologin Mechthilde Kütemeyer, habe jede einfühlende Anamnese verlernt und sich stattdessen zu einer hocheffizienten Ortho-Geriatrie mit Hammer und Meißel verengt.

Mäßige Erfolge haben vor allem die Operationen bei Bandscheibenvorwölbungen im Lendenwirbelbereich. Mehrere Studien über »failed back surgery«, also misslungene Rückenoperationen, zeigen, dass nur 40 bis 80 Prozent der Eingriffe erfolgreich sind. Zu den negativen Folgen zählen Narben, die den Rückenmarkskanal verengen oder auf die Nervenbahnen drücken und so neue Schmerzen verursachen, aber auch Infektionen, Lockerungen der Strukturen des Rückgrats oder Unverträglichkeit von Implantaten.

Experten schätzen, dass etwa 30 Prozent der Patienten, die wegen Kreuzschmerzen operiert wurden, dort keine ursächlichen Probleme haben.

Mäßige Erfolge haben vor allem die Operationen bei Bandscheibenvorwölbungen im Lendenwirbelbereich.

Oft überflüssig: die offene Bandscheibenoperation

So wissenschaftlich unsere Medizin gern sein würde – die Empfehlung zu einer Operation am Rücken wird nur selten aufgrund objektiver Kriterien getroffen und ist oft ein Ausdruck purer Hilflosigkeit. Wenn sich die Beschwerden nicht bessern und der Patient leidet, versucht man es eben mit einer Operation.

70 bis 80 Prozent der Patienten geht es nach einer Bandscheibenoperation besser. Aber bei 15 Prozent verschlechtern sich die Symptome, und sie benötigen bald einen zweiten Eingriff.

Zu mir kamen schon Patienten, die bis zu sechs Operationen hinter sich hatten und deren Beschwerden anstatt besser nur schlechter geworden waren. Die Hoffnung, dass die Schmerzen verschwinden, wenn man den Rücken wieder »gerade gerückt« hat, wird leider oft enttäuscht. Langzeitstudien zeigen, dass der Erfolg der ersten Operation zwar zunächst viel versprechend ist: 70 bis 80 Prozent der Patienten geht es hinterher besser. Aber bei 15 Prozent verschlechtern sich die Symptome und sie benötigen bald einen zweiten Eingriff. Dessen Erfolgschancen sind dann schon deutlich schlechter. Beim dritten Mal gibt es nur noch eine 25-Prozent-Chance, geheilt zu werden, genauso groß wie das Risiko, dadurch eine Verschlechterung zu erleiden. Aufhorchen lässt, dass in Deutschland 10 bis 20 Prozent aller Bandscheibenoperierten Rentenanträge stellen. Nach Zweit- oder Mehrfacheingriffen ist der Anteil sogar doppelt so hoch.

Der akute Eingriff

Operationen sind nur dann notwendig, wenn sofort gehandelt werden muss, um anhaltende Schäden zu verhindern (siehe Seite 120), etwa bei einem Massenvorfall, einem sehr großen Austritt von Bandscheibengewebe in den Wirbelkanal, oder wenn eine Lähmung droht. Das ist der Fall, wenn der Schließmuskel oder wichtige Beinmuskeln gelähmt werden. Helfen können sie auch manchmal bei chronisch wiederkehrenden, in das Bein oder den Arm ausstrahlenden Nervenschmerzen. Aber zum Beispiel nur 10 Prozent der Lumbalsyndrome (Schmerzen in der Lendenwirbelregion) mit Bandscheibenvorfall bedürfen einer operativen Behandlung. Nur wenn sechs Wochen konsequente konservative Behandlung keinerlei Besserung bringen, sollte ein solcher Eingriff diskutiert werden.

OPERATION	WANN IST EINE RÜCKENOPERATION SINNVOLL?		
	Ischiasschmerz		Rückenschmerz
	völlig beseitigt (%)	teilweise beseitigt (%)	verringert (%)
Massenvorfall	90	9	75
Vorfall	82	16	74
Vorwölbung	63	26	54
normale Bandscheibe	37	38	43

Spangfort E.V., Acta Orthopaedica Scand.142, 1972.

Je größer der Schaden, desto erfolgreicher die Operation.

Es muss ausreichend Anlass für die Erwartung geben, dass der Eingriff wirklich die Ursachen für die Schmerzen beseitigen kann. Sorgfältige klinische, radiologische und neurologische Untersuchungen sind nötig. Auch psychosomatische Aspekte sind unbedingt zu berücksichtigen. Experten schätzen, dass bei etwa 50 Prozent der Patienten eine Rückenoperation nicht notwendig gewesen wäre, hätte man vorher die psychischen Faktoren mit einbezogen.

Die Risiken

Das größte Risiko bei einer offenen Bandscheibenoperation sind nicht die Gefahr eines Kreislaufzusammenbruchs und einer Infektion, sondern die Bildung von Narben. Wo geschnitten wird, bildet sich hartes Gewebe, das neue Schmerzen verursacht, eines, wie das Deutsche Ärzteblatt schreibt, »der am wenigsten kalkulierbaren Risiken«. 10 bis 15 Prozent der offenen Bandscheibenoperationen führen zu Narbenverwachsungen und damit möglicherweise zu einem lebenslangen Schmerzschicksal.

Das größte Risiko bei einer offenen Bandscheibenoperation sind nicht die Gefahr eines Kreislaufzusammenbruchs und einer Infektion, sondern die Bildung von Narben.

Wer operiert wird, ohne vorher über eine alternative Methode informiert worden zu sein, hat sogar einen Anspruch auf Schmerzensgeld, darauf weist der Neurologe Karl C. Mayer hin. Eine Patientin war 1990 wegen Problemen mit der Bandscheibe in ein Krankenhaus eingeliefert worden. Nach einer anfänglichen medikamentösen Therapie empfahlen die Ärzte der Frau eine operative Behandlung. Erst danach erfuhr die Patientin, dass es auch Alternativen gegeben hätte. Sie klagte, mit Erfolg.

GELENKBESCHWERDEN	WIE WIRD BEHANDELT?		
	Therapien	**Gelenkblockade**	**Arthrose**
konservative Therapie	Kälte	akutes Stadium	akutes Stadium
	Wärme	chronische Beschwerden	chronische Beschwerden
	Hitze (Alternative zu Kälte)	akutes Stadium	akutes Stadium
	ABC-Pflaster	akutes Stadium	akutes Stadium
	Schmerzmittel (leicht)	akutes Stadium	akutes Stadium
	Schmerzmittel (schwer)	hochakutes o. chron. Stadium	hochakutes o. chron. Stadium
	Akupunktur/therapeutische Lokalanästhesie	bis 6. Woche und begleitend zu minimalinvasivem Eingriff	bis 6. Woche und begleitend zu minimalinvasivem Eingriff
	Elektro-/Ultraschalltherapie	bis 6. Woche und begleitend zu minimalinvasivem Eingriff	bis 6. Woche und begleitend zu minimalinvasivem Eingriff
	transkutane elektrische Neurostimulation	bis 6. Woche und begleitend zu minimalinvasivem Eingriff	bis 6. Woche und begleitend zu minimalinvasivem Eingriff
	Triggerpunktmassagen	bis etwa 6. Woche	bis etwa 6. Woche/Nachsorge
	Akupressur/Shiatsu	bis etwa 6. Woche	bis etwa 6. Woche/Nachsorge
	manuelle Therapie	bis etwa 6. Woche	Osteopathie ab 6. Woche
	medikamentöse Mikrotherapie	ab 6. Woche	ab 6. Woche, wenn keine Besserung: Wiederholung
operative Therapie	operative Mikrotherapie (Neurolyse)	–	ab 6. Woche
Rehabilitation	Krankengymnastik	nach der Behandlung	nach der Behandlung
	Osteopathie	bis 6. Woche, Nachsorge	nach der Behandlung

Wie operiert wird

Bei einer offenen Operation werden Haut und Muskulatur einige Zentimeter eingeschnitten und in der Tiefe Nerven und Bandscheibe mithilfe eines Mikroskops bestimmt. Häufig werden Knochen- und Gewebsanteile entfernt, um mehr Platz zu schaffen. Dann wird das Bandscheibengewebe mit einer Zange herausgezogen. Bei der Operation werden Teile des Bandscheibenkerns (Nucleus pulposus) und Elemente des Faserrings (Anulus) entfernt, um den Druck auf die Nerven zu nehmen.

Minimalinvasive Eingriffe

»So viel wie nötig, so wenig wie möglich« – diese Maxime jeder ärztlichen Therapie gilt natürlich auch für Operationen. Um dieses Ziel zu erreichen, hat die Medizintechnik in den vergangenen Jahren das für einen chirurgischen Eingriff notwendige Instrumentarium drastisch verkleinert. In Verbindung mit der Informationstechnologie und neuen Möglichkeiten der Bildkontrolle entwickelten sich so moderne Operationsverfahren, die kürzer sind, weniger Narkosen benötigen, kleinere Narben hinterlassen und geringere Risiken haben. Sie galten vor wenigen Jahren noch als experimentelle Verfahren, heute sind sie tägliche Routine in jedem Krankenhaus und in vielen Arztpraxen.

Die minimalinvasive Therapie (MIT) wurde als Begriff zum ersten Mal 1989 gebraucht. Darunter versteht man Eingriffe mithilfe von Endoskopen, starren oder flexiblen Röhren, die durch Körperöffnungen oder kleine Schnitte in das Körperinnere eingeführt werden. Sie enthalten ein optisches System, mit dem die kranke Region beobachtet werden kann. Durch diese oder eine zweite Röhre werden Operationsinstrumente eingeführt, die unter einem Zentimeter, manchmal aber auch nur Millimeter groß sind. Der Operateur kann nicht auf seinen Tastsinn zurückgreifen, er ist auf die technikvermittelte Optik angewiesen.

Minimalinvasive Verfahren galten vor wenigen Jahren noch als experimentelle Verfahren, heute sind sie tägliche Routine in jedem Krankenhaus und in vielen Arztpraxen.

Schwertschluckern nachempfunden: die Endoskopie

Die Endoskopie ist eigentlich ein relativ altes Verfahren. Schon im frühen 19. Jahrhundert versuchten Mediziner, mit dem Licht von Wachskerzen, das über ein System von Spiegeln ins Innere des Körpers gelenkt wurde, in diesen hineinzuschauen.

Das erste echte Endoskop erfand der Arzt Adolf Kussmaul (1822–1902), der auf den Jahrmärkten den Schwertschluckern zusah und daraus eine Technik zur Magenspiegelung entwickelte. Doch erst die Erfindung der Glühbirne 1879 brachte echte Fortschritte in die Endoskopie. Gynäkologen und Gastroenterologen waren die Ersten, die in den 60er- und 70er-Jahren endoskopisch arbeiteten, sie zogen sich dabei die Missgunst der Chirurgie zu. Wegen solcher Revierkämpfe dauerte es in Deutschland relativ lange, bis sich diese Verfahren etablierten.

Heute werden Magen-Darm-Spiegelungen, Leistenbruchoperationen, Gelenks- oder Unterleibseingriffe und vieles andere mehr überwiegend mit Endoskopen durchgeführt.

Endoskopische Operationen eignen sich zum Beispiel zur Behebung einer Bandscheibenvorwölbung.

In der Wirbelsäulentherapie sind endoskopische Operationen jedoch eher selten. Dabei eignen sie sich zum Beispiel zur Behebung einer Bandscheibenvorwölbung: Vom Rücken aus wird eine Kanüle durch einen kleinen Hautschnitt und vorbei an den Wirbelfortsätzen bis zur Bandscheibe eingeführt. Durch sie werden winzige Instrumente geschoben, die aus ihrem Inneren mit winzigen Zangen Gewebe entnehmen oder es zum Beispiel mit einem Laser verdampfen. Es kann auch abgesaugt (perkutane Nukleotomie) oder chemisch geschrumpft werden (Chemonukleolyse). Dadurch zieht sich die Vorwölbung zurück. Der Vorgang sollte zur präzisen Steuerung von einem Computer- oder Kernspintomographen kontrolliert werden.

Implantate und Katheter-Technik

Inzwischen gibt es auch flexible Mini-Implantate aus Titan, die man minimalinvasiv zwischen die Dornfortsätze der Wirbel einbauen kann, um bei einer Spinalstenose das Rückgrat und einen verengten Wirbelkanal zu entlasten. Sie drücken die einzelnen Wirbel wie ein Federgelenk auseinander und passen sich jeder Bewegung an. Die Patienten, die bisher nur gebückt ohne größere Beschwerden gehen konnten, können sich dank eines solchen Eingriffs plötzlich wieder aufrichten. Der Rückenmarkskanal muss nicht geöffnet werden. Das Risiko einer Nervenverletzung ist damit gering.

Wenn ein Nerv durch eine Verengung im Wirbelkanal oder eine vorgewölbte Bandscheibe gereizt ist, kann man einen Katheter – meist über ein Zwischenwirbelloch am Steißbein – durch den Epiduralraum zwischen Rückenmark und dem knöchernen Wirbelkanal schieben. Über diesen Katheter spritzt man ein Gemisch aus eiweißlösenden Enzymen, Kochsalz und Kortison in die Umgebung der Nervenwurzel. Die Substanzen beruhigen das gereizte Gewebe, lassen es abschwellen und lösen Bandscheiben- und Nervengewebe auf. Ein solcher Epiduralkatheter kann bis zu drei Tage liegen bleiben, damit der Vorgang, wenn nötig, wiederholt werden kann.

BANDSCHEIBENVORFÄLLE — WIE WIRD BEHANDELT?

	Therapien	mittiger Vorfall (drückt auf Dura)	Sequester (abgerissener Bandscheiben-teil)	seitlicher Vorfall (drückt auf Nerv)
konservative Therapie	Kälte	akutes Stadium	akutes Stadium	akutes Stadium
	Wärme	chronische Beschwerden	–	chronische Beschwerden
	Hitze (Alternative zu Kälte)	akutes Stadium	akutes Stadium	akutes Stadium
	ABC-Pflaster (3. Tag)	akutes Stadium	akutes Stadium	akutes Stadium
	Schmerzmittel (leicht)	bis 6. Woche bei kleinem Vorfall 2–4 mm	–	bis 6. Woche bei kleinem Vorfall 2–3 mm
	Schmerzmittel (schwer)	bis 6. Woche bei großem Vorfall > 4 mm	bis 6. Woche	bis 6. Woche bei großem Vorfall > 3 mm
	Akupunktur/Lokalanästesie	alle Stadien, bis 6. Woche	alle Stadien der Beschwerden	alle Stadien der Beschwerden
	Elektro-/Ultraschalltherapie	alle Stadien der Beschwerden	alle Stadien der Beschwerden	alle Stadien der Beschwerden
	transkutane Elektroneurostimulation	alle Stadien der Beschwerden	alle Stadien der Beschwerden	alle Stadien der Beschwerden
	Triggerpunktmassagen	alle Stadien der Beschwerden	alle Stadien der Beschwerden	alle Stadien der Beschwerden
	Akupressur	alle Stadien der Beschwerden	alle Stadien der Beschwerden	alle Stadien der Beschwerden
	Shiatsu	alle Stadien der Beschwerden	alle Stadien der Beschwerden	alle Stadien der Beschwerden
	medikamentöse Mikrotherapie	ab 6. Woche	ab 6. Woche	ab 6. Woche
operative Therapie	operative Mikrotherapie	ab 6. Woche bei Vorfall < 4 mm	–	ab 6. Woche
	endoskopische Operation	–	–	ab 6. Woche
	offene Bandscheibenoperation	hochakut, Massenvorfall, neurologische Störungen, Lähmungen	hochakut, zunehmend neurologische Störungen, Lähmungen	hochakut, zunehmend neurologische Störungen, Lähmungen
Rehabilitation	Krankengymnastik	Nachsorge	Nachsorge	Nachsorge
	Osteopathie	therapiebegleitend	Nachsorge	therapiebegleitend

Methode mit Zukunft: die Mikrotherapie

Die Mikrotherapie ist nicht nur eine Weiterentwicklung der minimalinvasiven Verfahren, die mit noch kleineren Instrumenten (2,5 bis 0,1 mm) arbeitet. Vielmehr verbindet sie auch neue Entwicklungen der Medizintechnik mit interventioneller Radiologie, endoskopischer Chirurgie und Schmerztherapie. Ganz wesentlich ist dabei der Einsatz bildgebender Verfahren wie der Computer- (CT) und der Kernspintomographie (MRI), die eine gezielte Steuerung der Instrumente erlauben. Mithilfe dieser bildgebenden Methoden ist es möglich, überlagerungsfreie Schnittbilder oder räumliche Darstellungen zu generieren, die eine bis auf Kubikmillimeter genaue Positionierung des »Operationsbestecks« ermöglichen.

Die kleinsten Instrumente, die in der Mikrotherapie eingesetzt werden, sind kaum dicker als ein Haar: Mikroendoskope, Hochfrequenzsonden und Mikrozangen haben einen Durchmesser von 0,3 Millimetern.

Die kleinsten Instrumente, die eingesetzt werden, sind kaum dicker als ein Haar: Mikroendoskope, Hochfrequenzsonden zum thermischen Schneiden und Mikrozangen haben einen Durchmesser von 0,3 Millimetern, Laserfasern von 0,2 Millimetern.

Alle die genannten minimalinvasiven Verfahren können auch mikrotherapeutisch durchgeführt werden, mit noch geringeren Nebenwirkungen für die Patienten. Auch die belastende Röntgenstrahlung kann durch den Einsatz der jüngsten und ultraschnellen Generation der Computertomographen weiter reduziert oder durch den Einsatz eines Kernspintomographen ganz vermieden werden – seit einigen Jahren werden Geräte gebaut, die während der bildgebenden Diagnostik gleichzeitig einen Mikro-Eingriff erlauben. Hier tut sich ein beachtliches Anwendungspotenzial auf: Die Mikrotherapie wird die interdisziplinäre Zusammenarbeit unter verschiedenen Fachgebieten fördern und Behandlungen ermöglichen, die bisher nicht oder nur unter größter Belastung für den Patienten möglich waren.

Medikamentöse Mikrotherapie

Bei dieser Methode bringt man mit einer dünnen Hohlnadel, einer Sonde, hochwirksame Arzneimittel millimetergenau an die kranke Stelle der Wirbelsäule, etwa hochprozentiger Alkohol, um gereizte Nerven zu veröden, oder geringe Mengen Kortison, um entzündetes Gewebe abschwellen zu lassen.

Kleine Eingriffe mit großer Wirkung

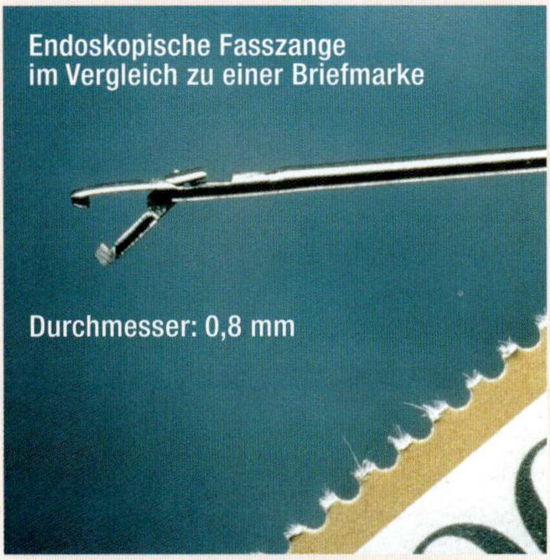

Mit bloßem Auge kaum sichtbar: Mikrotherapeutische Instrumente sind nur Zehntel Millimeter groß. Die nächste Generation besteht aus nichtmetallischen Werkstoffen, die im offenen Kernspintomographen benutzt werden können.

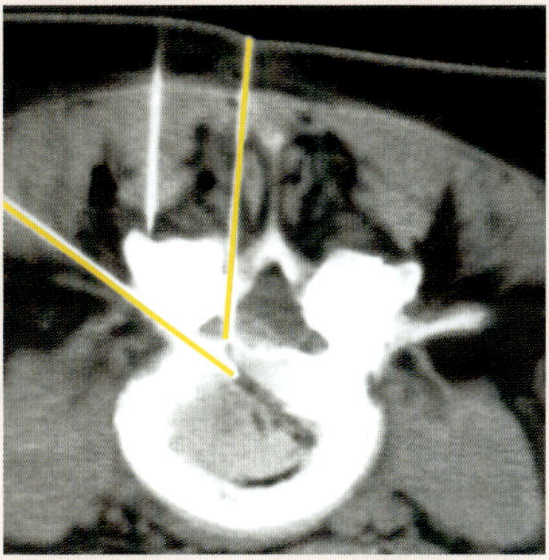

Eine Sonde liegt in der Bandscheibe, die zweite direkt im Bandscheibenvorfall, die dritte dient der Lokalanästhesie. Der Laser, der durch die Sonden eingeführt werden kann, verdampft vorgefallenes Gewebe, das auf die Rückenmarksnerven drückt.

Mit winzigsten Instrumenten – kaum dicker als ein Haar – lassen sich mikrotherapeutische Operationen durchführen. Der große Vorteil der Mikrotherapie besteht darin, dass sie unter lokaler Betäubung und ohne das Risiko schwerer Nebenwirkungen durchgeführt werden kann. Immer häufiger werden die Eingriffe auch ambulant durchgeführt. Grundlage dafür sind moderne bildgebende Verfahren wie die Computer- oder Kernspintomographie, um Wirkstoffe wie das Operationsbesteck unter Sichtkontrolle punktgenau platzieren zu können. Anders als bei der offenen Chirurgie und auch der Endoskopie, bei denen der Arzt nur die Strukturen erkennt, die direkt vor seinen Augen oder vor der Optik der Endoskope liegen, stehen ihm auf diese Weise transparente Bilder als Übersicht über das gesamte Operationsfeld zur Verfügung. So kann der Arzt selbst kleine Nerven oder Gefäße sicher vom umliegenden Gewebe unterscheiden.

Die mikrotherapeutischen Verfahren schaffen ganz neue Eingriffsmöglichkeiten zur Behandlung akuter wie auch chronischer Krankheiten. Ein wichtiges Einsatzgebiet für diese Methoden ist die Wirbelsäule. Die Patienten sind schnell wieder mobil und können die Muskeln des Rückens durch ein berufsbegleitendes Training aufbauen, um die Heilung zu beschleunigen.

CHIRURGIE

VON DER KLASSISCHEN OPERATIO

Großer Hautschnitt: bis 2 cm

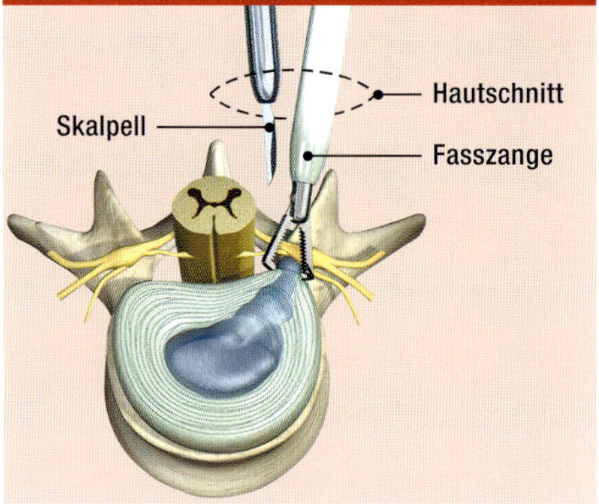

Hautschnitt: 0,5 bis 1 cm

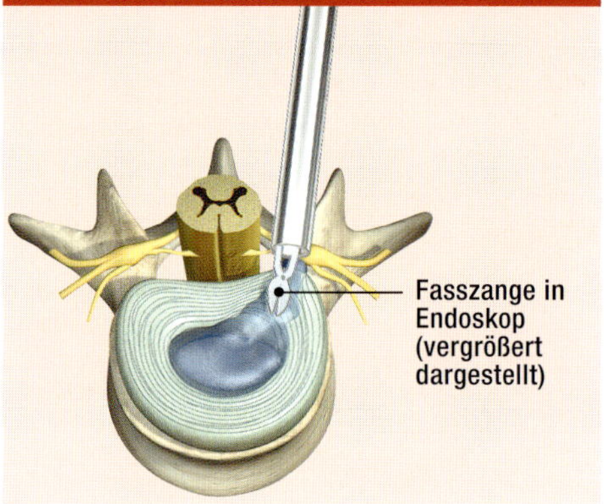

1. OFFENE BANDSCHEIBEN-OPERATION

Der Chirurg entfernt nach einem etwa 2 Zentimeter langen Haut- und Muskelschnitt den vorstehenden Teil der Bandscheibe oder loser Fragmente. Häufig muss auch Knochen entfernt werden. Dann überprüft er die Größe des Nervenaustrittslochs und weitet es gegebenenfalls (z. B. bei einer angeborenen Verengung). Bei starken Verschleißerscheinungen der Bandscheiben kann es nötig werden, zwei Wirbel miteinander fest zu verbinden. Das geschieht mit Knochenstreifen, die einem anderen Teil des Skeletts entnommen werden, oder mit Titanschrauben bzw. Implantaten. Bei schweren seitlichen Verschiebungen der Wirbelsäule wird ein stabilisierender Metallstab angebracht.

Empfohlen bei: Gefahr von Lähmungen, großen Vorfällen, starken Abnützungserscheinungen der Bandscheiben und extremer Skoliose, Instabilitäten sowie Spinalstenose.

Nachteil: Vollnarkose, Narbenbildung.

2. MINIMALINVASIVER EINGRIFF

Bei der **perkutanen Nukleotomie** entfernt man Teile der betroffenen Bandscheiben. Dazu werden über Endoskope zur optischen Kontrolle Laser und Operationswerkzeuge eingeführt. Das können Fasszangen oder Mikrofräsen sein, aber auch Kanülen, die per Unterdruck Gewebe absaugen. Auch Kleinstprothesen zur Stabilisierung von beweglichen Wirbelkörpern werden eingebracht.

Empfohlen bei: größerer Bandscheibenläsion, beweglichen Wirbeln.

Nachteil: Vollnarkose oft nötig.

Bei der **Chemonukleolyse** wird ein Enzym aus der Papayafrucht (Chymopapain) in den Bandscheibenkern gespritzt, um ihn zum Schrumpfen zu bringen.

Empfohlen bei: Ischiasbeschwerden, kleinem Bandscheibenvorfall.

Nachteil: Stationärer Aufenthalt ist notwendig, schmerzhaft, Allergierisiko.

UR MIKROTHERAPIE

Hautschnitt: 0,3 bis 1 mm

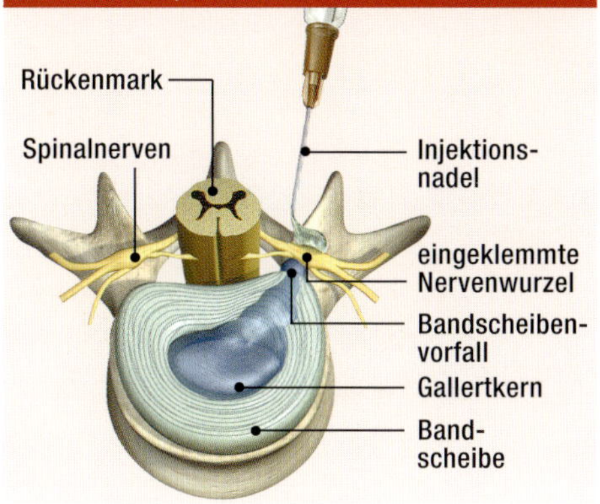

Hautschnitt: 0,3 bis 1 mm

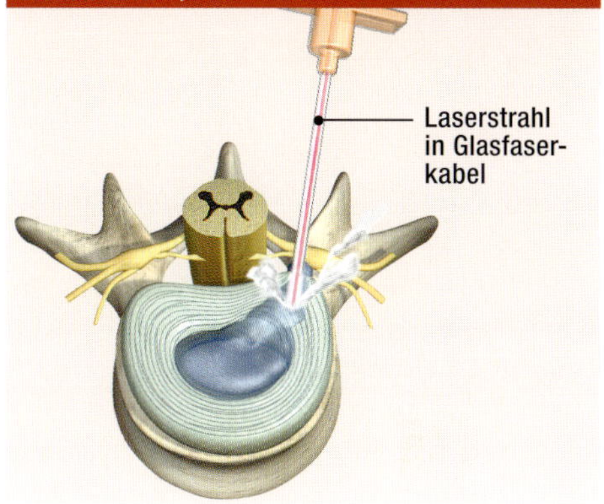

3. MIKROTHERAPIE

Medikamentöse Mikrotherapie

Unter tomographischer Bildkontrolle wird ein schmerzstillendes Medikament injiziert oder über einen Katheter an die Bandscheibe und den betroffenen Nerv gebracht. Gezielt werden Kortikosteroide, Kochsalz oder andere entzündungshemmende Substanzen entweder durch das Nervenaustrittsloch in der Wirbelsäule oder durch den Rückenmarkskanal eingebracht, um Schwellungen einzudämmen und Entzündungen abklingen zu lassen. Die Verteilung der Substanzen wird durch Kontrastmittelgabe kontrolliert. Die Behandlungen sind sehr schmerzarm. Gefährdete Strukturen wie Nerven, Rückenmark oder Gefäße werden unter höchsten Sicherheitsaspekten geschont. Bis zu 80 Prozent der Betroffenen hilft die Behandlung, vor allen Dingen chronischen Bandscheibenpatienten. Besonders Patienten, bei denen die Bandscheibe nur wenige Millimeter vorgefallen ist.

Empfohlen bei: Protrusion, Narbengewebe.

Operative Mikrotherapie

Wenn Gewebe entfernt werden soll, wird eine minimalinvasive Sonde eingebracht, durch die dann – unter Kontrolle durch einen Computer- oder Kernspintomographen – Mikroinstrumente eingeführt werden. Dazu zählen zum Beispiel biegsame Glasfaserkabel mit einem Laser oder Thermosonden, die die wasserhaltige Substanz der Bandscheibe verdampfen lassen, aber auch kleine Zangen, Bohrer oder Fräsen. Über Sonden können Hochfrequenzschwingungen, Hitze oder hochprozentiger Alkohol vor Ort gebracht werden, um zum Beispiel schmerzende kleine Nerven auf den Gelenkkapseln der Wirbelsäule effektiv zu veröden. Das Verfahren eignet sich auch für den Hochrisikobereich der Hals- und Brustwirbelsäule. Die Behandlung kann unter lokaler Betäubung erfolgen.

Empfohlen bei: Bandscheibenvorfall, Schmerzen der kleinen Gelenke und des Kreuzdarmbeingelenks, Tumor(schmerzen), Osteoporose.

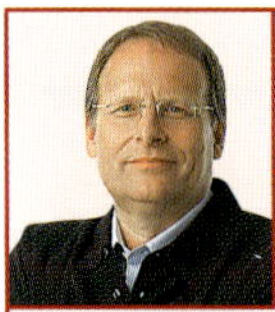

MEIN STANDPUNKT

Milchmädchenrechnung

Mikrotherapien werden von den gesetzlichen Krankenkassen nur selten anerkannt – unter anderem, weil mehr wissenschaftliche Nachweise gefordert werden. Das ist jedoch eine Milchmädchenrechnung: 70 Prozent aller Eingriffe an der Bandscheibe könnten mithilfe der Mikrotherapie ambulant erfolgen. Zwar benötigt man für diese Eingriffe kernspin- oder computertomographische Aufnahmen, dennoch sparen sie nicht wenig Geld: Die Patienten brauchen keine Vollnarkose, sie müssen nicht stationär aufgenommen werden, viele Nebenwirkungen (z.B. Krankenhausinfektionen bei immerhin einem Drittel (!) der Kranken) fallen weg. Die psychische Belastung ist weit geringer, die Schmerzen ebenfalls, und der Heilungsprozess verläuft viel schneller. Diese Kostenersparnis macht den Mehraufwand durch eine ausgefeilte Bilddiagnostik mehr als wett. Es ist allerdings wichtig, dass die Mikrotherapie von qualitätskontrollierten Fachleuten vorgenommen wird. Zu diesem Zweck habe ich bereits einen Qualitätszirkel gegründet, der darauf achtet, dass wissenschaftliche und ethische Standards eingehalten werden.

Das hochpotente Kortison belastet nicht den gesamten Körper, sondern wirkt nur genau dort, wo es gerade gebraucht wird. Diese medikamentöse Mikrotherapie kann bei vorgewölbten Bandscheiben genauso eingesetzt werden wie bei einem Bandscheibenvorfall oder bei schmerzhaftem Narbengewebe. Besonders wertvoll ist sie in der Schmerztherapie, etwa bei Störungen der Wirbel- oder Costovertebralgelenke (der Verbindung zwischen Wirbel und Rippen). Der Arzt kann genau kontrollieren, wie sich die Medikamente am Wirkort verteilen, indem er außerdem Kontrastmittel verabreicht.

Einer meiner Patienten hatte einen Bandscheibenvorfall in der Region zwischen Lendenwirbelsäule und Kreuzbein. Die Bandscheibe hatte den Nerv auf der linken Seite im Nervenaustrittsloch eingeklemmt, und der Patient konnte den Fuß nur noch unter größter Anstrengung selbst bewegen. Wegen dieser »Fußheberschwäche« war der Patient arbeitsunfähig geschrieben. Laut Lehrmeinung hätte er längst operiert werden müssen, da die Folgen solcher Beeinträchtigungen der Reizleitung des Nervs eigentlich nicht rückgängig gemacht werden können. Aber das wollte der Patient nicht. Ich behandelte diesen Mann mikrotherapeutisch mit Medikamenten an der vorgefallenen Bandscheibe. Die Beinschwäche ließ sich fast ganz beheben, die Schmerzen verschwanden, und der Patient konnte sogar wieder in seinen ursprünglichen Beruf zurückkehren.

Die operative Mikrotherapie

Bei dieser Methode wird – ebenfalls unter Bildkontrolle durch den Computer- oder Kernspintomographen – eine mikroinvasive Sonde eingebracht, durch die dann Mikroinstrumente eingeführt werden. Das kann ein Endoskop in Form eines Glasfaserkabels oder ein spezielles Operationsbesteck wie eine Zange sein, aber auch ein Laser. So kann man etwa Gewebeproben aus allen Körperregionen entnehmen, Tumoren lokal erwärmen oder Nerven veröden sowie Gewebe abtragen, zum Beispiel bei einem Bandscheibenvorfall. Man kann es sowohl abtragen, schrumpfen, verflüssigen als auch verdampfen. Auch können gebrochene Wirbel mit Knochenzement stabilisiert werden.
Ich konnte zum Beispiel einen Mediziner-Kollegen, selber Operateur, von der Mikrotherapie überzeugen, weil dieser beruflich nicht so lange ausfallen wollte, wie es eine offene Bandscheibenoperation notwendig gemacht hätte. Ich entfernte bei ihm überstehendes Gewebe mit einem Laser. Nach einer Pause konnte er ein Rückentraining anfangen und wieder arbeiten. Heute nutzt er die Mikrotherapie in seinem eigenen Fachgebiet.

Beim chronisch schmerzhaften Facettengelenk der Wirbelsäule werden mit Hochfrequenz, Thermotherapie oder hochprozentigem Alkohol kleine Nerven auf den Gelenkkapseln ambulant und ohne Vollnarkose erfolgreich verödet, selbst im Hochrisikobereich der Halswirbelsäule.

Ein grundlegendes Prinzip der Mikrotherapie ist: Man wählt immer zunächst diejenige Methode, welche die geringsten Nebenwirkungen hat, nach dem Motto: »Weniger ist mehr – micro is more!«

Von leicht nach schwer

Ein grundlegendes Prinzip der Medizin der Zukunft und auch der Mikrotherapie ist: Man wählt immer zunächst diejenige Methode, welche die geringsten Nebenwirkungen hat, von leicht nach schwer, vom Hausmittel zur offenen Bandscheibenoperation, nach dem Motto: »Weniger ist mehr – micro is more!«

Der Patient soll so wenig wie möglich belastet werden und nur so viel, wie gerade nötig. Die Methoden müssen außerdem »nachhaltig« sein, also auch langfristig wirken. Dieses ökologische Prinzip hat auch in der Medizin seine Berechtigung. Es verkürzt oder ersetzt teure stationäre Aufenthalte, verhindert lange Fehlzeiten am Arbeitsplatz und ist vor allen Dingen human.

KERNSPINTOMOGRAPHIE

AUS DER DIAGNOSTIK NICHT MEH

»Sie wollen ein ganzheitlicher Mediziner sein und setzen so viel Technik ein?« – solche und ähnliche Vorwürfe bekomme ich bei Diskussionen immer wieder zu hören. Vor allem medizinische Laien haben großes Misstrauen in die Technik. Es kostet immer wieder viel Mühe, das Publikum davon zu überzeugen, dass Technik, richtig eingesetzt, einen ganz wesentlichen Beitrag zum Heilungsprozess leisten kann. Dabei habe ich sehr viel Verständnis dafür, dass Menschen die »Apparatemedizin« kritisieren. Zu oft ersetzt sie im Alltag den intensiven persönlichen Kontakt mit den Patienten. Auch werden Kranke zu oft unnötig technischen Untersuchungs- und Therapieverfahren ausgesetzt, weil Ärzte ihren medizinischen Gerätepark leichter abrechnen können als den persönlichen Kontakt mit den Patienten. Manchmal ist es auch Unsicherheit, die sie dazu bringt, ihre Diagnose durch einen maschinellen Befund abzustützen.

Verfahren ohne Nebenwirkungen

Das soll uns Ärzte jedoch nicht aus der Pflicht nehmen. Wenn Technik eingesetzt wird, muss das nach der Maxime geschehen: So wenig wie möglich, so gezielt und konzentriert wie nötig! Die Mikrotherapie beweist (siehe Seite 118), dass ein solches Vorgehen die Nebenwirkungen von Eingriffen gering hält und die Heilungszeiten verkürzt. Hier ist es die Technik, die dem Patienten ermöglicht, rasch wieder seine Selbstheilungskräfte zu aktivieren, was ihm die Natur mitgegeben hat. Ein wichtiger Schritt auf dem Weg zur Mikrotherapie war deshalb die Kernspintomographie, ein bildgebendes Verfahren, das im Gegensatz zum Röntgen keinerlei negative Auswirkungen auf den Patienten hat. Dieses Verfahren stellt das Innere des Körpers mithilfe von Magnetfeldern und Radiowellen dar (siehe Seite 80). Inzwischen ermöglicht es sogar Bilder von bewegten Objekten, etwa des Herzens: 1988 wurde das erste offene Gerät in Betrieb genommen, das die Patienten nicht mehr zwingt, für 30 Minuten in einer engen Röhre zu liegen. In diesem »offenen Kernspin« können auch Operationen durchgeführt werden. Heute werden kernspintomographische Aufnahmen dazu verwendet, nichtknöcherne Strukturen wie Weichteile, Organe, Gelenkknorpel, Menisken und das Gehirn abzubilden. Schon geringfügige Veränderungen im Körper, etwa kleine Entzündungsherde, können entdeckt werden. Vor allem für das zentrale Nervensystem, den Bewegungsapparat und den Spinalkanal ist die Kernspintomographie heute die Methode der Wahl.

Es treten keine Röntgentrahlen auf! Bei längeren Messzeiten kann es zu einer geringen Erwärmung des Gewebes kommen, über die keine schädlichen Auswirkungen bekannt sind. Das starke magnetische Wechselfeld ist sicher eine kurzfristige Belastung, negative Folgen sind jedoch nicht bekannt.

EGZUDENKEN

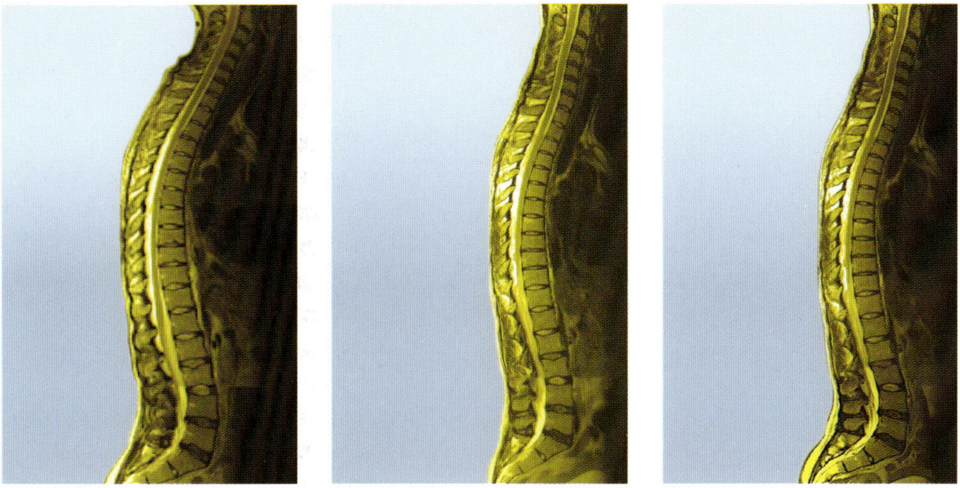

Kernspinaufnahmen lassen die Wirbelsäulenstrukturen unserer Musterpatientin genau erkennen. Das Bild in der Mitte zeigt sie in Normalhaltung, links simuliert sie einen Rundrücken, rechts ein Hohlkreuz.

Die Benefits der Kernspintomographie

Das Potenzial der Kernspintomographie ist atemberaubend! Unlängst wurde ein Verfahren entwickelt, das FIRE heißt (engl.: functional imaging in real time): Es hat die Messung so stark beschleunigt, dass Gehirnfunktionsbilder fast bei der Operation in Echtzeit zur Verfügung stehen.

- Wir können auf dem Bildschirm verfolgen, wie ein Mensch isst und trinkt.
- Im Gehirn lässt sich bereits feststellen, welche Botenstoffe gerade aktiv sind!
- Mithilfe der dreidimensionalen Navigation kann der Chirurg genau erkennen, wie er das Nervengewebe am wenigsten verletzt.
- In der Kieferchirurgie warnt das Gerät den Operateur, wenn sich sein Bohrer den Nervensträngen nähert.
- Tumoren können so lokalisiert werden, dass bei einer Bestrahlung millimetergenau nur das tumoröse Gewebe behandelt wird. Die Behandlung mit Thermosonden macht auch die Temperaturveränderungen sichtbar.

Diese neuen bildgebenden Verfahren ermöglichen Therapien, die vor wenigen Jahren noch undenkbar gewesen wären. Der Blick in das Innere des Menschen verändert die Medizin mit unglaublicher Geschwindigkeit und wird ohne Zweifel unter dem Dach der Mikrotherapie ganz neue medizinische Disziplinen und Kompetenzen hervorbringen.

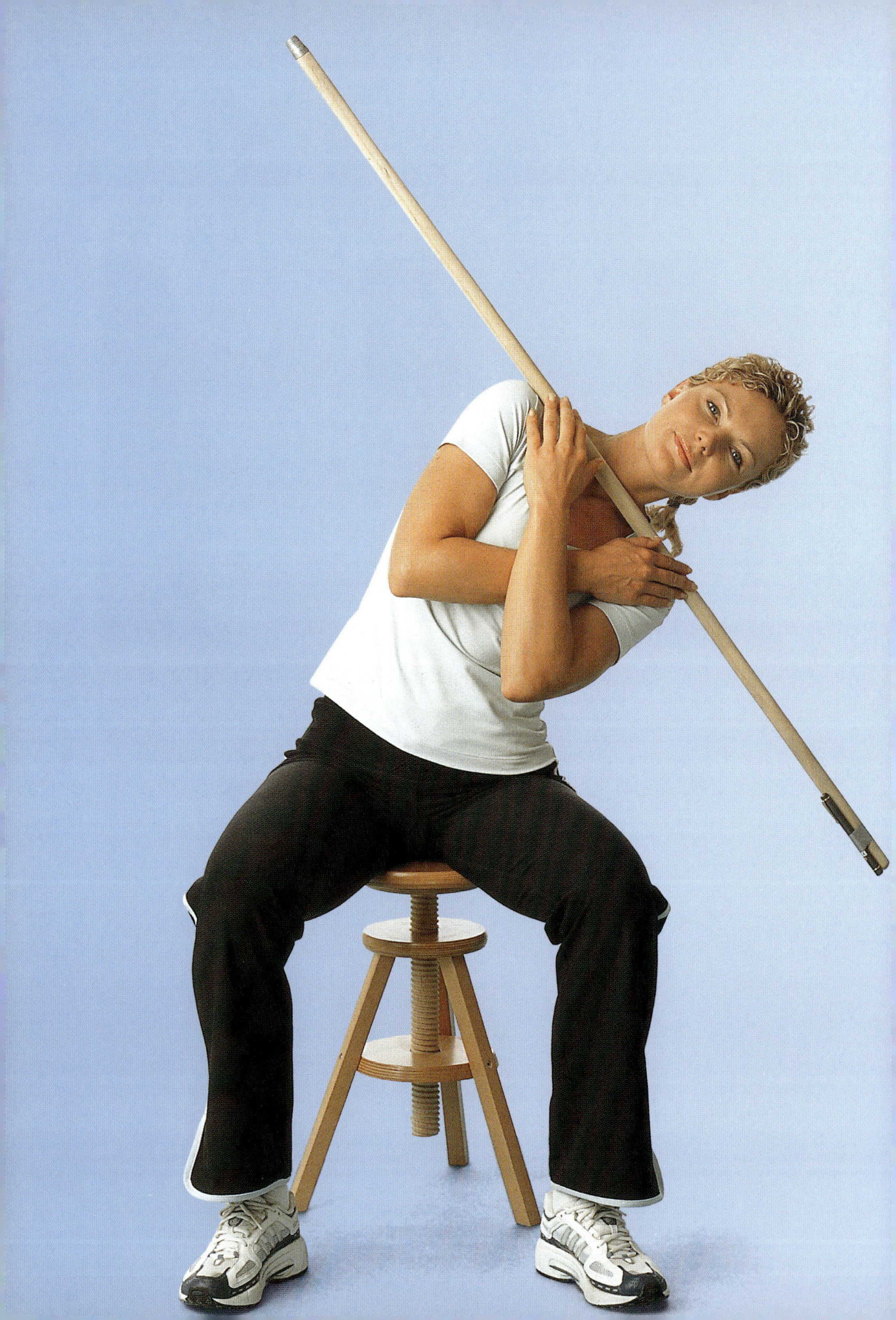

Grönemeyer-Test und Übungen

Eigenverantwortung für den Rücken

Die meisten Menschen haben das Gefühl für ihren Körper verloren – sonst würden sie nicht so rücksichtslos mit ihm umgehen. Aber kein Arzt der Welt kann das leisten, was wir selbst für uns tun können, um gesund zu bleiben. Warum Bewegung im Alltag und regelmäßiger Sport so wichtig sind. Ein Selbst-Test und ein Bewegungsprogramm. Und: Was gesunde Ernährung bewirkt.

Der Grönemeyer-Test

Kein Arzt und keine Medizin können – auf lange Sicht – mehr für Ihre Gesundheit tun als Sie selbst. Ich möchte Ihnen deshalb auf den folgenden Seiten helfen, sich selbst zu helfen. In der chinesischen Medizin, von der ich viel gelernt habe, ist das die wichtigste Aufgabe jedes Arztes.

Körperübungen mobilisieren nicht nur den Kreislauf, sondern auch Ihre Gefühle: Sie spüren plötzlich, ob Sie frustriert oder wütend, traurig oder nervös sind.

Bevor Sie etwas für Ihren Rücken tun, müssen Sie zunächst wieder lernen, sich selbst wahrzunehmen. Das ist wichtig, um Ihre Schwachstellen herauszufinden und damit auch die für Sie besonders geeigneten Rückenübungen. Schließlich hängt die Belastbarkeit des Rückens von vielen Dingen ab, von erblichen Faktoren, von Ihrem Lebensstil, etwa der Ernährung, sowie Ihrer emotionalen Befindlichkeit. Mit meinem Test möchte ich Ihnen zeigen, wie Sie Ihre Gesundheit positiv beeinflussen können. Dies können Sie mit dem Test herausfinden:

- Welcher Risikotyp sind Sie?
- Welcher Haltungstyp sind Sie?
- Wie beweglich sind Sie?
- Wie trainiert ist Ihre Muskulatur?
- Wie gut ist Ihre Koordination?

Doch bevor Sie mit dem eigentlichen Test anfangen, sollten Sie einfach mal spüren, wie Sie sich selbst fühlen, etwa wie angespannt Sie sind. Legen Sie zuhause ein kleines Sofakissen auf den Boden und stellen Sie sich barfuß darauf. Jetzt fangen Sie an, im Stand langsam zu laufen, ganz bequem und unangestrengt. Schon nach wenigen Sekunden werden Sie automatisch tief durchatmen und Ihre Schultern fallen lassen. Nach zwei oder drei Minuten ist Ihr ganzer Körper warm und Ihr Kopf ist frei. Eine solche Übung mobilisiert sogar Ihre Gefühle: Sie spüren plötzlich, ob Sie frustriert oder wütend, traurig oder nervös sind. Schließlich gehört auch Ihr Seelenzustand zu Ihrer derzeitigen Verfassung: Ihr innerer Zustand hat große Auswirkungen auf Ihre äußere Haltung. Jeder gute Arzt nimmt solche Dinge bei seinen Patienten wahr. Sie gehören zu jeder klassischen Anamnese. Sie müssen sich also selbst, wenn Sie den Tests der nächsten Seiten folgen, ein wenig wie ein Arzt betrachten und sich bemühen, sich möglichst objektiv einzuschätzen.

Welcher Risikotyp sind Sie?

Wie viel Sie im Laufe eines Lebens ertragen können, ohne sich, wie das Sprichwort sagt, »das Rückgrat brechen« zu lassen, hängt von verschiedenen Risikofaktoren ab. Bitte zählen Sie Ihre Minuspunkte zusammen:

Das Alter

Wenn wir jung sind, denken wir selten über unseren Körper nach, er funktioniert einfach. Mit steigendem Lebensalter verändert sich das. Die Elastizität von Muskeln und Knochen, von Bändern, Sehnen und Bandscheiben lässt nach. Pro Lebensjahrzehnt werden wir etwa um 10 Prozent unbeweglicher.

Mit steigendem Alter und zunehmendem Gewicht wachsen die Belastungsfaktoren für den Rücken.

Lebensalter	Minuspunkte	Lebensalter	Minuspunkte
21–30 Jahre	1	51–60 Jahre	5
31–40 Jahre	2	61–70 Jahre	7
41–50 Jahre	3	71 und älter	9

Das Körpergewicht

Wie stark Ihre Wirbelsäule mechanisch belastet wird, hängt entscheidend von Ihrem Körpergewicht ab. Um diesen Risikofaktor zu berechnen, müssen Sie bitte zunächst Ihren individuellen Body-Mass-Index (BMI) herausfinden. Das geht so:

Sie wiegen sich und notieren das Gewicht in Kilogramm, zum Beispiel 75 Kilo. Dann messen Sie Ihre Körpergröße, sagen wir 1,75 Meter. Sie multiplizieren diese (1,75 · 1,75) und teilen Ihr Gewicht durch das Ergebnis (3,06). In diesem Fall wäre Ihr Body-Mass-Index also 24,50.

Je höher Ihr persönlicher Body-Mass-Index ist, desto schlechter ist das für Ihren Rücken.

Body-Mass-Index	Minuspunkte
bis 25	0
26/27	2
28/29/30	3
31/32/33	5
34 und mehr	7

Die Bewegung

Wie viel und was Sie täglich körperlich leisten und wie viel Sie sich dabei bewegen, ist ein wichtiges Kriterium, um den Rücken langfristig gesund zu erhalten.

Sportliche Aktivitäten	Minuspunkte
2- bis 3-mal in der Woche	1
einmal wöchentlich	2
sitzende Tätigkeit, regelmäßige Freizeitaktivität	3
sitzende Tätigkeit, aber mit mäßiger Freizeitaktivität	5
sitzende Tätigkeit, aber mit seltener Freizeitaktivität	7
sitzende Tätigkeit, aber so gut wie keine Freizeitaktivität	9

Die Erbfaktoren

Kennen Sie aus Ihrer Familie Anfälligkeiten für Rücken- oder Gelenkprobleme? Haben Verwandte von Ihnen Bandscheibenvorfälle, was auf eine erbliche Veranlagung hindeutet?

Männer und Frauen haben nicht nur unterschiedliche Körper, sie sind auch unterschiedlich belastbar.

Einfluss der Familie	Minuspunkte
Keine Bandscheibenvorfälle/Arthrosen bekannt	1
Ein Verwandter mit Arthrose (über 50 Jahre)	2
Zwei Verwandte mit Arthrose (über 50 Jahre)	3
Ein Verwandter mit Arthrose (unter 50 Jahre)	4
Zwei Verwandte mit Arthrose (unter 50 Jahre)	6
Drei Verwandte mit Arthrose (unter 50 Jahre)	7

Das Geschlecht

Männer und Frauen haben nicht nur unterschiedliche Körper, sie sind auch unterschiedlich belastbar. Deshalb sind auch durch das Geschlecht unterschiedliche Minuspunkte anzurechnen.

Mann oder Frau	Minuspunkte
weiblich, unter 40 Jahre	1
weiblich, unter 50 Jahre	2
weiblich, älter als 50 Jahre	3
männlich, unter 40 Jahre	3
männlich, bis 60 Jahre	4
männlich, älter als 60 Jahre	5

Der Stress

Stress hat, wie Sie wissen, Auswirkungen auf fast alles im Körper. Er sorgt für die Ausschüttung von Botenstoffen, die unter anderem dazu führen, dass sich die Gefäße verengen, der Blutdruck steigt und die Muskeln anspannen. Darunter leidet auch Ihr Rücken. Sie sollten sich deshalb fragen:

Psyche		Punkte
Empfinden Sie Ihr Leben als stressreich?	Manchmal	3
	Meistens	5
Empfinden Sie Ihre Arbeit als stressreich?	Ein wenig	3
	Ja, meistens	5
Sie sind eher ein Mensch, der Hektik meidet, Aufgaben hintereinander erledigt, sich schnell entspannen kann, eher gefühlsbetont ist und ein gutes Selbstwertgefühl hat.		0
Sie tendieren eher dazu, öfters auszurasten, konkurrieren mit anderen und erledigen mehrere Dinge gleichzeitig. Sie haben ein labiles Selbstwertgefühl und müssen sich immer wieder aufs Neue bestätigen.		6
Wenn Sie (wie viele Menschen) ein Mischtyp sind, aber eher zum ersten Beispiel neigen, geben Sie sich bitte 2 Minuspunkte, im umgekehrten Fall 4.		

Die Auswertung

bis zu 10 Minuspunkte	Sie haben ein geringes »Rückenrisiko«.
bis zu 15 Minuspunkte	Ihr »Rückenrisiko« ist leicht erhöht.
bis zu 21 Minuspunkte	Sie sind durchschnittlich anfällig für Rückenprobleme. Halten Sie sich fit.
bis zu 26 Minuspunkte	Sie sollten am besten sofort anfangen, Ihren Rücken zu trainieren.
bis zu 34 Minuspunkte	Ihr Rücken ist deutlich belastet: Sie sollten unbedingt aktiv werden, auch wenn Sie noch keine Schmerzen spüren.
mehr Minuspunkte	Ihre Wirbelsäule und Ihr Rücken sind stark beansprucht. Suchen Sie einen Spezialisten auf und werden Sie aktiv!

Welcher Haltungstyp sind Sie?

Sich selbst zu erkennen ist der Wunsch vieler Menschen, dabei ist es schon schwer genug, sich selbst zu sehen: Die folgenden Anweisungen zur Selbstanalyse sind so konzipiert, dass sie in der Regel allein und vor dem Spiegel durchgeführt werden können. Es schadet jedoch nicht, wenn Sie sich Ihr Urteil von Ihrem Partner, von Freund oder Freundin bestätigen lassen.

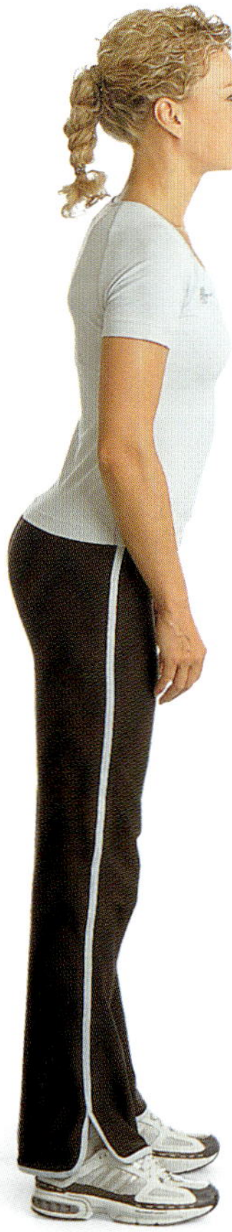

Das Kreuz durchdrücken: Beim Hohlkreuz sind die Bauchmuskeln verkümmert.

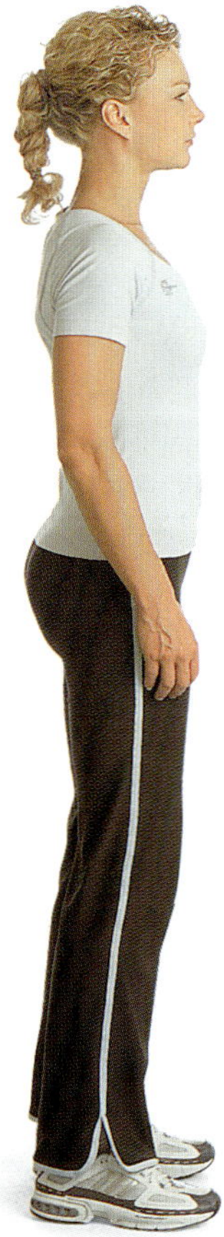

Mustergültig: Wenn Sie gerade stehen, führt eine senkrechte Achse vom Ohr zur Ferse.

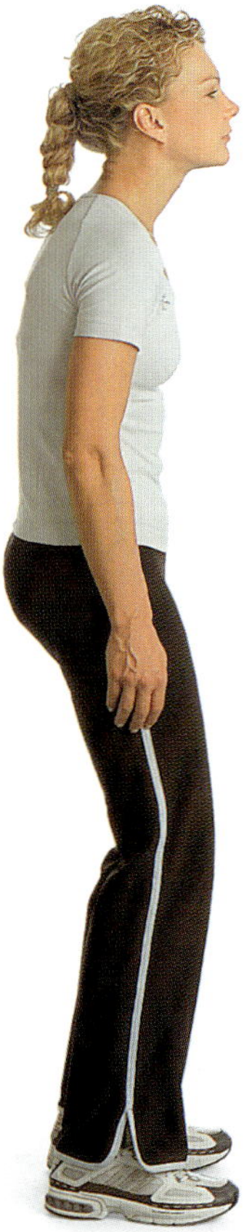

Sich hängen lassen: Menschen mit Rundrücken tragen oft eine seelische Last.

Wie sieht Ihr Körper von der Seite aus?

Stellen Sie sich bitte seitlich vor den Spiegel. Stehen Sie gerade? Wenn Ihre Haltung richtig ist, läuft eine gerade Schwerpunktlinie wie ein Senklot durch Ihren Körper: Sie geht durch die seitliche Mitte Ihres Kopfes von den Ohren an und führt über das Hüftgelenk und die Knie bis zur inneren Ferse. Nur wenige Menschen haben allerdings eine solche mustergültige Haltung.

Nur wenige Menschen haben eine mustergültige Haltung, zum Beispiel Tänzer oder indische Yogameister.

Ist Ihr Kreuz stark nach vorn gedrückt? Dann spricht das für eine schlaffe Bauchmuskulatur, die Rückenmuskeln sind verkürzt – Sie haben ein **Hohlkreuz** bzw. eine Hyperlordose. Besonders oft nehmen dicke Menschen diese Haltung ein. Die Last des Bauches zieht die Lendenwirbelsäule nach vorn und verschiebt das Rückgrat: Kreuzbein und Beckenring geben nach. Die gesamte Hüftpartie verschiebt sich leicht nach hinten. Die Oberschenkel werden durch diese Haltung überlastet. Ein erhöhter Druck wird auf die Lendenwirbelsäule ausgeübt. Dieser wirkt weiter auf Leiste und Hüftgelenk sowie die inneren Bauchorgane und zieht sich bis hinunter zur Kniescheibe. Die Rumpfmuskeln werden bei dem Versuch überanstrengt, die Wirbelsäule trotz der starken Krümmung aufrecht zu halten. Das Zwerchfell steht zu tief, die Rippen befinden sich ständig in einer Einatmungsstellung – die Betroffenen atmen also schlecht aus. Hier hilft nur ein konsequentes Training sowohl der Bauch- als auch der Rückenmuskeln.

Haben Sie dagegen einen **Rundrücken** (Kyphose), dann wird die Brustwirbelsäule zu stark nach hinten gezogen. Diese klassische »schlechte« Haltung, die vor allem bei Jugendlichen häufig zu beobachten ist, zeichnet sich meist auch durch hängende Schultern und gesenkten Kopf aus. Menschen mit Rundrücken haben oft schon in jungen Jahren Rückenschmerzen. Ihre Haltung führt außerdem zu einem Zwerchfell-Hochstand und Problemen beim Einatmen. Lunge und Herz werden eingeengt. Die hinteren Muskeln der Oberschenkel sind verspannt, Hüfte und Knie werden rasch abgenutzt. Der Schienbeinmuskel ist verkrampft. Wer einen Rundrücken hat, sollte auf keinen Fall ein Bauchmuskeltraining absolvieren, weil diese Region bei ihnen verspannt ist und verletzt werden könnte! Für Sie ist es dagegen wichtiger, die Rückenmuskulatur durch Training aufzubauen.

Wie sieht Ihr Körper von vorn aus?

Stellen Sie sich nun bitte frontal vor den Spiegel. Achten Sie besonders auf diese Linien: Sind die Schultern gerade, liegen sie also auf einer Ebene? Läuft die Bauchfalte waagrecht? Steht eine Kniescheibe höher als die andere? Sie können eine Wasserwaage nehmen, um das zu überprüfen.

Schiefstände sind häufig und verursachen jede Menge Probleme – von der Achillesferse angefangen bis über Knie und Hüfte zum Kiefergelenk und zu den Zähnen. Ist zum Beispiel die untere Zahnreihe gegenüber der oberen seitlich verschoben, so könnte das ein Indiz für einen Beckenschiefstand sein.

Viele Schiefstände haben ihre Wurzeln im Becken-Steißbein-Bereich, im Iliosakralgelenk. Mit gezielter Gymnastik kann dieses Gelenk oft wieder aktiviert und die Schieflage behoben werden. In schwerwiegenderen Fällen helfen Einlagen, um den Körper von unten her wieder gerade zu richten. Auch Feldenkrais oder Zilgrei-Gymnastik, Yoga oder Tai Chi und vor allem Schwimmen können angebracht sein.

Betrachtung von vorn

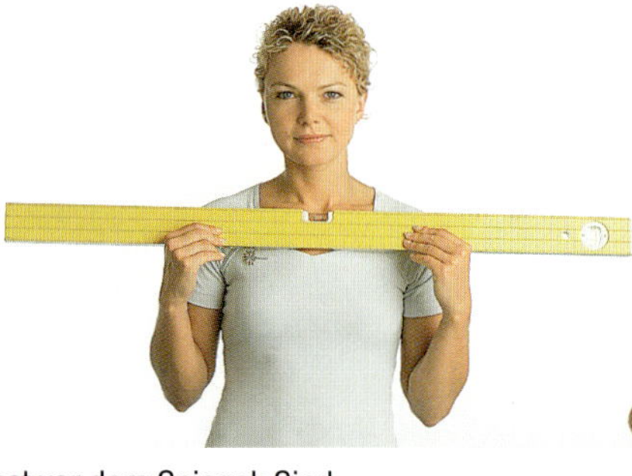

Test vor dem Spiegel: Sind beide Schultern gleich hoch?

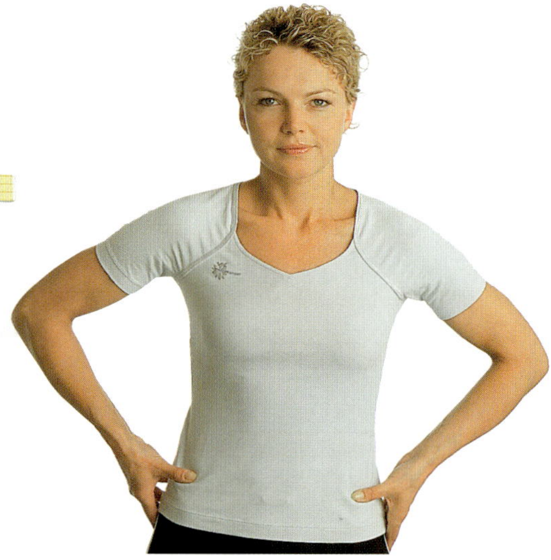

Steht Ihr Becken gerade, sind die Hüften auf einer Ebene?

Wie beweglich sind Sie?

Beweglichkeit ist die Voraussetzung dafür, Ausdauer, Kraft, aber auch Koordination entwickeln zu können. Wenn die Beweglichkeit des Körpers beeinträchtigt ist, erhöht sich das Risiko für Verletzungen. Das gilt in ganz besonderem Maße für den Rücken. Wie geschmeidig ist Ihre Wirbelsäule? Sind bestimmte Partien in der Beweglichkeit eingeschränkt? Können Sie sich in alle Richtungen in gleichem Maße neigen oder drehen?

Unser Test soll Ihnen helfen, ein genaueres Bild davon zu bekommen, wie elastisch Ihre Muskulatur und Ihre Bänder sind. Ein paar Minuten genügen und Sie erfahren,

- ob Ihre Beweglichkeit normal ist,
- ob Sie zu unbeweglich sind,
- ob Sie nur leichte Defizite haben, die Sie selber durch regelmäßiges Training beheben können, oder
- ob Ihr Beweglichkeitszustand bereits bedenklich ist und ärztliche Hilfe erforderlich macht.

So sind die Testübungen aufgebaut: Getestet werden jeweils vier unterschiedliche Richtungen der Bewegung: die Beugung, die Streckung, die seitliche Neigung und die Rotation.

Was Sie benötigen: Sie brauchen lediglich etwas Platz, eine freie Wand, einen Hocker und einen Besenstiel. Damit Sie den Grad Ihrer Beweglichkeit genau messen können (siehe Seite 138), sind auch ein Laserpointer und etwas Leukoplast erforderlich.

So einfach geht's: Sie stellen sich für die Übungen jeweils so vor eine Wand in Ihrem Zuhause und fixieren den Laserpointer mit dem Leukoplast, wie auf den nachfolgenden Seiten angegeben. Je nachdem, wie weit Sie sich bewegen, fällt der Lichtpunkt auf einen anderen Bereich an Ihrer Wand – der so gemessene Beweglichkeitswinkel erlaubt eine genaue Zuordnung zu Ihrem Beweglichkeitstyp (siehe Seite 144). Als Testwert halten Sie die Position fest, die Sie mindestens drei Atemzüge halten können.

Was Sie beachten sollten: Für ein optimales Ergebnis sollten Sie sich vor den Übungen aufwärmen. Führen Sie die einzelnen Übungen langsam und nur so weit aus, bis Sie ein Ziehen in der Muskulatur verspüren. **Keinesfalls sollten Sie am Test teilnehmen, wenn Sie unter akuten Schmerzen leiden!**

Unser Test soll Ihnen helfen, ein genaueres Bild davon zu bekommen, wie elastisch Ihre Muskulatur und Ihre Bänder sind.

Je nachdem, wie weit Sie sich bewegen, fällt der Lichtpunkt des Laserpointers auf einen anderen Bereich an Ihrer Wand – so finden Sie Ihren Beweglichkeitstyp heraus.

Wie beweglich ist Ihre Halswirbelsäule?

Setzen Sie sich für den Testteil **Beugung und Streckung** seitlich dicht zur Wand aufrecht auf einen Stuhl. Jeweils seitlich unter Ihrem Kinn halten Sie den Laserpointer so fest, dass Sie den Lichtpunkt vor sich an der Wand sehen, ohne den Kopf bewegen zu müssen. Beugen Sie den Kopf nun langsam so weit wie möglich nach vorn. Für das Strecken bewegen Sie den Kopf so weit wie möglich nach hinten. Führen Sie diese Bewegungen ganz entspannt und ohne Widerstand aus.

Beugung

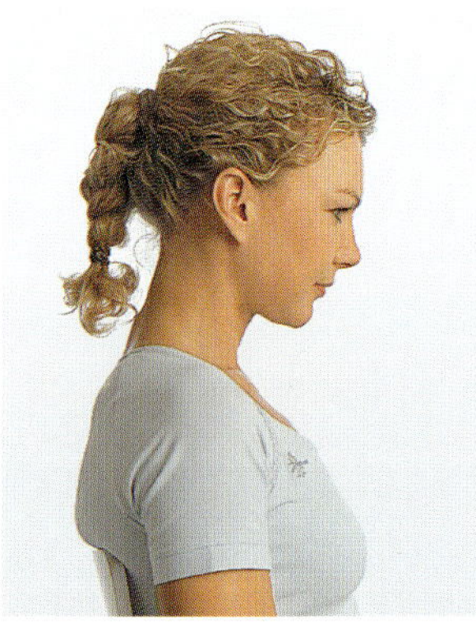

☹ Sie sind kaum in der Lage, den Kopf nach vorn zu beugen.

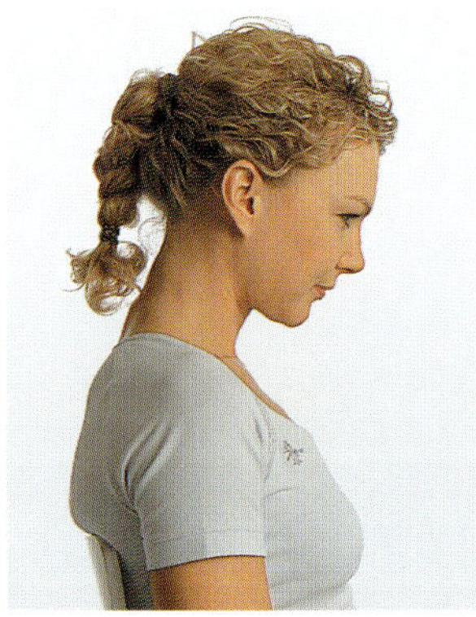

😐 Sie neigen Ihren Kopf ohne größere Probleme nach unten.

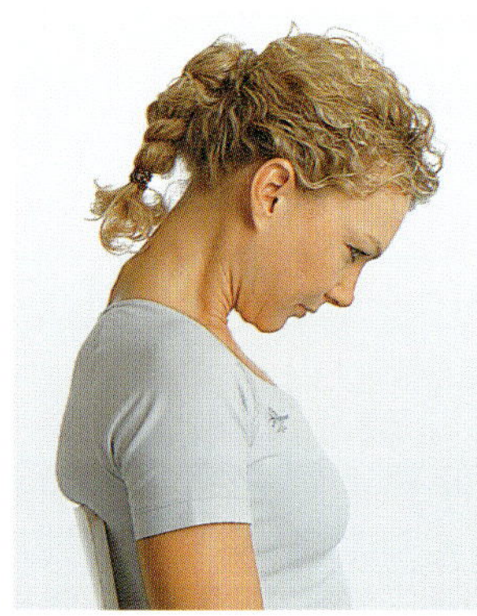

☺ Sie sind so beweglich, dass Ihr Kinn fast die Brust berührt.

Streckung

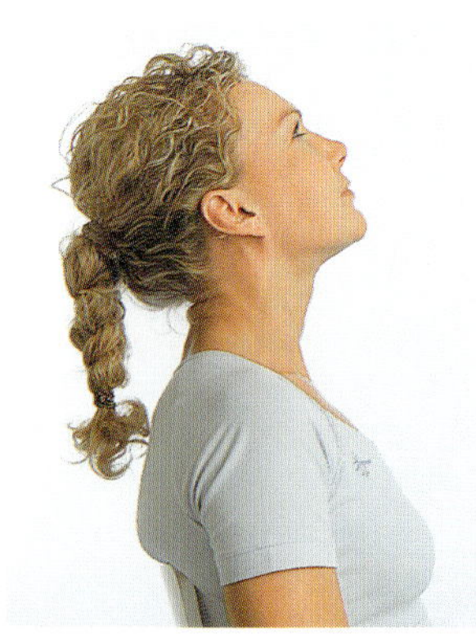

☹ Ein Strecken des Kopfes ist Ihnen fast nicht möglich.

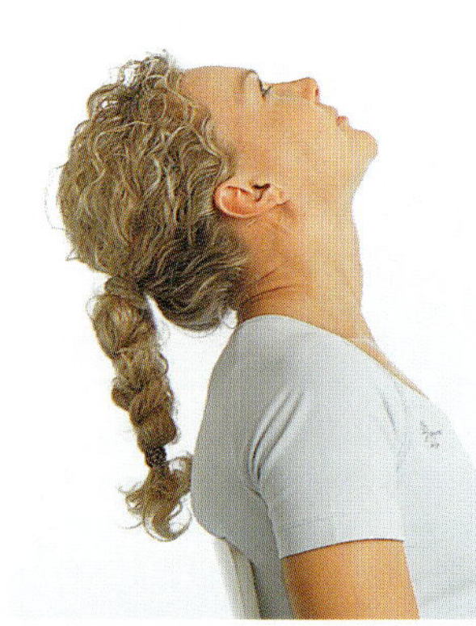

😐 In dieser Position sehen Sie über sich Teile der Decke.

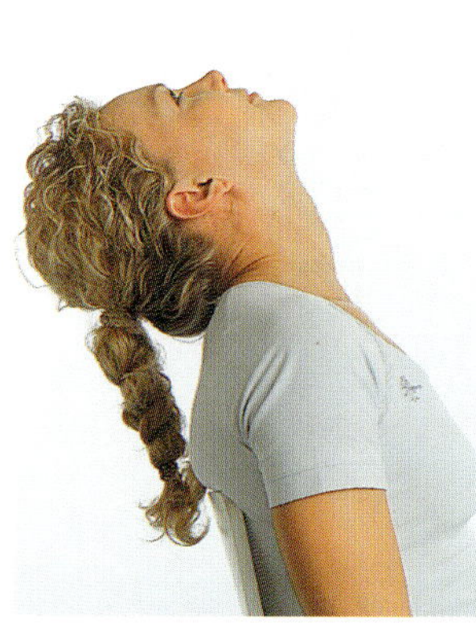

☺ Ihre Nase zeigt fast senkrecht zur Decke.

Setzen Sie sich für den Testteil **seitliche Neigung und Rotation** aufrecht mit Blick zur Wand auf einen Stuhl. Den Laserpointer befestigen Sie jeweils an der Seite Ihrer Schläfe, auf die Sie sich neigen bzw. drehen. Wenn Sie sich nach rechts neigen, ist er also rechts. Der Laserpointer weist dabei horizontal nach vorn. Neigen Sie den Kopf nun langsam so weit wie möglich. Als Nächstes drehen Sie den Kopf so weit wie möglich. Führen Sie diese Bewegungen nicht gegen einen Widerstand aus.

Seitliche Neigung

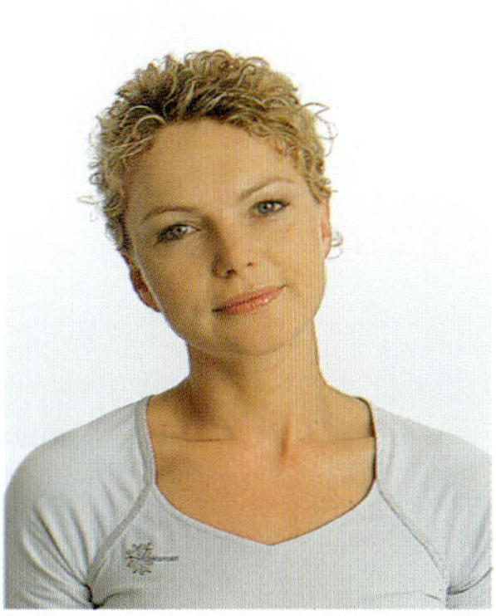

☹ Es fällt Ihnen schwer, sich zur Seite zu neigen.

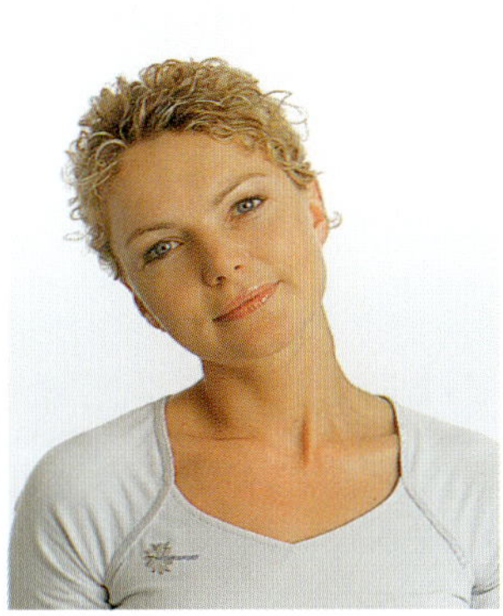

😐 Sie bewegen den Hals problemlos nach seitlich unten.

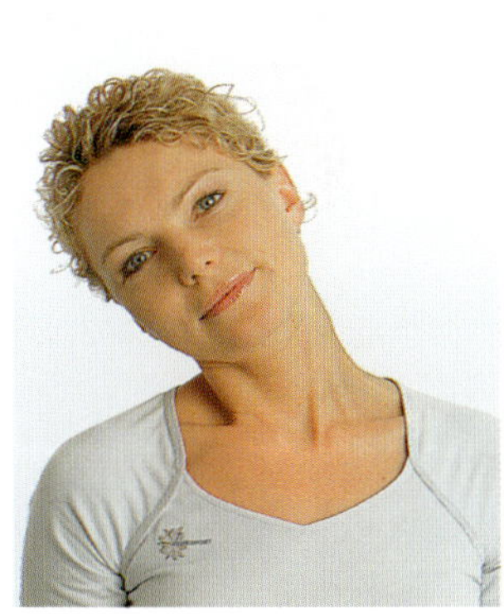

☺ Sie sind kurz davor, mit dem Ohr die Schulter zu berühren.

Rotation

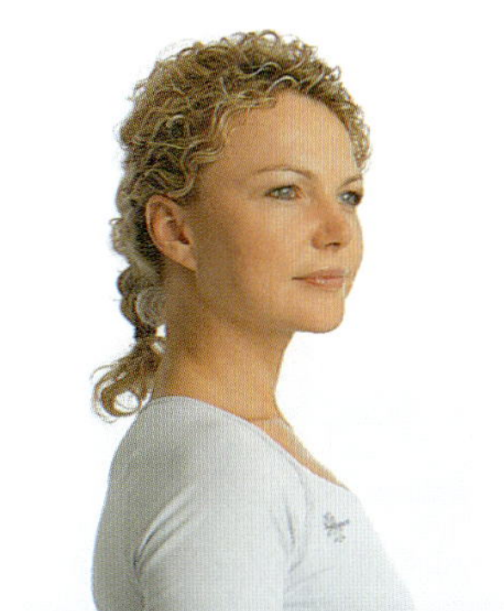

☹ Eine Drehbewegung ist Ihnen fast nicht möglich.

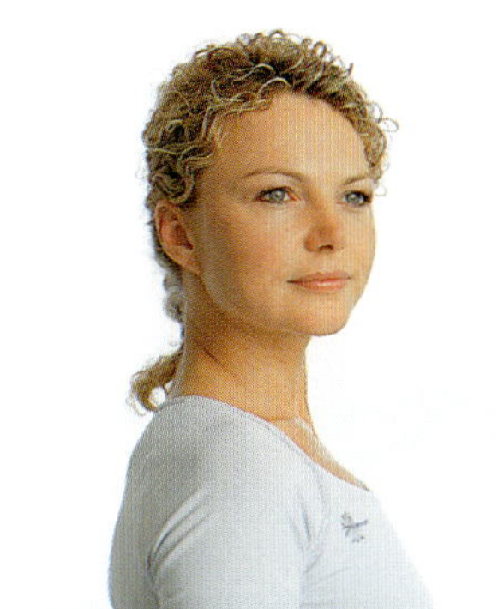

😐 Sie können Ihre Schulter aus dem Augenwinkel sehen.

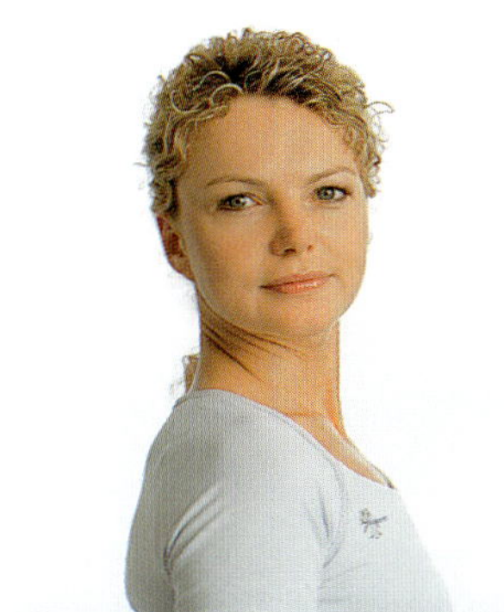

☺ Sie blicken bereits weit über Ihre Schulter.

Die Auswertung

Beugung

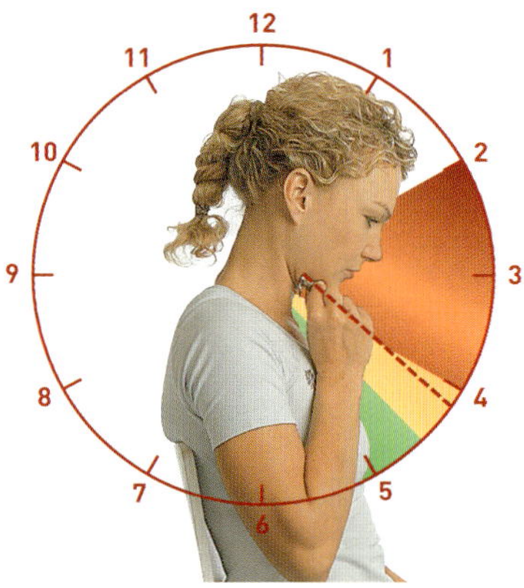

Stellen Sie sich neben Ihrem Kopf an der Wand eine Uhr vor. Dabei befindet sich die Drehachse der Zeiger etwa in Höhe Ihres Ohrs, 12.00 Uhr ist oben. In der Ausgangsposition, bei der Sie Ihren Kopf gerade halten, zeigt der Lichtpunkt auf 3.00 Uhr. Wenn Sie Ihren Kopf nach vorn beugen, bewegt sich der Laserpointer mit Ihnen in Richtung 6.00 Uhr.

Welche Position erreichen Sie?		
🙂	😐	🙁
4.30 bis 5.30 Uhr	4.00 bis 4.30 Uhr	vor 4.00 Uhr

Streckung

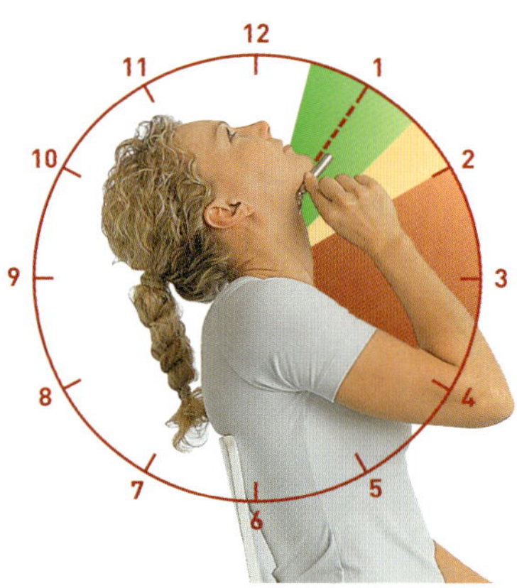

Stellen Sie sich neben Ihrem Kopf an der Wand eine Uhr vor. Dabei befindet sich die Drehachse der Zeiger etwa in Höhe Ihres Ohrs, 12.00 Uhr ist oben. In der Ausgangsposition, bei der Sie Ihren Kopf gerade halten, zeigt der Lichtpunkt auf 3.00 Uhr. Wenn Sie Ihren Kopf nach hinten strecken, bewegt sich der Laserpointer mit Ihnen in Richtung 1.00 Uhr.

Welche Position erreichen Sie?		
🙂	😐	🙁
12.30 bis 1.30 Uhr	1.30 bis 2.00 Uhr	nach 2.00 Uhr

Seitliche Neigung

Stellen Sie sich vor sich an der Wand eine Uhr vor. Die Drehachse der Zeiger liegt etwa in Höhe Ihres Kehlkopfes. In der Ausgangsposition zeigt der Laserpointer 12.00 Uhr an.

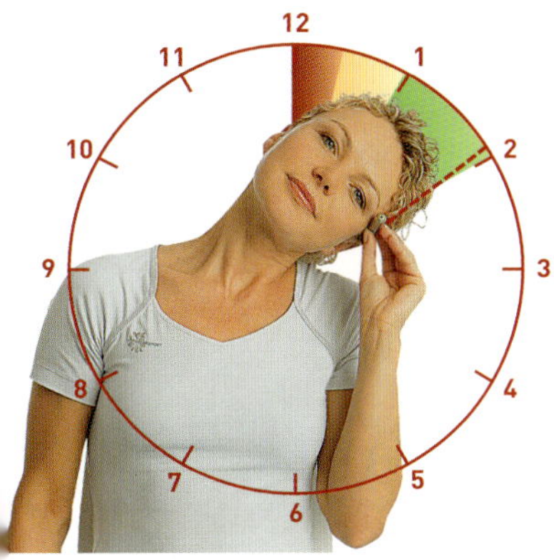

Welche Position erreichen Sie?		
bei der Beugung nach links		
🙂	😐	🙁
10.00 bis 11.00 Uhr	11.00 bis 11.30 Uhr	nach 11.30 Uhr
bei der Beugung nach rechts		
🙂	😐	🙁
1.00 bis 2.00 Uhr	12.30 bis 1.00 Uhr	vor 12.30 Uhr

Rotation

Stellen Sie sich eine waagrecht liegende Uhr auf Höhe der Augen vor, 12.00 Uhr liegt vor Ihnen. Die Drehachse der Zeiger liegt in Augenhöhe. In Ausgangsposition zeigt der Laserpointer auf 12.00 Uhr.

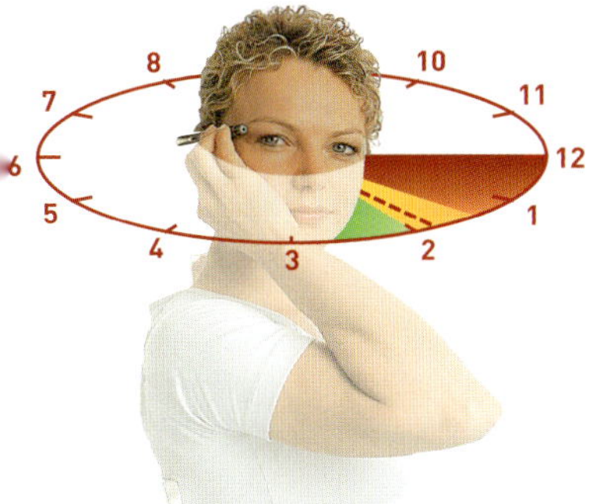

Welche Position erreichen Sie?		
bei der Drehung nach links		
🙂	😐	🙁
9.00 bis 10.00 Uhr	10.00 bis 10.30 Uhr	nach 10.30 Uhr
bei der Drehung nach rechts		
🙂	😐	🙁
2.00 bis 3.00 Uhr	1.30 bis 2.00 Uhr	vor 1.30 Uhr

Wie beweglich ist Ihre Brust- und Lendenwirbelsäule?

Stellen Sie sich für den Testteil **Beugung und Streckung** mit leicht gegrätschten Beinen hin. Für die **Beugung** neigen Sie den Oberkörper bei gestreckten Knien nach vorn und strecken die Finger in Richtung Boden. Stellen Sie sich für die **Streckung** so hin, dass die linke Schulter zur Wand zeigt. Sie nehmen den Besenstiel in die vor der Brust gekreuzten Hände, der daran befstigte Laserpointer weist nach links. Neigen Sie sich bei gestreckten Beinen ausgehend vom Kreuz nach hinten.

Beugung

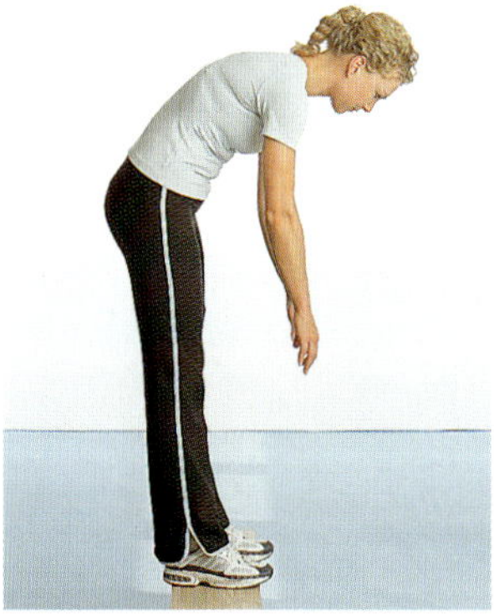

☹ Mit den Fingerspitzen sind Sie weit vom Boden entfernt.

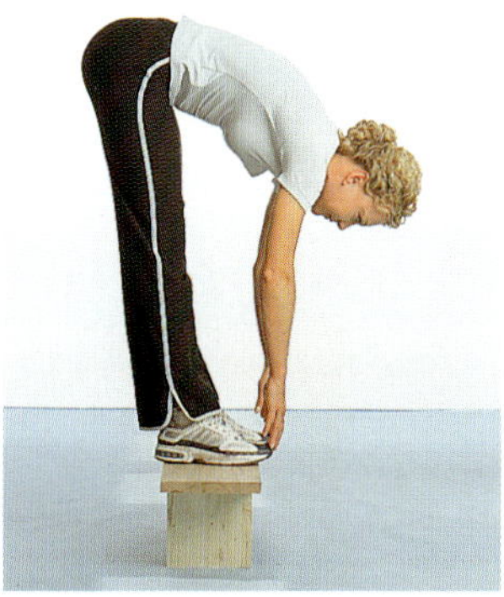

😐 Sie erreichen mit den Fingerspitzen fast die Füße.

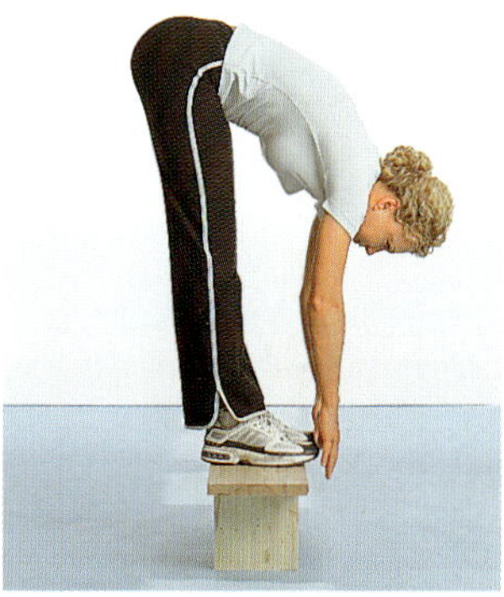

☺ Sie kommen deutlich weiter als zu den Füßen.

Streckung

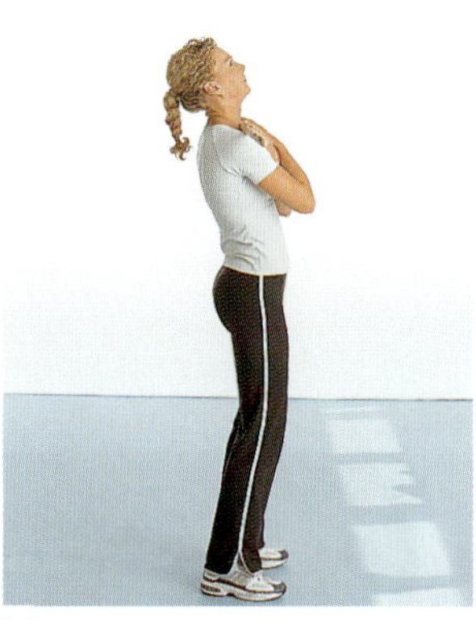

☹ Es gelingt Ihnen kaum, den Rumpf nach hinten zu strecken.

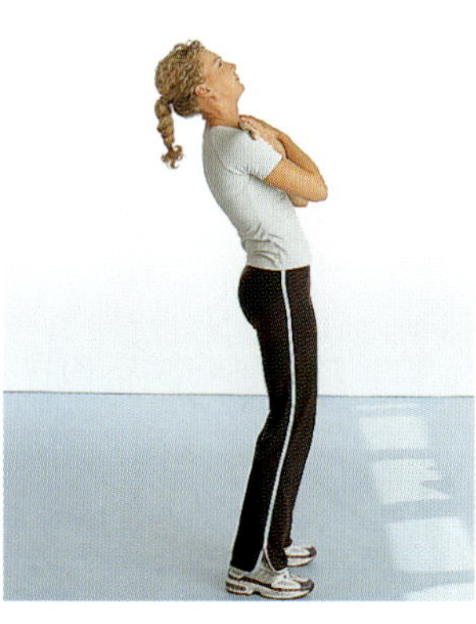

😐 Aus den Augenwinkeln sehen Sie Teile der Decke.

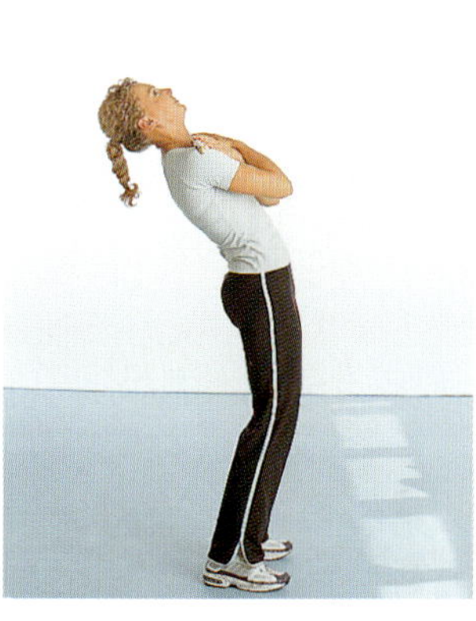

☺ Ihre Nase zeigt fast senkrecht zur Decke.

Setzen Sie sich für den Testteil **seitliche Neigung und Rotation** auf einen Hocker, die Beine sind hüftbreit aufgestellt, der Rücken gerade. Nehmen Sie für die **seitliche Neigung** den Besenstiel mit dem Laserpointer links in die vor der Brust gekreuzten Hände. Für die **Rotation** winkeln Sie die Arme an und halten den Besen waagrecht hinter dem Nacken. Der Laserpointer ist so am Besenstiel befestigt, dass er horizontal nach links weist. Halten Sie Ihre Wirbelsäule beim Drehen aufrecht!

Seitliche Neigung

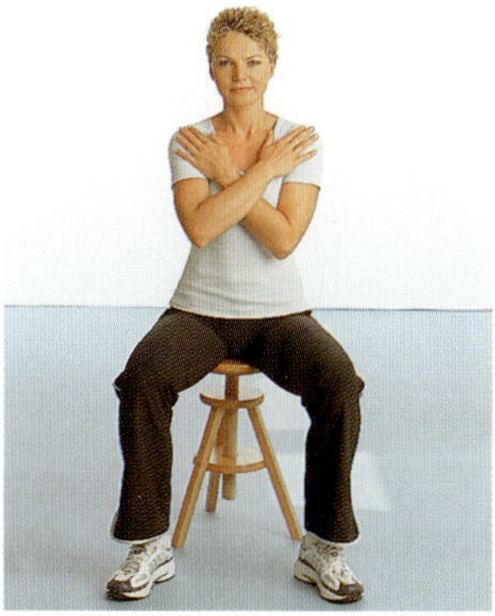

☹ Es fällt Ihnen schwer, sich zur Seite zu neigen.

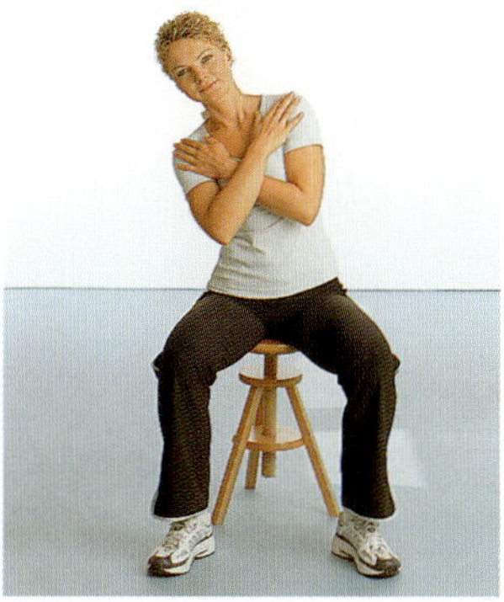

😐 Sie knicken den Rumpf ohne Probleme seitlich ab.

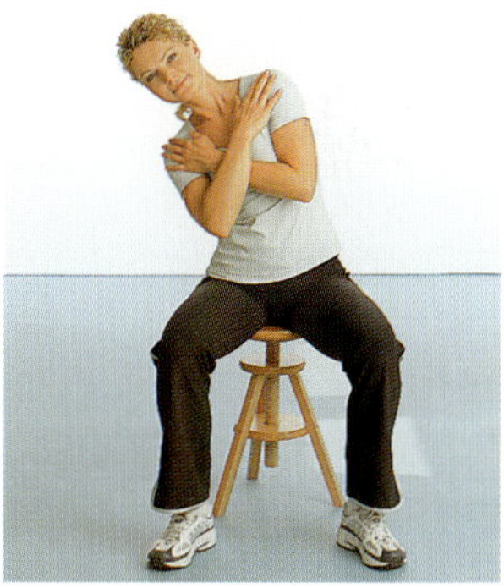

☺ Ihre Ohrmuschel liegt fast parallel zur Decke.

Rotation

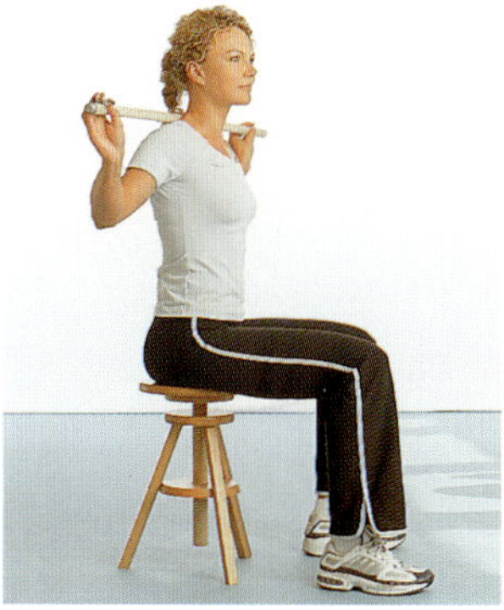

☹ Eine Drehbewegung ist Ihnen fast nicht möglich.

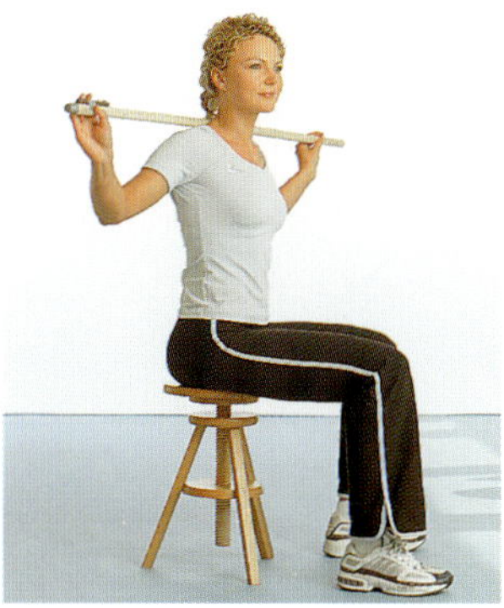

😐 Ihr Besenstiel schlägt relativ weit aus.

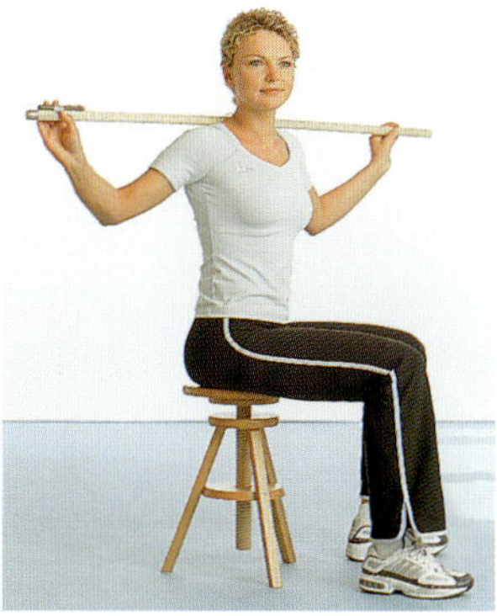

☺ Sie blicken bereits weit über Ihre Schulter.

Die Auswertung

Beugung

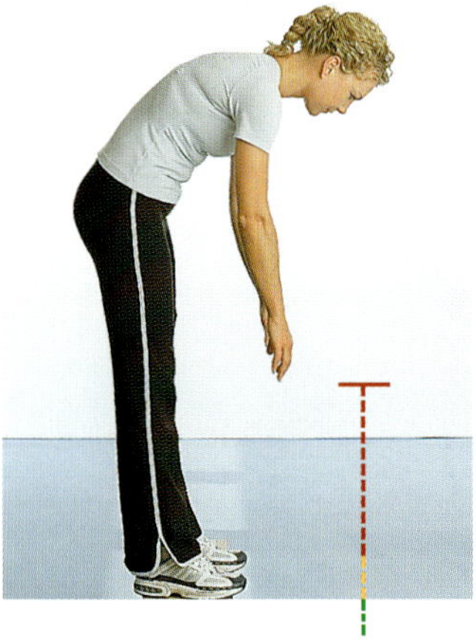

Hier erfolgt die Auswertung ausnahmsweise nicht mit der Uhr: Sie ermitteln Ihre Beweglichkeit bei der Beugung, indem Sie den Finger-Boden-Abstand messen, also die Strecke zwischen Fußsohle und Fingerspitzen (den Wert geben Sie in cm an). Positive Werte bedeuten, die Fingerspitzen reichen über die Fußsohle hinaus. Negative Werte geben an, dass die Fingerspitzen oberhalb der Fußsohlen bleiben.

Welche Position erreichen Sie?		
☺	😐	☹
>2 cm	2 bis –2 cm	<–2 cm

Streckung

Stellen Sie sich links neben sich eine Uhr an der Wand vor. Dabei befindet sich die Drehachse der Zeiger etwa im Bereich Ihres Beckens. In der Ausgangsposition zeigt Ihr Lichtpunkt 12.00 Uhr an. Wenn Sie sich nach hinten strecken, bewegt sich der Laserpointer mit Ihnen in Richtung 11.00 Uhr.

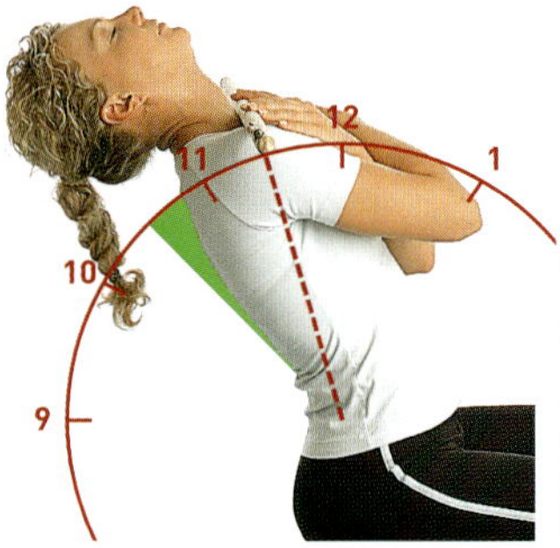

Welche Position erreichen Sie?		
☺	😐	☹
10.30 bis 11.00 Uhr	11.00 bis 11.30 Uhr	nach 11.30 Uhr

Seitliche Neigung

Stellen Sie sich eine Uhr vor, die parallel zu Ihrem Rumpf hängt. Die Drehachse der Zeiger liegt in Höhe Ihres Bauchnabels. 12.00 Uhr ist oben. In der Ausgangsposition zeigt das Stielende mit dem links befestigten Laserpointer 9.00 Uhr an.

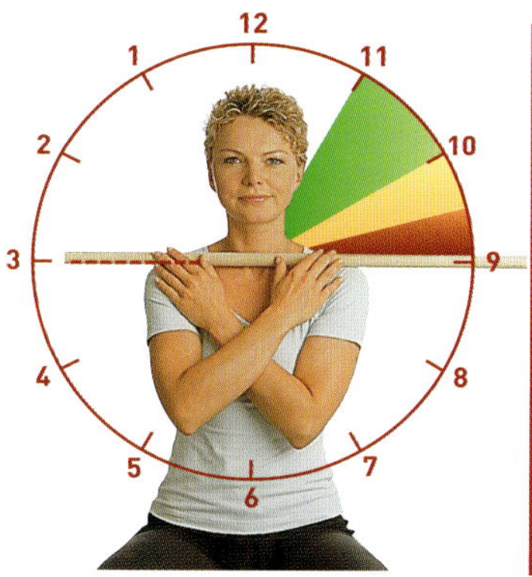

Welche Position erreichen Sie?		
bei der Beugung nach rechts unten		
☺	😐	☹
10.00 bis 11.00 Uhr	9.30 bis 10.00 Uhr	vor 9.30 Uhr
bei der Beugung nach links unten		
☺	😐	☹
4.00 bis 5.00 Uhr	3.30 bis 4.00 Uhr	vor 3.30 Uhr

Rotation

Stellen Sie sich eine Uhr vor, die waagrecht durch Ihren Körper verläuft. Die Drehachse der Zeiger liegt in Schulterhöhe. 12.00 Uhr ist vor Ihnen. In der Ausgangsposition zeigt der Laserpointer auf 9.00 Uhr.

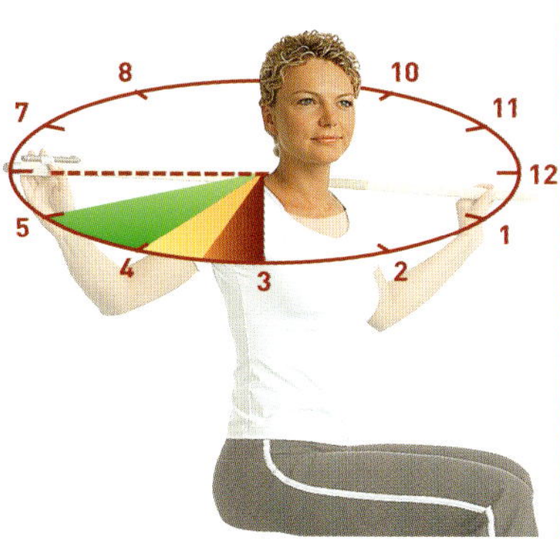

Welche Position erreichen Sie?		
bei der Drehung nach links		
☺	😐	☹
7.00 bis 8.00 Uhr	8.00 bis 8.30 Uhr	nach 8.30 Uhr
bei der Drehung nach rechts		
☺	😐	☹
4.00 bis 5.00 Uhr	3.30 bis 4.00 Uhr	vor 3.30 Uhr

BEWEGLICHKEIT

WAS BEDEUTET DAS ERGEBNIS FÜR SIE?

Der Beweglichkeitstest wurde für die Altersgruppe der 30-Jährigen optimiert. Da die Beweglichkeit mit zunehmendem Alter abnimmt, gilt für alle Testteilnehmer über 30 Jahre folgende Faustregel: Addieren Sie – ab einem Alter von 40 Jahren – zu Ihrem Testergebnis pro Lebensjahrzehnt 10 Prozent dazu.

Sie haben überwiegend ☺ erreicht:
Gratulation, Sie sind wirklich sehr beweglich. Versuchen Sie unbedingt, dieses Stadium aufrechtzuerhalten.

Sie haben bei wenigen Übungen mit 😐 abgeschnitten:
Bei diesen Übungen haben Sie leichte Defizite. Sie haben aber insgesamt gute Voraussetzungen und können dies wieder ausgleichen. Sehen Sie sich bitte genau an, wo Ihre Schwächen liegen: Der Test gibt Ihnen erste Hinweise, wo Ihre Muskeln verspannt sind. Diese Muskelgruppen sollten Sie durch gezielte Übungen aufbauen. Einen Arzt aufsuchen sollten Sie, wenn Sie im Test bei Rechts-Links-Bewegungen unterschiedlich abgeschnitten haben, damit er der Ursache nachgeht.

Sie haben überwiegend 😐 erreicht:
Ihr Ergebnis ist durchschnittlich. Zwar handelt es sich insgesamt nur um leichte Defizite, doch ist Ihre Beweglichkeit bereits in vielen Muskelgruppen eingeschränkt. Ein regelmäßiges Trainingsprogramm ist für Sie daher ganz besonders wichtig. Einen Arzt aufsuchen sollten Sie, wenn Sie im Test bei Rechts-Links-Bewegungen unterschiedlich abgeschnitten haben, damit er der Ursache nachgeht.

Sie haben bei wenigen Übungen mit ☹ abgeschnitten:
Bei diesen Übungen haben Sie ein deutliches Bewegungsdefizit, vielleicht haben Sie sogar Schmerzen und auf jeden Fall erste Beschwerden. Suchen Sie einen Arzt auf, um gemeinsam therapeutische Schritte abzustimmen.

Sie haben überwiegend ☹ erreicht:
Es ist höchste Zeit, dass Sie sich in ärztliche Hilfe begeben. Sie haben in großen Bereichen des Rückens Defizite mit Schmerzen oder Beschwerden.

Hinweis:
Wenn Sie bei einigen Übungen weit besser als im grünen Bereich angegeben abgeschnitten haben, kann das auch ein Anzeichen dafür sein, dass Ihr Bindegewebe geschwächt und Ihre Bänder und Gelenke insgesamt entsprechend ausgeleiert sind. Suchen Sie auch in diesem Fall einen Arzt auf, um mit ihm eventuell notwendige Maßnahmen abzustimmen.

Wie trainiert ist Ihre Muskulatur?

Eine gleichmäßig ausgebildete Rückenmuskulatur ist, wie ich bereits mehrfach betont habe, der Schlüssel zu einem gesunden Rücken. Sie stabilisiert nicht nur die Elemente der Wirbelsäule und hält uns aufrecht, sondern ermöglicht vor allem eine große Palette an komplexen Bewegungen. Im Alltag arbeitet unsere Muskulatur nicht unter voller Belastung wie etwa beim gezielten Krafttraining. Hier ist vielmehr die so genannte Kraftausdauer gefragt, also eine Widerstandsfähigkeit der Muskeln gegenüber Ermüdung bei mäßigem Krafteinsatz. Wenn wir etwa vor unserem Computer sitzen, muss unser Rumpf vor allem stabilisiert werden. Muskelbereiche, die wir hingegen kaum nutzen, verkürzen sich entsprechend, was zu Verkrampfungen und schließlich zu Schmerzen führt. Wie sieht das bei Ihnen aus? Sind Sie durchweg trainiert? Oder haben sich bei Ihnen durch einseitige Haltung oder Verletzungen wichtige Muskelgruppen für den Rücken bereits zurückgebildet? Unser Muskeltest soll Ihnen ein Bild davon geben,

- ob Sie mit Ihren Altersgenossen noch mithalten können und
- ob Ihre rumpfstabilisierenden Muskelgruppen in ausgewogenem Verhältnis aufgebaut oder trainiert sind.

So ist der Muskeltest aufgebaut: Getestet werden zunächst die Rückenmuskulatur und ihr Gegenspieler, die Bauchmuskulatur. Dann wird die Muskulatur des hinteren Oberschenkels gecheckt – sie ist wichtig für die Stabilisation des Beckens und der Beine. Der Gegenspieler dieser Muskelkette, die ebenfalls geprüft wird, ist die vordere Oberschenkelmuskulatur.

Was Sie benötigen: Sie brauchen lediglich etwas Platz, eine freie Wand, ein Handtuch, einen Hocker und eine Stoppuhr.

So einfach geht's: Führen Sie mit den auf den nachfolgenden Seiten geschilderten Übungen einen Probedurchgang durch. Erst dann wird getestet, wie viele Wiederholungen Sie pro Übung hintereinander schaffen. Gezählt werden allerdings nur die korrekt ausgeführten Bewegungen.

Was Sie beachten sollten: Vor den Übungen sollten Sie sich aufwärmen. Auch hier gilt: **Keinesfalls sollten Sie den Test ausführen, wenn Sie unter akuten Beschwerden leiden.**

Unser Muskeltest prüft Ihre Kraftausdauer, also Widerstandsfähigkeit der Muskeln gegenüber Ermüdung bei mäßigem Krafteinsatz.

Wie kräftig sind Ihre Stützmuskeln?

Für den **Bauchmuskeltest** kleben Sie mit Leukoplast je zwei Streifen im Abstand von 10 Zentimetern am Boden neben Ihren Körper. Hilfreich ist ein gefaltetes Handtuch, dass Sie sich unter ein Hohlkreuz bzw. unter die Knie legen können. Optimales Tempo ist 2 Sekunden pro Wiederholung. Atmen Sie beim **Bauch- und Rückenmuskeltest** bei der Aufwärtsbewegung aus, bei der Abwärtsbewegung ein.

Bauchmuskulatur

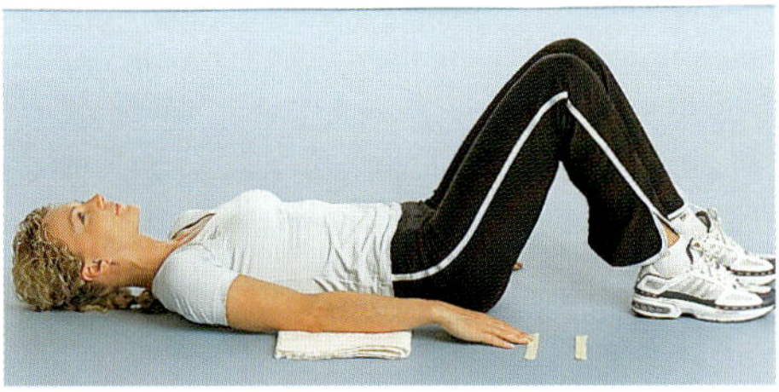

Ausgangsposition: Stellen Sie im Liegen die leicht geöffneten Beine auf, die Füße zeigen nach vorn. Die Arme liegen seitlich auf dem Boden, die Fingerspitzen reichen bis zur 1. Linie.

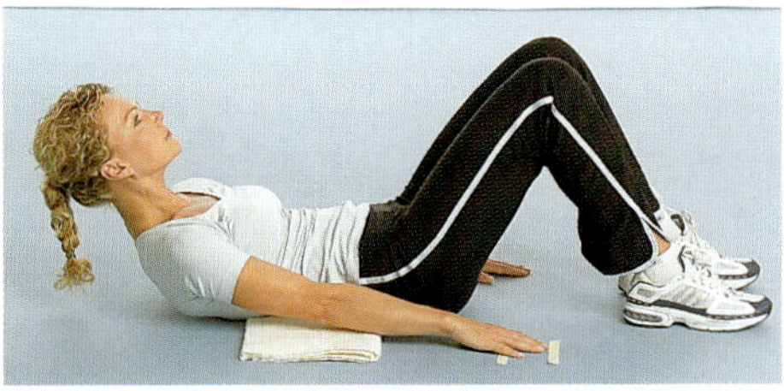

Endposition: Heben Sie Kopf und Schultern an, bis die Fingerspitzen die 2. Linie erreichen. Die Lendenwirbelsäule bleibt am Boden. Legen Sie sich bis auf den Kopf wieder ab.

Rückenmuskulatur

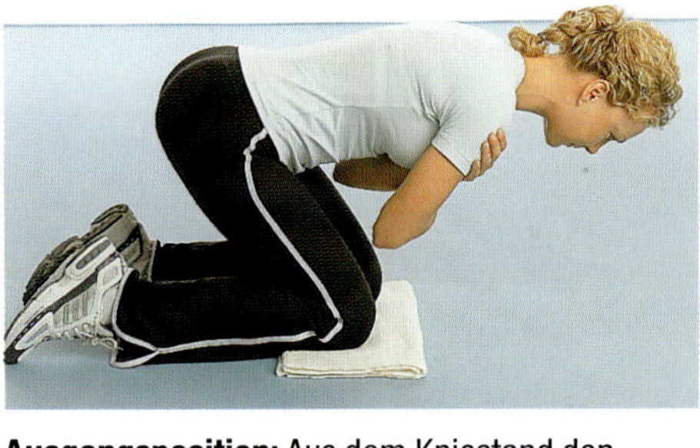

Ausgangsposition: Aus dem Kniestand den Oberkörper bis zur Waagrechten nach vorn beugen. Die Hände vor der Brust verschränken.

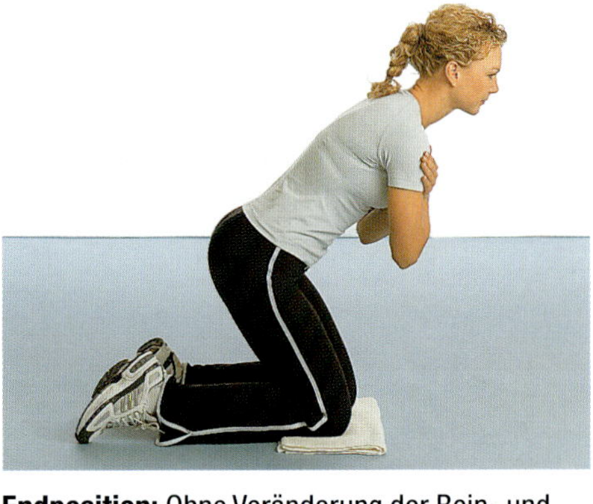

Endposition: Ohne Veränderung der Bein- und Beckenstellung den Oberkörper bis 45° aufrichten. Es folgt die Ausgangsposition.

Für den Muskeltest der **vorderen Oberschenkelkette** benötigen Sie einen Hocker, der ein rechtwinkliges Aufstellen Ihrer Beine erlaubt. Bei Bedarf können Sie sich bei der Übung an der Wand abstützen – so viel wie nötig, so wenig wie möglich. Achten Sie bei den Testteilen **vordere und hintere Oberschenkelkette** wieder auf die Atmung: Ausatmen bei der Aufwärtsbewegung.

Vordere Oberschenkelkette

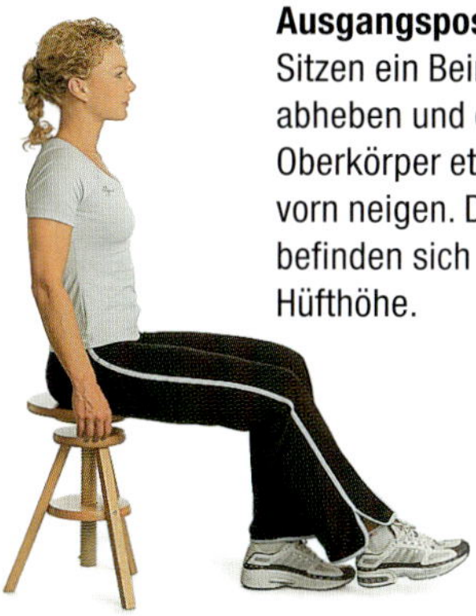

Ausgangsposition: Im Sitzen ein Bein vom Boden abheben und dabei den Oberkörper etwas nach vorn neigen. Die Hände befinden sich seitlich in Hüfthöhe.

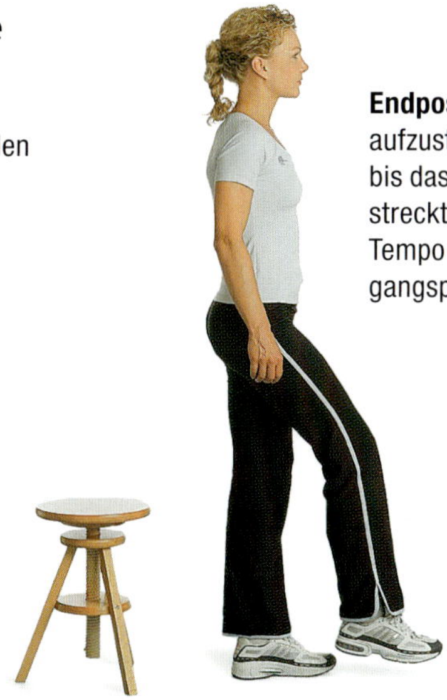

Endposition: Ohne sich aufzustützen aufstehen, bis das Standbein gestreckt ist. In gleichem Tempo wieder in die Ausgangsposition absetzen.

Hintere Oberschenkelkette

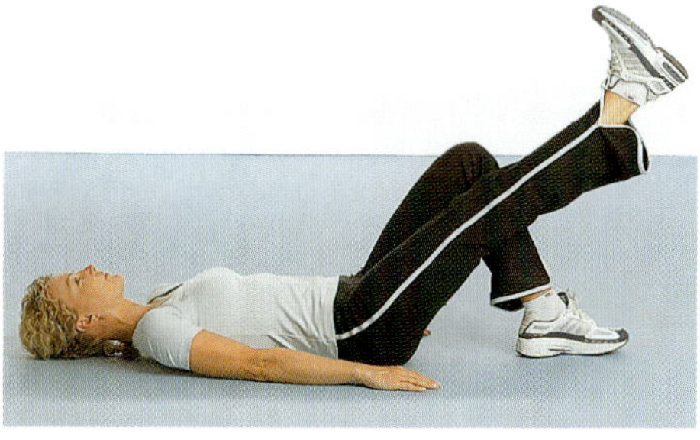

Ausgangsposition: Die Beine im 90°-Winkel aufstellen und ein Bein so ausstrecken, dass die beiden Oberschenkel parallel gehalten werden.

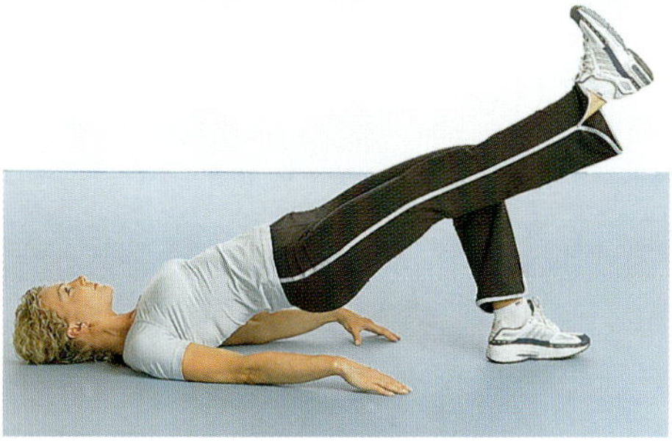

Endposition: Das Becken anheben, bis Rumpf, Ober- und Unterschenkel des gestreckten Beins eine Linie bilden. Es folgt die Ausgangsposition.

Die Auswertung

Bauchmuskulatur

Wie viele Wiederholungen schaffen Sie?					
Frauen	A	B	C	D	E
20–29 Jahre	>34	30–34	25–29	20–24	<20
30–39 Jahre	>29	25–29	20–24	15–19	<15
40–49 Jahre	>24	20–24	15–19	10–15	<10
50–59 Jahre	>19	15–19	10–14	5–9	<5
Männer	A	B	C	D	E
20–29 Jahre	>39	35–39	30–34	25–29	<25
30–39 Jahre	>34	30–34	25–29	20–24	<20
40–49 Jahre	>29	25–29	20–24	15–19	<15
50–59 Jahre	>22	20–24	15–19	10–14	<10

Rückenmuskulatur

Wie viele Wiederholungen schaffen Sie?					
Frauen	A	B	C	D	E
20–29 Jahre	>37	34–36	27–33	24–26	<23
30–39 Jahre	>35	32–34	25–31	20–24	<19
40–49 Jahre	>31	27–30	24–36	20–23	<19
50–59 Jahre	>23	21–23	16–20	12–15	<11
Männer	A	B	C	D	E
20–29 Jahre	>47	44–46	37–43	34–36	<33
30–39 Jahre	>45	42–44	35–41	30–34	<29
40–49 Jahre	>38	35–37	32–34	28–31	<27
50–59 Jahre	>33	29–32	24–28	20–23	<19

Vordere Oberschenkelkette

Wie viele Wiederholungen schaffen Sie?					
Frauen	A	B	C	D	E
20–29 Jahre	>15	12–15	8–11	5–7	<5
30–39 Jahre	>13	11–13	7–10	4–6	<4
40–49 Jahre	>11	9–11	6–8	3–5	<3
50–59 Jahre	>9	6–8	4–5	2–3	<2
Männer	A	B	C	D	E
20–29 Jahre	18	15–18	11–14	7–10	<7
30–39 Jahre	>16	13–16	9–12	5–8	<5
40–49 Jahre	>13	11–13	7–10	4–6	<4
50–59 Jahre	>12	8–11	5–7	3–4	<3

Hintere Oberschenkelkette

Wie viele Wiederholungen schaffen Sie?					
Frauen	A	B	C	D	E
20–29 Jahre	>29	25–28	21–24	18–20	<17
30–39 Jahre	>25	21–24	17–20	14–16	<13
40–49 Jahre	>23	18–22	13–17	9–12	<8
50–59 Jahre	>18	13–17	8–12	5–7	<4
Männer	A	B	C	D	E
20–29 Jahre	>36	32–35	28–31	25–27	<24
30–39 Jahre	>32	28–31	24–27	20–23	<19
40–49 Jahre	>27	22–26	17–21	12–16	<11
50–59 Jahre	>25	20–24	14–19	10–13	<9

KRAFT

WAS BEDEUTET DAS ERGEBNIS FÜR SIE?

Sie haben überwiegend A erreicht:
Gratulation, Sie haben wirklich ein überdurchschnittliches Ergebnis. Sie stecken viele Ihrer Altersgenossen locker in die Tasche. Weiter so.

Sie haben überwiegend B erreicht:
Gut, Ihre Muskeln sind prima trainiert. Sie sind für Alltag und sportliche Aktivitäten bestens gerüstet. Sorgen Sie dafür, dass es so bleibt.

Sie haben überwiegend C erreicht:
Ihr Ergebnis ist mittelmäßig. Sie sollten dennoch eine Verbesserung Ihrer Muskulatur anstreben, um auf Dauer etwas für Ihre Gesundheit zu tun. Sehen Sie sich bitte einmal genau an, wo Ihre Schwächen liegen, in der Bauch-, Rücken- oder Oberschenkelmuskulatur? Wichtig ist es für Sie jetzt, die schwache Muskelgruppe zu verbessern. Führen Sie das Bewegungsprogramm (siehe Seite 155) deswegen auf dem Level durch, das dieser Muskelgruppe entspricht, und steigern Sie sich langsam.

Sie haben überwiegend D erreicht:
Sie sollten Ihre Muskelkraft durch regelmäßiges Bewegungstraining (siehe Seite 155) und Ausdauersport (Schwimmen und Radfahren) aufbauen. Achten Sie auf genügend Bewegung auch im Alltag. Gehen Sie doch öfter mal tanzen.

Sie haben überwiegend E erreicht:
Ihre Muskulatur ist eindeutig zu schwach. Um ernsthafteren Rückenbeschwerden und auch Schmerzen langfristig vorzubeugen, sollten Sie unbedingt für mehr Bewegung sorgen. Versuchen Sie, bereits im Alltag aktiver zu sein, nehmen Sie bis zum dritten Stockwerk die Treppe anstelle der Rolltreppe oder des Fahrstuhls. Benutzen Sie für Entfernungen unter fünf Kilometern das Fahrrad anstelle des Autos und laufen Sie Entfernungen unter einem Kilometer. Wenn Sie das mehr als vier Wochen durchhalten, bewirkt das eine enorme Verbesserung Ihrer Muskeln – ähnlich, wie wenn Sie zweimal die Woche eine Stunde im Fitness-Studio trainierten. Wichtig für Sie ist aber auch ein regelmäßiges Trainingsprogramm (siehe Seite 155). Empfehlenswert sind etwa Ausdauersportarten wie Schwimmen und Radfahren, selbst tägliches Spazierengehen ist hilfreich. Sollten Sie bereits unter Beschwerden leiden, lassen Sie sich von einem Arzt untersuchen. Halten Sie sich aber unbedingt auch in diesem Fall aktiv.

Wie gut ist Ihre Koordination?

Koordination ist die Basis dafür, Bewegungen zu erlernen, sie genau zu steuern und bei Bedarf auch anpassen zu können. Dafür muss unser zentrales Nervensystem (Rückenmark und Gehirn) eine präzise Kontrolle über den gesamten Bewegungsablauf übernehmen und das Zusammenspiel der einzelnen Muskeln minutiös steuern – eine hoch komplexe Aufgabe. Beim Fahrradfahren etwa sorgt es für die nötige Balance. Gleichzeitig regelt es Lenken und Treten, sodass sie eine Einheit bilden. Die Augen nehmen gedanklich den Weg vorweg, der dann mit den Lenkbewegungen über die Hände und Arme eingeschlagen wird – das sind nur einige der vielen Koordinationsschritte. Sie erfordern Geschicklichkeit, Reaktionsfähigkeit, Rhythmusgespür und Gleichgewichts- sowie Raumgefühl – alles Fähigkeiten, die eine gute Koordination ausmachen. Je besser sie sind, desto harmonischer laufen komplexe Bewegungen ab, aber auch desto weniger Kraft benötigen wir. Man ermüdet nicht so schnell, kann leichter neue Bewegungen erlernen und vor allem falsche Bewegungen vermeiden: Das Verletzungsrisiko wird geringer.

Wie sieht das bei Ihnen aus? Wie gut ist Ihr Gleichgewichtssinn entwickelt? Gelingt es Ihnen, komplexe Bewegungsmuster auszuführen? Sie wissen es nicht genau? – Unser Test hilft Ihnen dabei, herauszufinden, wie ausgeprägt Ihr Gleichgewichtsgefühl ist und wie geschickt Sie sich bei komplizierten Bewegungsabläufen anstellen. Und er sagt Ihnen, wie Sie im Vergleich mit den meisten Ihrer Altersgruppe abschneiden.

So sind die Testübungen aufgebaut: Der Test besteht aus zwei Einheiten, einem Gleichgewichts- und einem Steuerungstest.

Was Sie benötigen: Um die Übungen ausführen zu können, brauchen Sie lediglich etwas Platz, eine Stoppuhr und Krepppapier, um die Kästchen für den Bewegungssteuerungstest auf dem Boden markieren zu können.

So einfach geht's: Sie müssen lediglich messen, wie lange Sie die Übung bzw. wie oft Sie sie ausführen können (siehe Seite 154).

Was Sie wissen sollten: Mit dem Test können Sie auch Ihre Koordination trainieren, denn häufiges Üben einer Bewegung schult die koordinativen Fähigkeiten.

Tipp:
Ihre Koordinationsfähigkeit können Sie verbessern, wenn Sie beispielsweise öfter barfuß im Sand laufen oder auf unwegsamen Wanderwegen gehen.

Wie gut sind Ihre Balance und Geschicklichkeit?

Bevor Sie mit dem Koordinationstest beginnen, sollten Sie sich auch hier wieder kurz aufwärmen, zum Beispiel, indem Sie 2 Minuten auf der Stelle gehen. Prägen Sie sich die Bewegungsabläufe gut ein und versuchen Sie, sich bei der Übung ganz auf die Bewegung und Ihre Wahrnehmung zu konzentrieren. Führen Sie den Test

Gleichgewicht

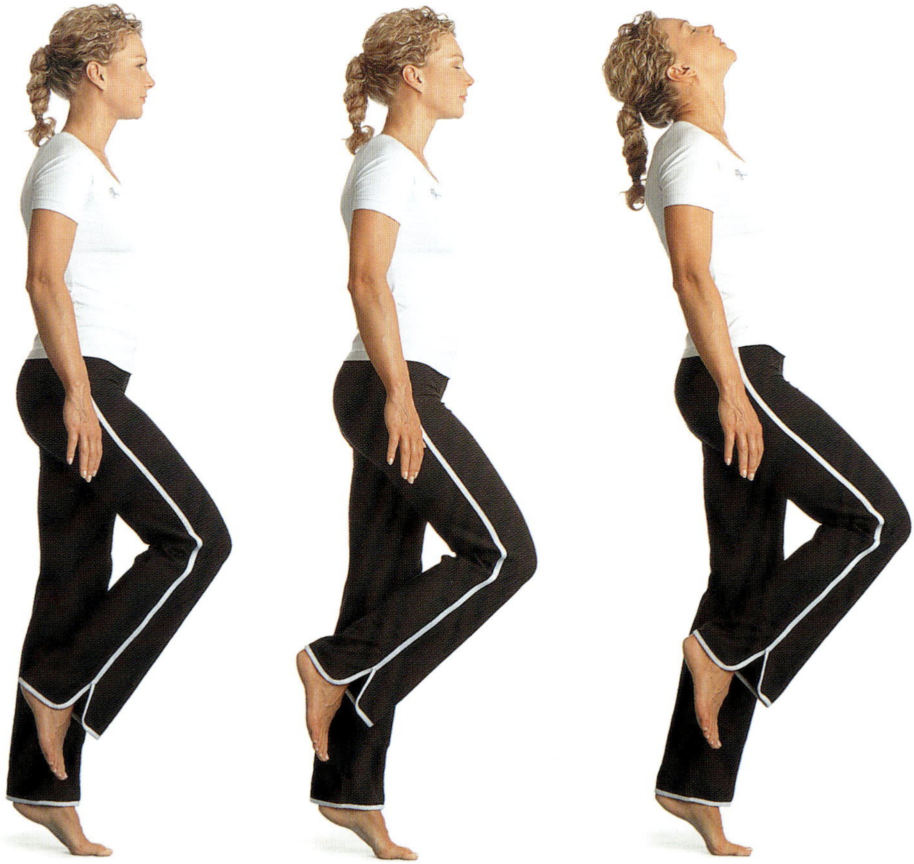

1. Es fällt Ihnen schwer, auch nur kurz das Gleichgewicht auf einem Bein zu halten.

2. Mit geschlossenen Augen gelingt es Ihnen, die Balance für wenige Sekunden zu halten.

3. Trainiert wie Sie sind, stehen Sie noch gerade, wenn Sie den Kopf in den Nacken legen.

nicht aus, wenn Sie müde sind, weil Ihre Konzentration dann bereits eingeschränkt ist. Für den **Bewegungssteuerungstest** markieren Sie sich am Boden vier im Quadrat angeordnete Rechtecke. Die Seitenlänge eines Rechtecks entspricht Ihrer Schuhgröße in Zentimeter. Das Quadrat beschriften Sie wie im Bild dargestellt.

Bewegungssteuerung

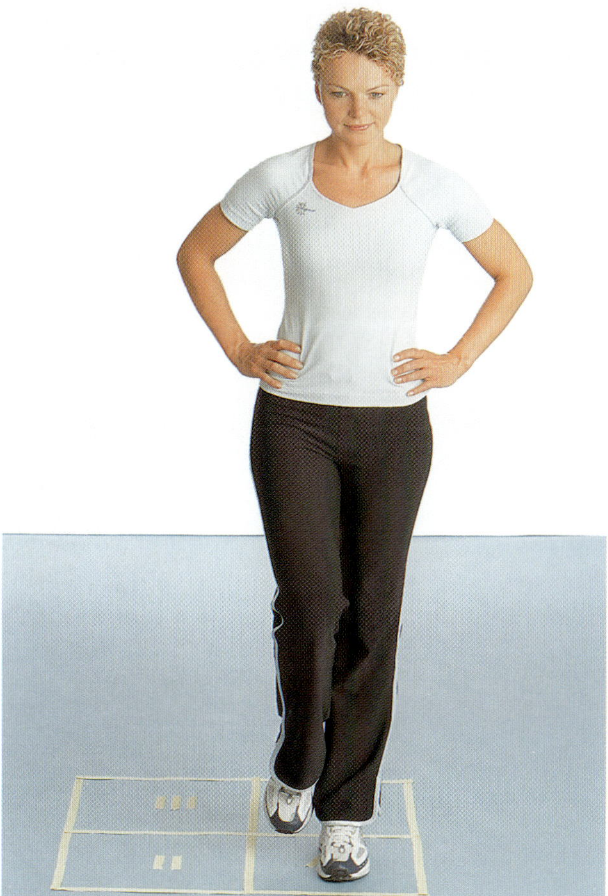

Springen Sie, ohne innezuhalten, auf einem Bein von Kästchen I bis IV, Sie beschreiben dabei eine Acht. Beginnen Sie dann wieder vorn.

Wichtiger Hinweis:
Je nach Alter wird der Steuerungstest unterschiedlich lange durchgeführt. Die 20- bis 29-Jährigen springen 30 Sekunden, die 30- bis 39-Jährigen 25 Sekunden, die 40- bis 49-Jährigen 20 Sekunden, und ab 50 Jahren wird nur 15 Sekunden gehüpft. Stellen Sie Ihre Stoppuhr vorher entsprechend ein.

Die Auswertung

Wie gut ist Ihr Gleichgewichtssinn?				
A	B	C	D	E
Position 3 gehalten	Position 2 mehr als 5 Sekunden gehalten	Position 2 nicht oder höchstens 5 Sekunden gehalten	Position 1 mehr als 5 Sekunden gehalten	Position 1 nicht oder höchstens 5 Sekunden gehalten

Wie viele Wiederholungen schaffen Sie?					
Alter	A	B	C	D	E
20–29 Jahre	>28	26–28	23–25	20–22	<20
30–39 Jahre	>24	22–24	19–21	16–18	<16
40–49 Jahre	>18	17–18	14–16	11–13	<11
50–59 Jahre	>12	10–11	8–9	5–7	<5

KOORDINATION

WAS BEDEUTET DAS ERGEBNIS FÜR SIE?

A: Ausgezeichnet! Ihre Koordination ist wirklich hervorragend.

B: Sie können zufrieden sein, Ihre Koordination ist in Ordnung. Versuchen Sie, dieses Niveau zu halten.

C: Ihre Koordination ist durchschnittlich. Versuchen Sie, sie durch regelmäßige Bewegung noch weiter zu steigern. Denn Sie wissen ja: Gute Koordination spart Kraft und schützt vor Verletzungen.

D: Mit Ihrer Koordination ist es nicht weit her. Um Sie zu verbessern, sollten Sie öfter auf wechselndem Untergrund wandern oder tanzen. Besonders empfehlenswert sind auch Ballsportarten wie Tennis, Tischtennis, Badminton oder Federball.

E: Ihre Koordination ist deutlich zu schwach, Sie bewegen sich zu wenig. Wenn Sie nicht regelmäßig Sport betreiben, versuchen Sie zumindest im Alltag Ihre Koordination zu verbessern.

Das Grönemeyer-Bewegungsprogramm

Ein Großteil der Rückenprobleme geht auf mangelnde Bewegung zurück. Wer dies verstanden hat, hat schon den ersten großen Schritt auf dem Weg zu einem gesunden Rücken geschafft und wird nunmehr selbst Verantwortung für seinen Körper übernehmen. Dazu gehört, den eigenen Alltag aktiver und mit mehr Bewegung zu gestalten. Dazu gehört aber auch, regelmäßig Sport zu betreiben, der für einen dauerhaft gesunden Rücken unerlässlich ist. Doch Training ist nicht gleich Training. Mehr als die Hälfte derjenigen, die sich im Fitness-Studio angemeldet haben, geben schon nach wenigen Monaten wieder auf. Oft ist fehlende Zeit ein wichtiger Grund dafür.

Das hier beschriebene Bewegungsprogramm kostet nicht nur wenig Zeit, sondern kann auch ohne großen Aufwand mit Gegenständen, die in jedem Haushalt vorhanden sind, durchgeführt werden. Im Sinne eines präventiven Rückentrainings ist es so konzipiert, dass es sowohl Herz-Kreislauf-System als auch Muskelkraft und Beweglichkeit positiv beeinflusst.

Mein Bewegungsprogramm kann ohne großen Aufwand mit Gegenständen, die in jedem Haushalt vorhanden sind, durchgeführt werden.

Das medizinische Zirkeltraining

»Back to balance« – so lautet das Ziel des Bewegungsprogramms: Das Programm beruht auf einer Trainingsorganisation, bei der die häufig verloren gegangene natürliche Balance zwischen den verschiedenen Muskelgruppen, den Synergisten und Antagonisten, wiederhergestellt wird. Es geht also nicht darum, einzelne Muskeln zu stärken, vielmehr soll das Zusammenspiel aller rumpfstabilisierenden Muskeln verbessert werden.

Die Methode basiert auf einer besonderen Form des Zirkeltrainings, das nacheinander die Muskeln des Rumpfes, der Beine und der Arme inklusive der Schultern kräftigt. Dazu führt man die Übungen in einer genau festgelegten Reihenfolge hintereinander aus. Man be- und entlastet auf diese Weise die einzelnen Muskeln und Muskelgruppen in einem für sie sinnvollen Rhythmus, der sie nicht überfordert.

Das Bewegungsprogramm ist so konzipiert, dass es sowohl Herz-Kreislauf-System als auch Muskelkraft und Beweglichkeit positiv beeinflusst.

Wie man trainieren soll

Das richtige Level

Jede Übung besteht aus drei verschiedenen Levels – von leicht bis schwer.

Jede Übung des Trainingsprogramms besteht aus drei verschiedenen Levels – von leicht bis schwer. Um die unterschiedlichen Muskeln in einem ausgewogenen Verhältnis zu trainieren, ist es entscheidend, dass alle Übungen jeweils auf dem gleichen Level ausgeführt werden. Erreicht man beispielsweise bei der Rücken- und Oberschenkelmuskulatur jeweils das höchste Level, bei der Bauchmuskelübung jedoch nur das mittlere, setzt man den gesamten Zirkel auf das mittlere Niveau an. Dies stärkt die bereits verkürzten und zurückgebildeten Bauchmuskeln, während die kräftigeren Muskelgruppen von Rücken und Oberschenkel ihre Leistungsfähigkeit lediglich erhalten. Sind die Bauchmuskeln gekräftigt, kann man das Niveau des gesamten Zirkels zur nächsthöheren Stufe steigern.

Der optimale Trainingspuls

Ihr Herz-Kreislauf-System und damit Ihre Ausdauer stärken Sie, wenn Sie die Übungen bei optimalem Trainingspuls ausführen.

Ihr Herz-Kreislauf-System und damit Ihre Ausdauer stärken Sie, wenn Sie die Übungen bei optimalem Trainingspuls ausführen. Diesen Pulswert sollen Sie während des Trainings zwar erreichen, aber nicht deutlich überschreiten:

- Messen Sie hierzu am besten morgens direkt nach dem Aufwachen im Bett Ihren Ruhepuls. Dazu legen Sie Zeige- und Mittelfinger an die Hals- oder die Handschlagader und zählen Ihre Herzschläge während 30 Sekunden. Multiplizieren Sie diesen Wert mit zwei.
- Berechnen Sie nun Ihren Maximalpuls, indem Sie von dem Wert 220 Ihr Lebensalter abziehen. Wer eine kardiologische Vorsorgeuntersuchung mit einem Belastungs-EKG hat ausführen lassen, kennt seinen Maximalpuls bereits.
- Ihren optimalen Trainingspuls ermitteln Sie so: Subtrahieren Sie Ihren Ruhepuls vom Maximalpuls, halbieren Sie diesen Wert und addieren Sie abschließend wieder den Ruhepuls.

Ein durchschnittlich trainierter 45-jähriger Mann etwa hat einen Maximalpuls von 220 – 45 = 175. Bei einem gemessenen Ruhepuls von 75 ergibt sich der folgende optimale Trainingspuls: 175 – 75 = 100 : 2 = 50 + 75 = 125.

Die Vorbereitungen für das Programm

Bevor Sie mit dem Training anfangen, stellen Sie die notwendigen Hilfsmittel auf und wärmen Sie sich zunächst auf. Gehen Sie dazu 2 Minuten langsam auf der Stelle und steigern Sie dann Ihr Tempo und die Höhe der Knie kontinuierlich, bis Sie Ihren Trainingspuls erreicht haben (empfehlenswert zur Kontrolle sind handelsübliche Pulsuhren, die es in jedem Sportgeschäft gibt). Halten Sie dieses Tempo etwa 5 Minuten.

Sind Sie aufgewärmt, müssen Sie zunächst herausfinden, welches Trainingslevel für Sie richtig ist. Testen Sie dazu für sich jede Übung und versuchen Sie herauszubekommen, auf welchem Level Sie den Zirkel durchführen wollen. Entscheidend für die Wahl des Levels ist, dass Sie jeweils 20 Wiederholungen in langsamem und kontrolliertem Tempo hintereinander bewältigen. Es hat sich bewährt, vor dem regelmäßigen Training nicht zu viele Übungen auf einmal zu testen. Nehmen Sie sich dazu an zwei aufeinander folgenden Tagen jeweils zwei Übungen vor, um Ihr Trainingslevel herauszufinden.

Tipp:
Dokumentieren Sie Ihre Fortschritte im Bewegungsprogramm in einem Trainingstagebuch. Hier können Sie Umfang, Trainingslevel und -dauer festhalten. Und vor allem: Sie können mit Stolz Ihre Entwicklung genießen!

Wie eine Trainingseinheit aussieht

Beginnen Sie sodann mit der ersten Übung des Zirkeltrainings und wiederholen Sie diese 15-mal, dann wechseln Sie zur nächsten Übung und führen auch hier 15 Wiederholungen durch. Machen Sie anfangs nur wenige Durchgänge eines Zirkels, es genügen schon zwei bis drei Runden. Wenn Sie längere Zeit keinen Sport mehr betrieben haben, sollten Sie mit dem Training lieber etwas zurückhaltend sein. Erst ganz langsam steigern Sie die Anzahl der Durchgänge, bis Sie kontinuierlich fünf Zirkelrunden trainieren können. Bevor Sie zum nächsthöheren Level gehen, können Sie sich weiter verbessern, indem Sie die Pausenzeiten zwischen den Übungen verkürzen und Ihr Bewegungstempo ebenfalls erhöhen. Seien Sie jedoch immer streng mit sich selber und führen Sie die Übungen sauber aus! Wie so oft ist auch hier weniger mehr. Schließlich wollen Sie die Funktionsfähigkeit Ihres Rückens verbessern und Fehlbelastungen der Wirbelsäule vermeiden! Hilfreich ist es auch, wenn Sie Ihre Fortschritte in einem Trainingstagebuch dokumentieren. Hier können Sie Umfang, Trainingslevel und -dauer festhalten.

Der Trainingszirkel 1

In diesem ersten Trainingszirkel werden die Muskelgruppen trainiert, die in unserem bewegungsarmen Alltag besonders geschwächt oder verkürzt sind, deren ausgeglichenes Kräftespiel aber wichtig für eine gute Haltung der Wirbelsäule ist. Der Zirkel besteht aus vier Übungen: dem Känguru, dem Pinguin, der Libelle und der

Känguru

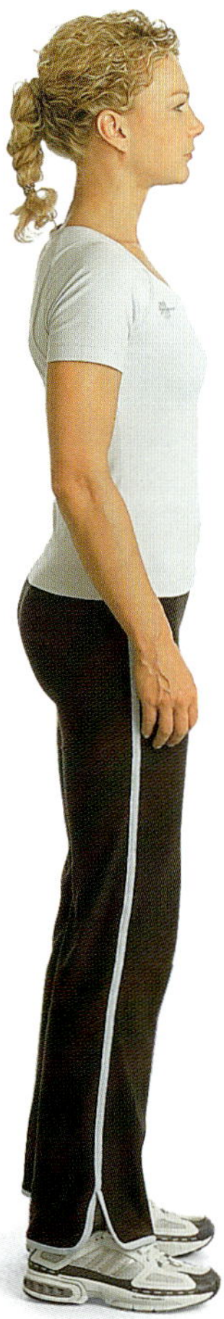

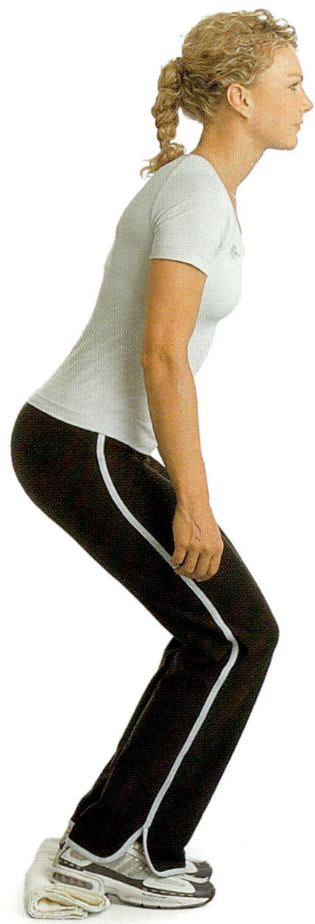

Tipp: Führen Sie die Übung flüssig hintereinander aus. Wenn Sie Probleme haben, die Rücken gerade zu halten, können Sie die Ferse mit einem gefalteten Handtuch leicht erhöhen.

Ausgangsposition: Stellen Sie sich mit hüftbreit geöffneten Beinen aufrecht hin. Die Füße zeigen leicht nach außen.

Endposition: Gehen Sie langsam in die Knie. Der gestreckte Rücken geht leicht nach vorn. Richten Sie sich wieder auf.

Garnele. Wie für den Grönemeyer-Test sind auch für das Bewegungsprogramm nur Utensilien erforderlich, die in der Regel in jedem Haushalt vorhanden sind: etwas Platz, zwei stabile Stühle, ein größeres Handtuch zum Unterlegen und eine Personenwaage. Und schon kann es losgehen.

Der Trainingszirkel kostet Sie nicht viel Zeit: Wenn Sie schon etwas geübt sind, benötigen Sie für fünf Durchgänge etwa 20 Minuten. Aber fangen Sie langsam an, zwei bis drei sorgfältig ausgeführte Runden sind für den Anfang ausreichend. Wichtig ist vor allem, dass Sie regelmäßig üben, am besten täglich oder zumindest jeden zweiten Tag. Messen Sie zwischendurch immer mal wieder Ihren Puls.

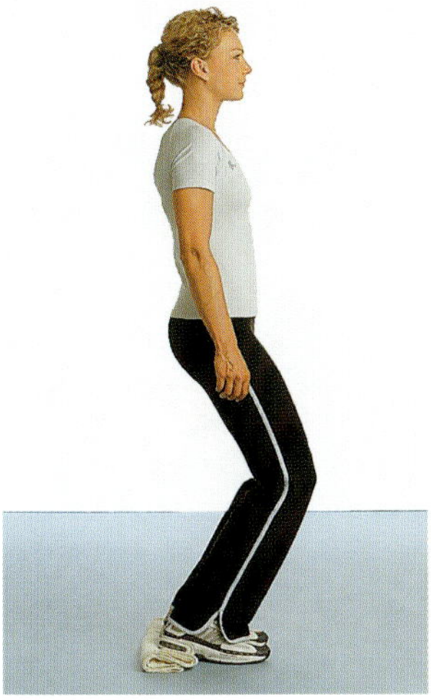

Level 1: Sie beugen die Knie so weit, dass sie etwa einen 45°-Winkel beschreiben.

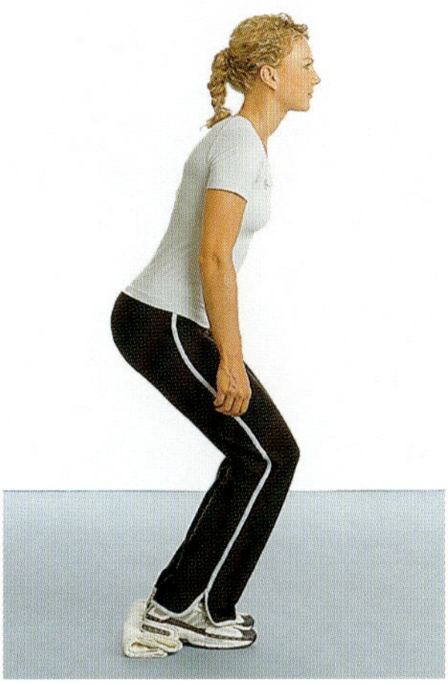

Level 2: Sie beugen die Knie so weit, dass sie etwa einen 70°-Winkel beschreiben.

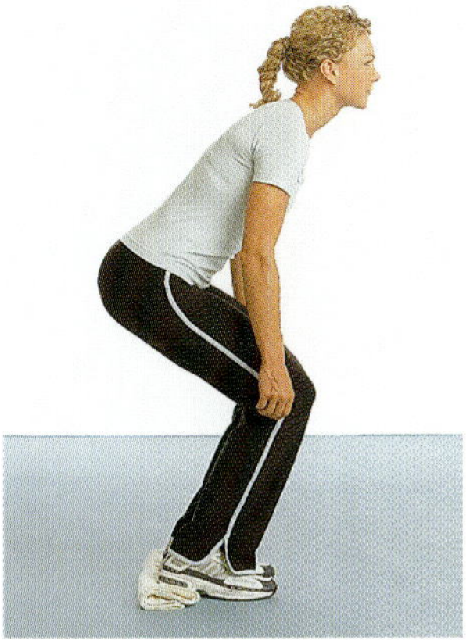

Level 3: Sie beugen die Knie so weit, dass sie etwa einen 90°-Winkel beschreiben.

DIESE MUSKELGRUPPEN TRAINIEREN SIE

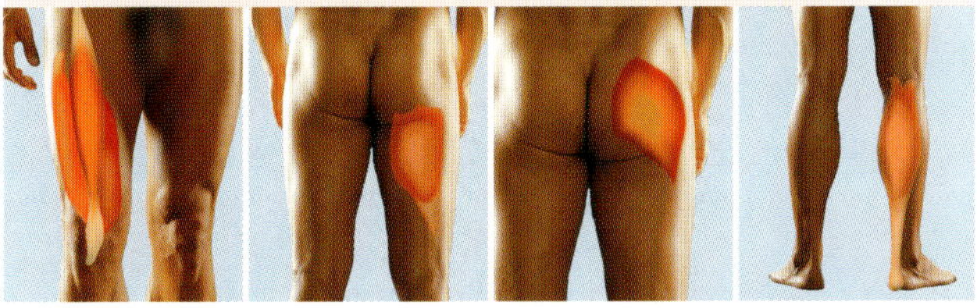

Pinguin

Für diese Übung benötigen Sie zwei Stühle mit stabiler Rückenlehne, die Ihnen bei den Rumpfstützen Halt geben sollen. Ähnlich wie bei Klimmzügen übernehmen die Arme hier einen Großteil des Körpergewichts: Im Wechsel lassen sie den Rumpf nach unten sinken und stemmen ihn dann wieder hoch. Die Beine tragen nur

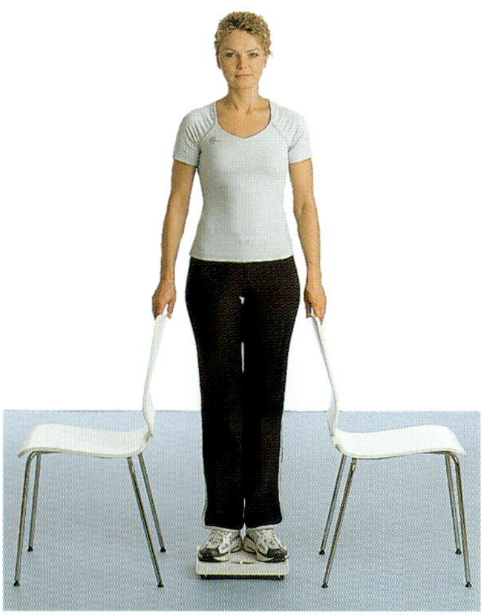

Ausgangsposition: Stellen Sie sich zwischen die hüftbreit auseinander stehenden Stühle auf die Waage (siehe Bild). Umfassen Sie die Stuhllehnen.

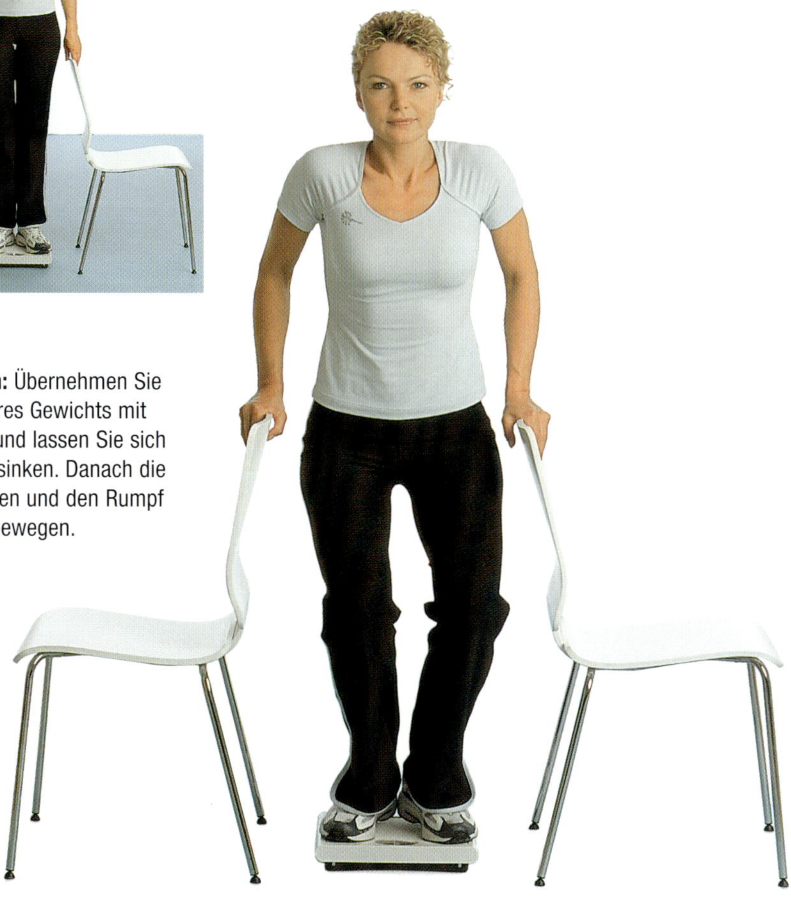

Endposition: Übernehmen Sie einen Teil Ihres Gewichts mit den Armen und lassen Sie sich nach unten sinken. Danach die Arme strecken und den Rumpf nach oben bewegen.

so viel Gewicht wie nötig, um eine flüssige, aber kontrollierte und langsame Bewegungsabfolge zu ermöglichen. Atmen Sie beim Hochstemmen des Körpers jeweils aus, beim Absenken wieder ein.

Diese Übung trainiert nicht nur bestimmte Rücken-, Brust- und Schultermuskeln. Vielmehr dient sie auch als Entlastungshilfe für die Bandscheiben und trägt damit entscheidend zur Verbesserung ihrer Elastizität und ihres Stoffwechsels bei: Da die Bandscheiben nicht über Blutgefäße mit Nährstoffen versorgt werden, sind sie auf den Wechsel von Druck und Zug angewiesen, der einen osmotischen Prozess in Gang setzt: Er bewirkt den Transport von Glukose, Aminosäuren, Sauerstoff und Flüssigkeit (siehe Seite 37). Wiederholen Sie diese Übung daher am Ende des Bewegungsprogramms noch einige Male und bauen Sie sie vor allem beim Trainingszirkel 2 immer mal wieder in Ihre Pausen mit ein. Bereits fünf Wiederholungen bei fünf Sekunden Entlastung fördern den Stoffwechsel Ihrer Bandscheibe.

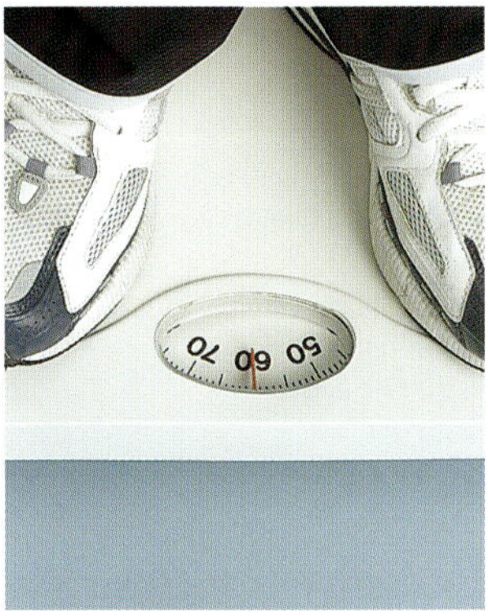

Level 1: Bei der Abwärtsbewegung übernehmen Ihre Arme 30 Prozent Ihres Körpergewichts.

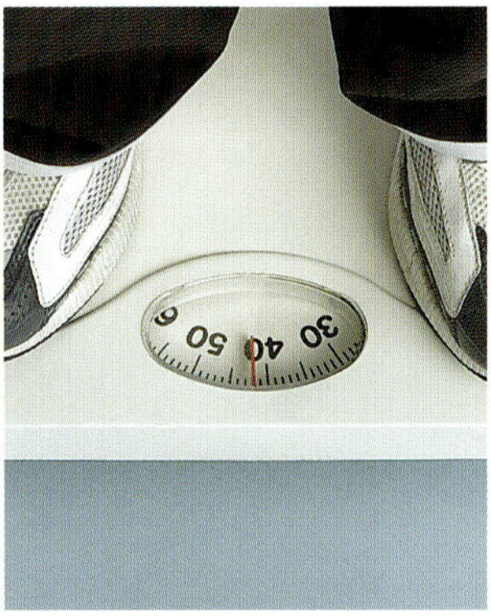

Level 2: Etwas schwieriger wird es, wenn Ihre Arme 50 Prozent Ihres Körpergewichts halten.

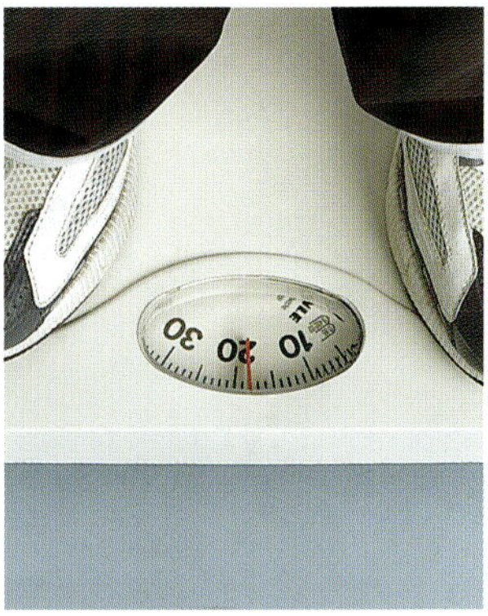

Level 3: Wenn Sie trainiert sind, übernehmen Ihre Arme 70 Prozent Ihres Körpergewichts.

DIESE MUSKELGRUPPEN TRAINIEREN SIE

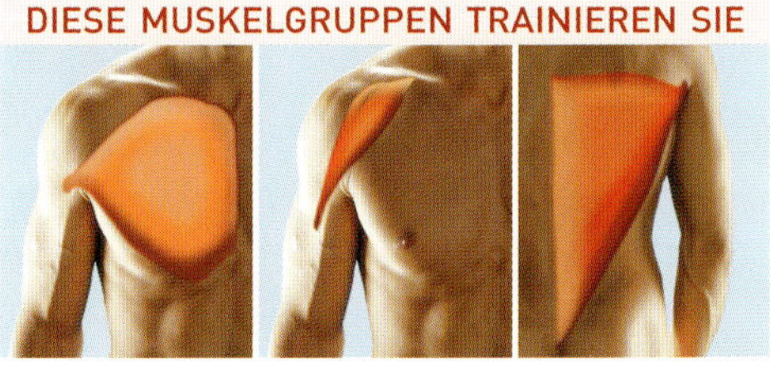

Libelle

Bei dieser Übung heben und senken Sie Ihren Oberkörper aus der Bauchlage heraus. Die Füße stehen auf den Zehenspitzen. Auch hier gilt wieder: Führen Sie langsame Bewegungen durch und meiden Sie ruckartige Veränderungen Ihrer Körperspannung. Beim Hochheben des Oberkörpers atmen Sie aus, bei der Abwärtsbewegung atmen Sie wieder ein.

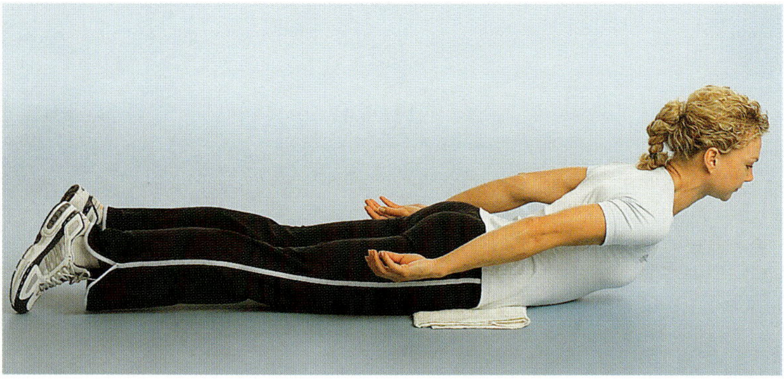

Heben Sie Ihren Oberkörper gleichmäßig an, bis Ihre Gesäßmuskeln angespannt sind. 2 Sekunden Position halten und Oberkörper senken.

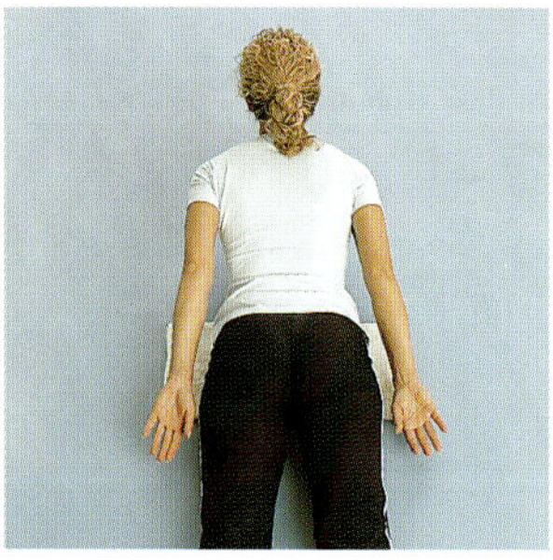

Level 1: Ihre Arme halten Sie nach hinten gestreckt auf Höhe der Beine, die Handflächen zeigen nach oben.

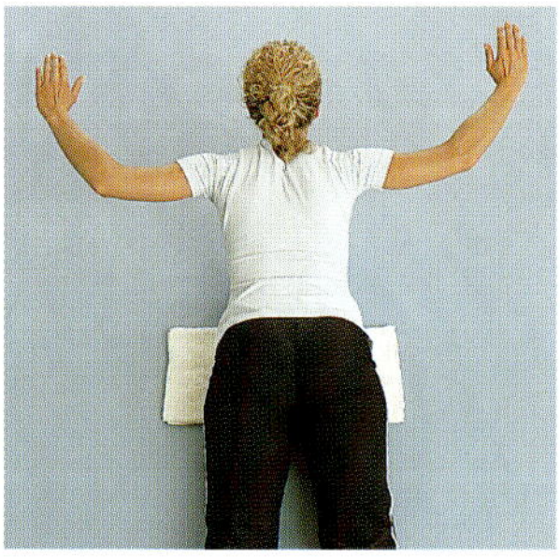

Level 2: Sie steigern die Übung, in dem Sie die Arme im rechten Winkel etwa auf Höhe Ihrer Ohren halten.

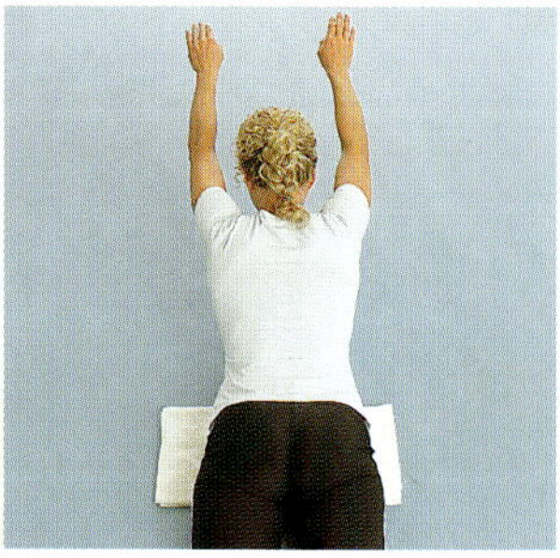

Level 3: Noch schwieriger wird die Übung, wenn Sie die Arme gestreckt nach vorn auf Höhe Ihrer Ohren halten.

DIESE MUSKELGRUPPEN TRAINIEREN SIE

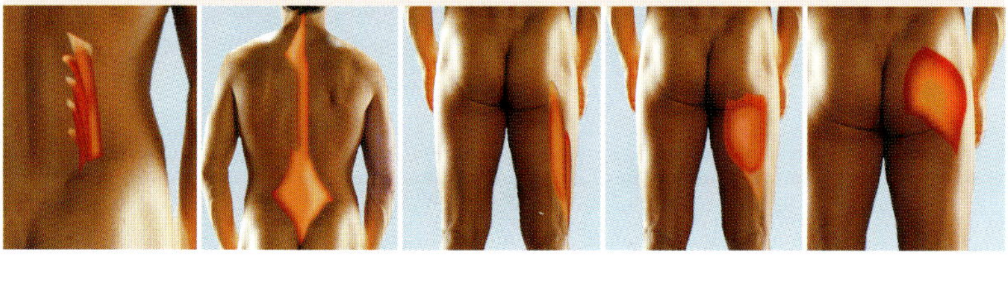

Garnele

In Rückenlage wird der Rumpf aus der Brust- und Lendenwirbelsäule heraus nach rechts und links gedreht. Während der gesamten Übung bleiben Arme und Schulterblätter im Kontakt mit dem Boden. Beim Absenken der Beine atmen Sie ein, beim Aufrichten aus. Führen Sie die gesamte Bewegung in gleichem Tempo aus. Bei akuten Rückenschmerzen sollten Sie diese Übung nicht machen!

Legen Sie sich auf den Boden und strecken Sie die Arme senkrecht zum Körper aus. Die Handflächen zeigen nach unten. Winkeln Sie entsprechend Ihrem Level die Beine an und drehen Sie sie nach rechts und links so weit wie möglich zur Seite.

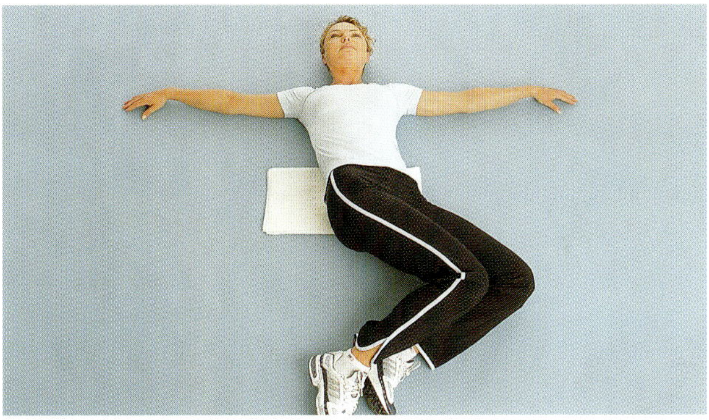

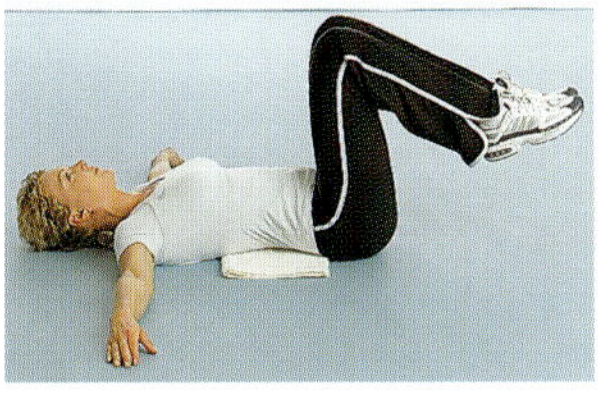

Level 1: Für den Anfang genügt es, die Beine etwa in 45°-Neigung anzuwinkeln und sich aus dieser Position zu drehen.

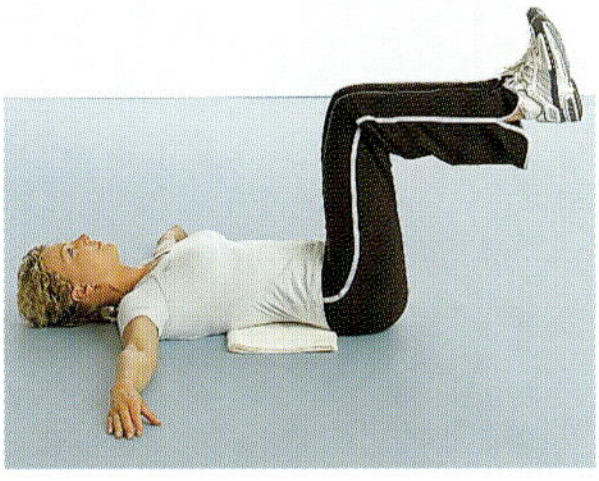

Level 2: Sie steigern die Übung, indem Sie die Beine so anwinkeln, dass die Unterschenkel parallel zum Boden sind.

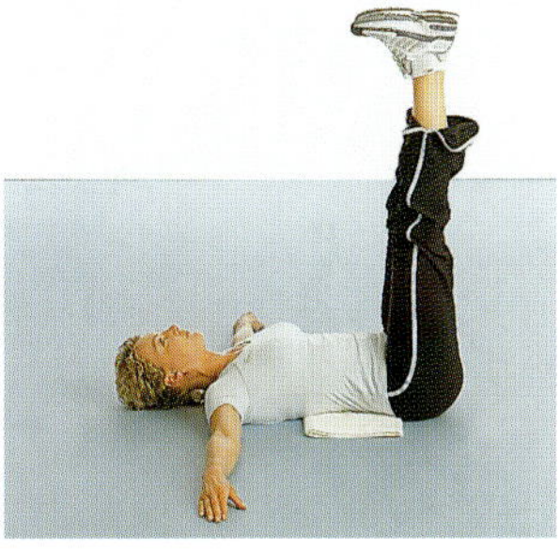

Level 3: Der Fortgeschrittene streckt die Beine senkrecht nach oben und neigt sie dann nach rechts oder links.

DIESE MUSKELGRUPPEN TRAINIEREN SIE

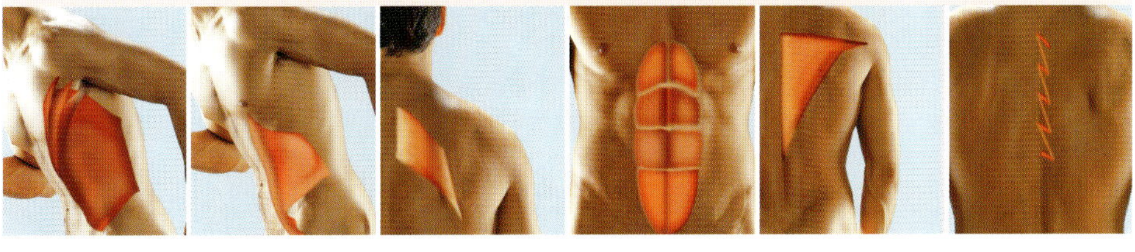

Der Trainingszirkel 2

Wie der erste Zirkel hat auch dieser Trainingszirkel das Ziel, die rumpfstabilisierenden Muskeln gleichmäßig zu trainieren. Doch werden hier im Einzelnen etwas andere Muskeln angesprochen, außerdem ist er intensiver und mit fünf Zirkelsta-

Flamingo an der Wand

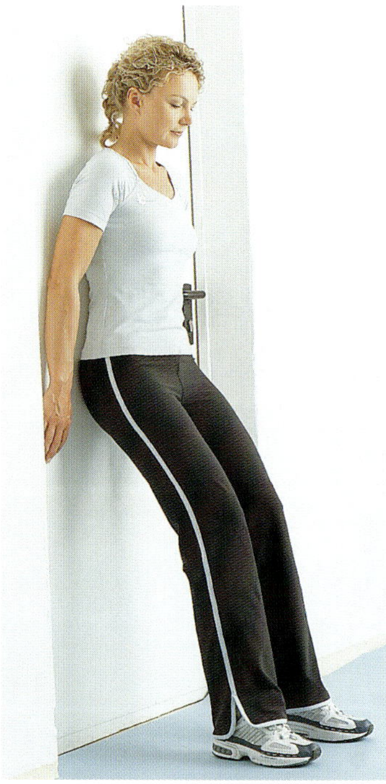

Ausgangsposition: So an eine Tür stellen, dass Schulter und Becken mit ihr in Kontakt sind. Die Ferse ist etwa anderthalb Fußlängen von der Tür entfernt.

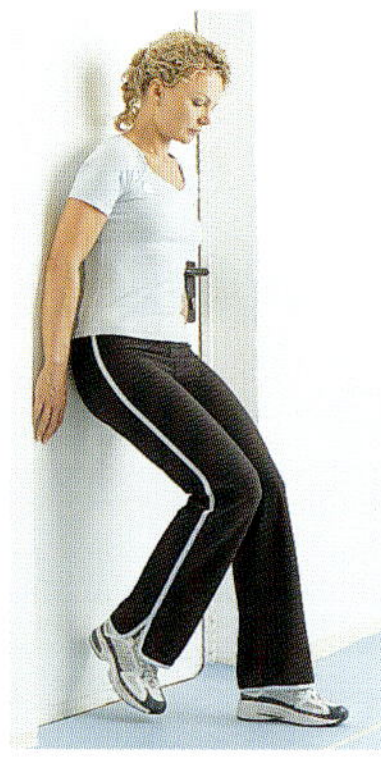

Endposition Level 1: Einbeinig so weit nach unten gehen, bis Sie unter Ihrem Knie die Fußmitte gerade erkennen.

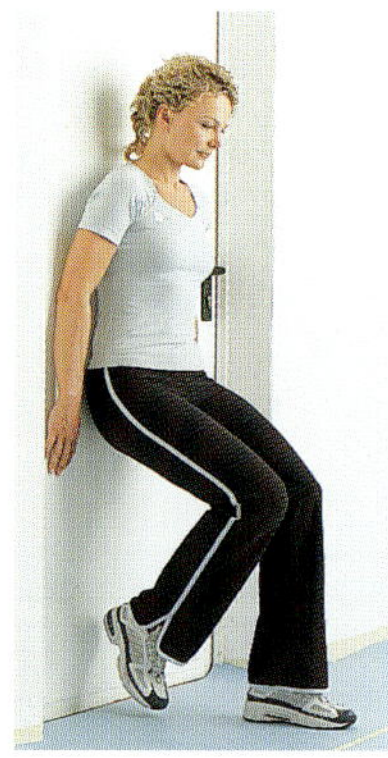

Endposition Level 2: Einbeinig so weit nach unten gehen, bis Sie unter Ihrem Knie die Fußspitze gerade erkennen.

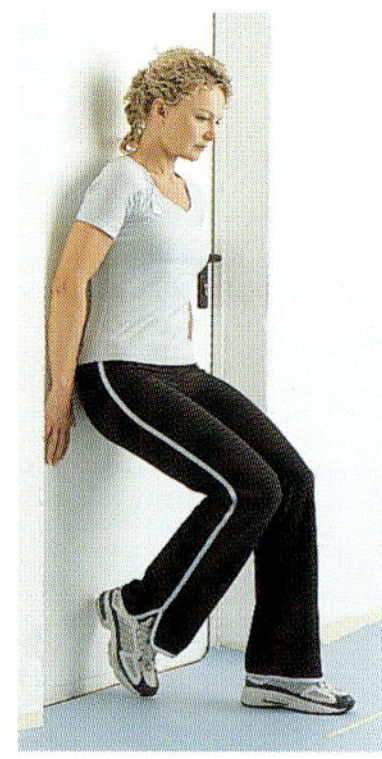

Endposition Level 3: Einbeinig so nach unten gehen, bis Ihr Knie 5 Zentimeter über die Fußspitze hinaus ragt.

DIESE MUSKELGRUPPEN TRAINIEREN SIE

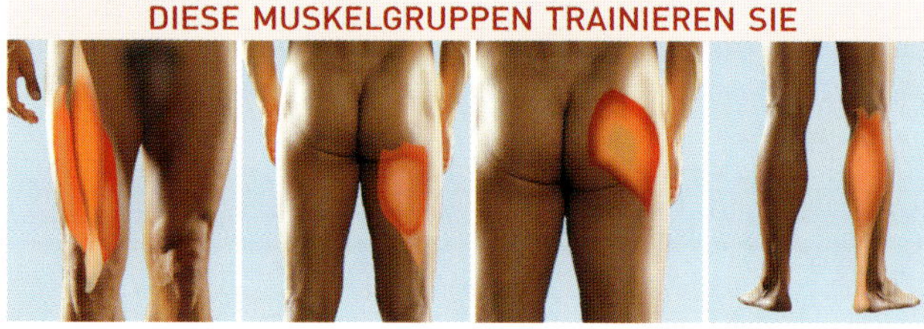

tionen auch länger: Sie benötigen für fünf Durchgänge des Zirkels etwa 30 Minuten. Diesen Zirkel sollten Sie sich also erst vornehmen, wenn Sie den ersten schon gut beherrschen – und um etwas Abwechslung in Ihr tägliches Training zu bringen.

Heuschrecke

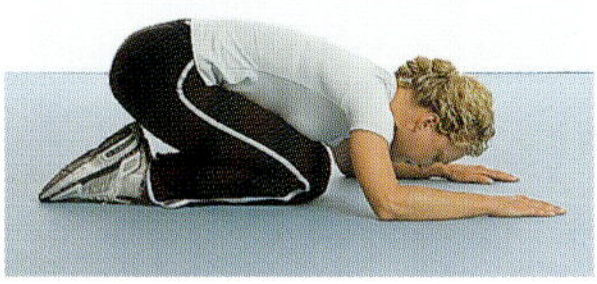

Ausgangsposition Level 1: Beugen Sie sich aus dem Kniestand nach vorn, die Ellenbogen liegen dicht an den Knien.

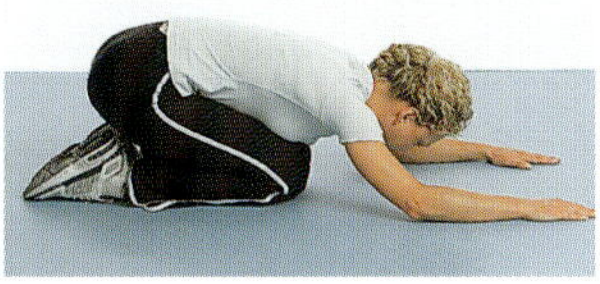

Ausgangsposition Level 2: Beugen Sie sich aus dem Kniestand nach vorn, die Ellenbogen sind auf Höhe des Ohres.

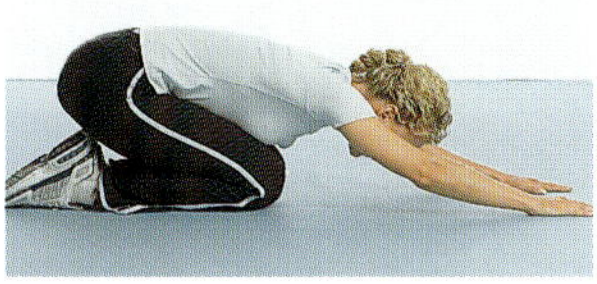

Ausgangsposition Level 3: Beugen Sie sich aus dem Kniestand nach vorn, die Arme werden nach vorn ausgestreckt.

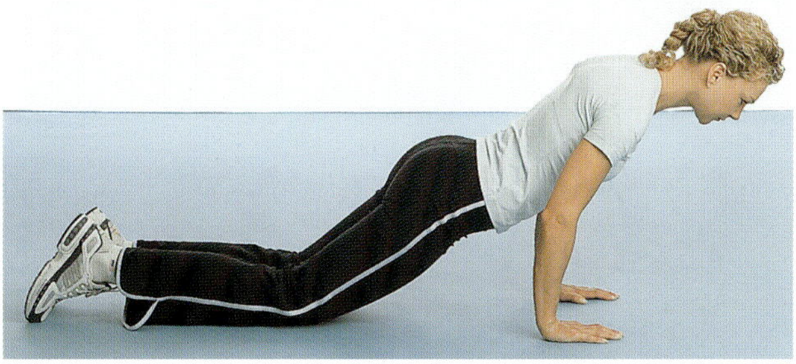

Endposition: Schieben Sie Ihren Rumpf nach vorn und verlagern Sie dabei das Gewicht auf die Hände. Dabei sollten Sie langsam und ruhig ausatmen. Anschließend gehen Sie zurück in die Ausgangsposition.

DIESE MUSKELGRUPPEN TRAINIEREN SIE

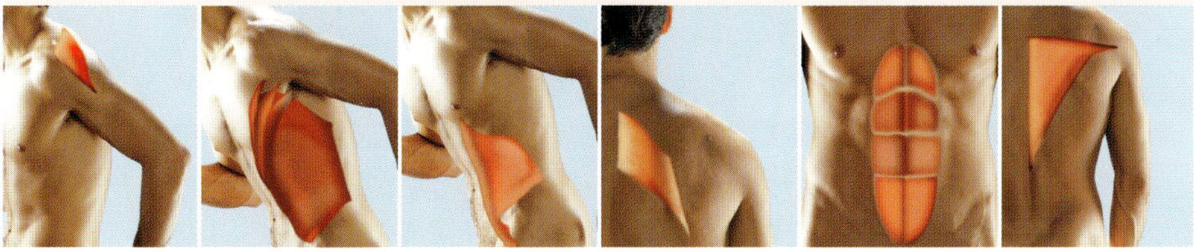

Büffel

Für diese Übung benötigen Sie einen stabilen Stuhl. Damit das Becken nicht auf der harten Fläche aufliegen muss, kann ein Handtuch untergelegt werden. Die Bewegung, das Auf- und Abbewegen eines Beines, sollten Sie wieder ganz flüssig ausführen. Wechseln Sie nach acht Wiederholungen die Beinseite.

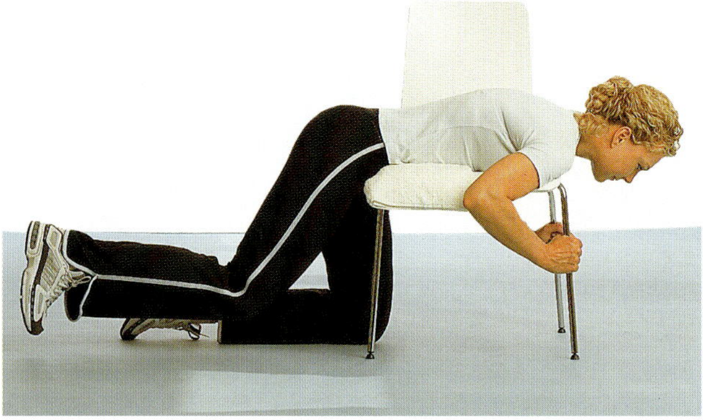

Ausgangsposition: Legen Sie sich bäuchlings auf einen Stuhl, sodass die Hüfte gerade aufliegt. Halten Sie sich an den Stuhlbeinen fest. Die Beine sind im rechten Winkel gebeugt.

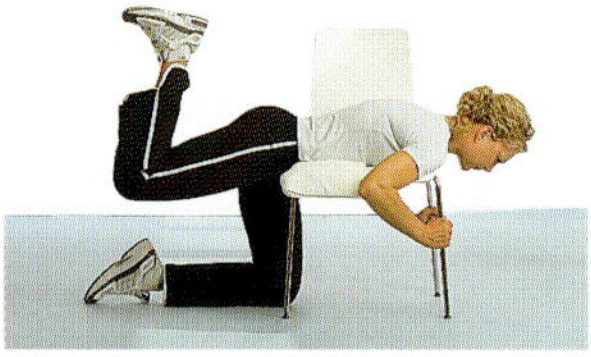

Endposition Level 1: Heben Sie ein Bein und winkeln Sie es nach hinten in 45° ab.

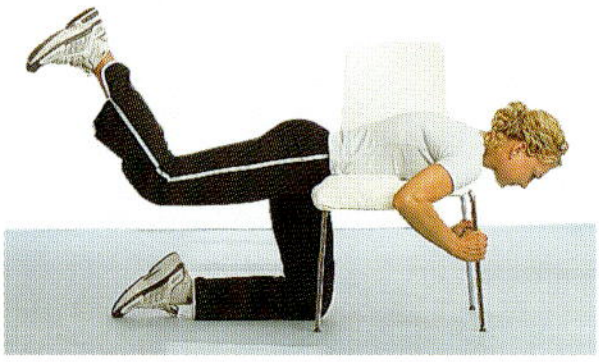

Endposition Level 2: Heben Sie ein Bein und winkeln Sie es nach hinten in 90° ab.

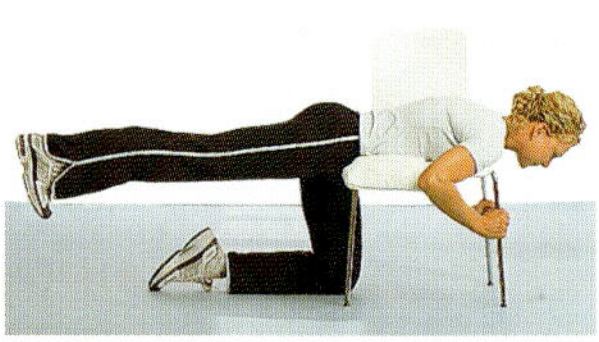

Endposition Level 3: Heben Sie ein Bein und strecken Sie es nach hinten aus.

DIESE MUSKELGRUPPEN TRAINIEREN SIE

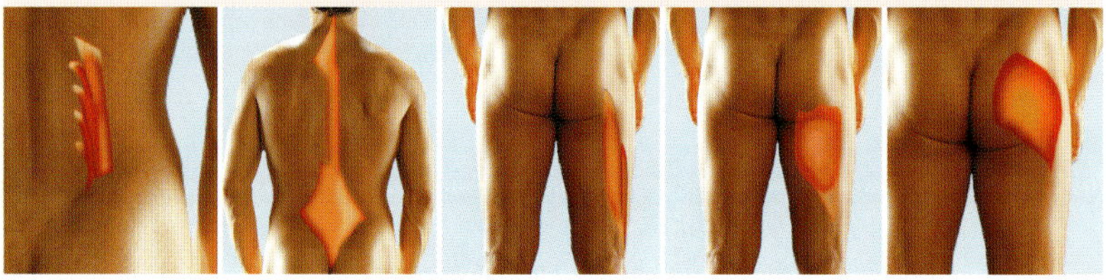

Robbe

Hier wird der Rumpf auf und ab bewegt. Damit der Arm etwas abgepolstert wird, können Sie ein gefaltetes Handtuch unterlegen. Optimal ist bei dieser Übung ein Tempo von einer Sekunde pro Bewegung. Wechseln Sie nach jedem Trainingsdurchlauf die Beinseite.

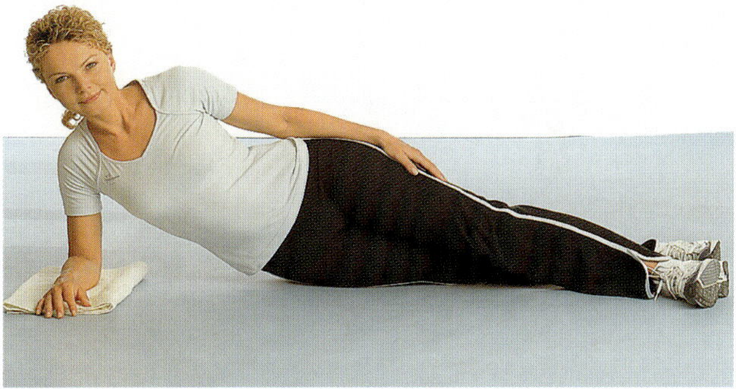

Ausgangsposition: Legen Sie sich in Seitenlage auf den Boden, nehmen Sie dabei ein Bein leicht vor das andere. Den unteren Arm stützen Sie unter Ihrer Schulter auf.

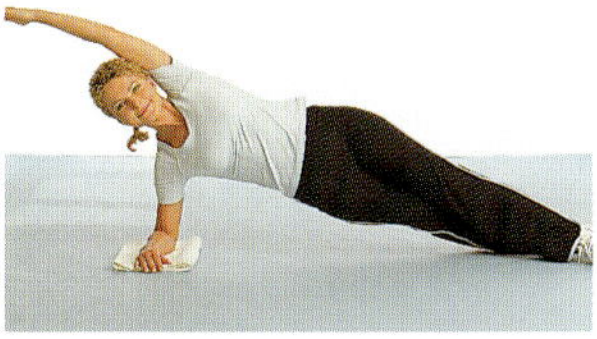

Level 1: Den oberen Arm strecken und das Becken heben, bis der Rumpf gestreckt ist.

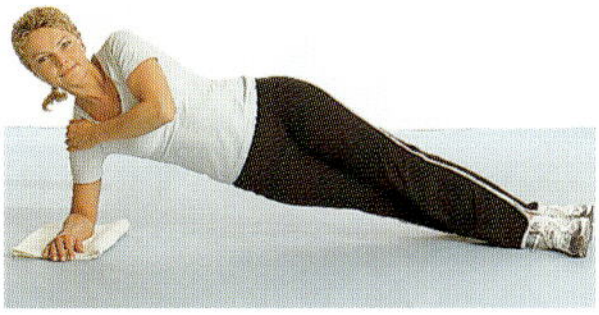

Level 2: MIt dem oberen Arm zur unteren Schulter greifen und das Becken wieder heben.

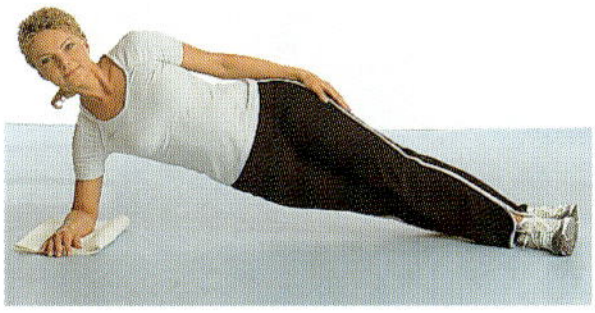

Level 3: Den oberen Arm auf den Oberschenkel legen und das Becken wieder heben.

DIESE MUSKELGRUPPEN TRAINIEREN SIE

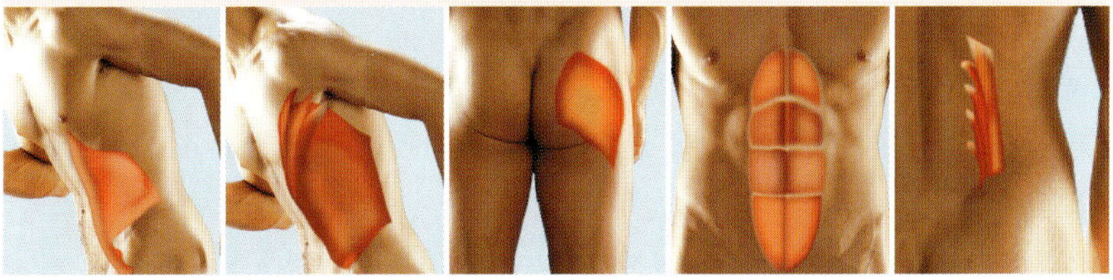

Gecko

Diese Übung ist für die Kräftigung Ihres Rückens nahezu optimal – es sollte eigentlich immer jemand unter Ihrem Küchentisch »hängen«. Natürlich geht auch jeder andere, stabile Tisch. Auch hier atmen Sie beim Hochziehen Ihres Körpers mit der Bewegung aus und beim Senken wieder ein.

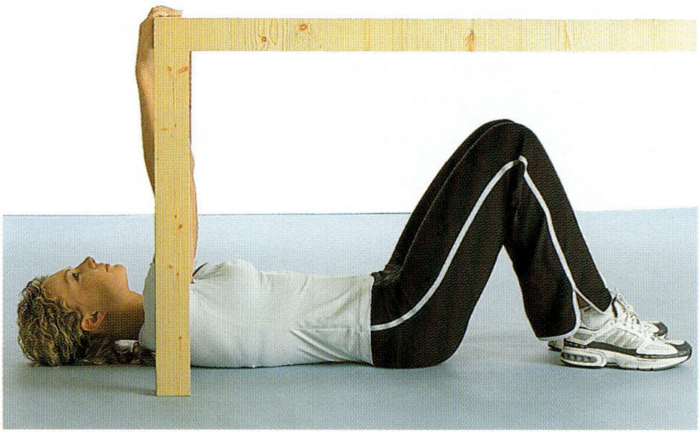

Ausgangsposition: Sie liegen so unter dem Tisch, dass die Schultern etwa auf Höhe der Tischkante sind. Mit den Händen halten Sie sich an der Tischplatte fest. Die Füße sind je nach Level angewinkelt oder ausgestreckt.

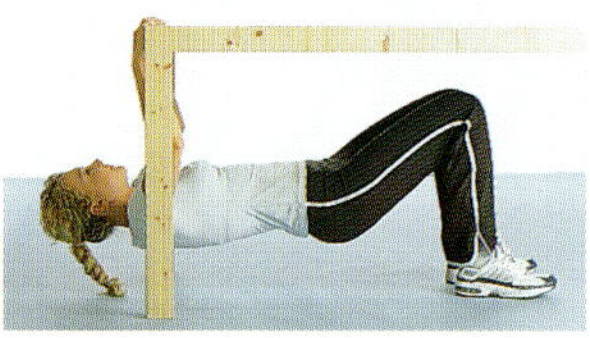

Level 1: Winkeln Sie Ihre Beine im spitzen Winkel an. Ziehen Sie sich am Tisch, so weit es geht, hoch, der Rumpf bleibt gerade.

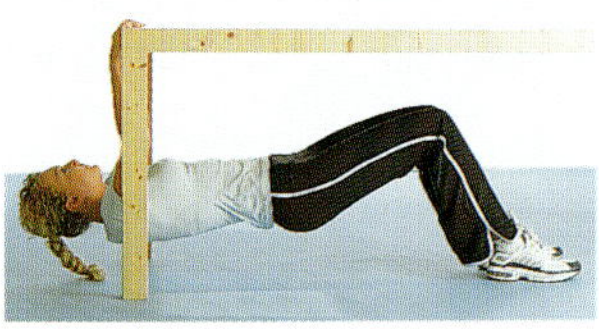

Level 2: Winkeln Sie Ihre Beine im rechten Winkel an. Ziehen Sie sich am Tisch, so weit es geht, hoch, der Rumpf bleibt gerade.

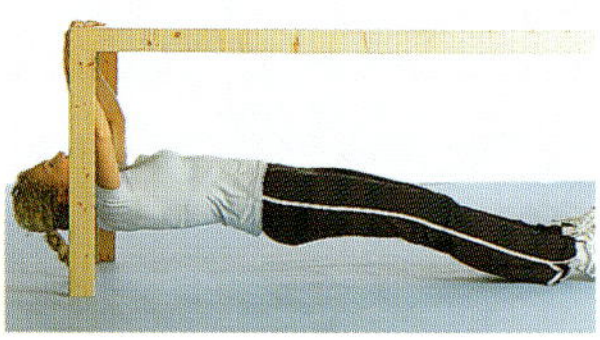

Level 3: Strecken Sie Ihre Beine nach vorn aus. Ziehen Sie sich am Tisch, so weit es geht, hoch, der Rumpf bleibt gerade.

DIESE MUSKELGRUPPEN TRAINIEREN SIE

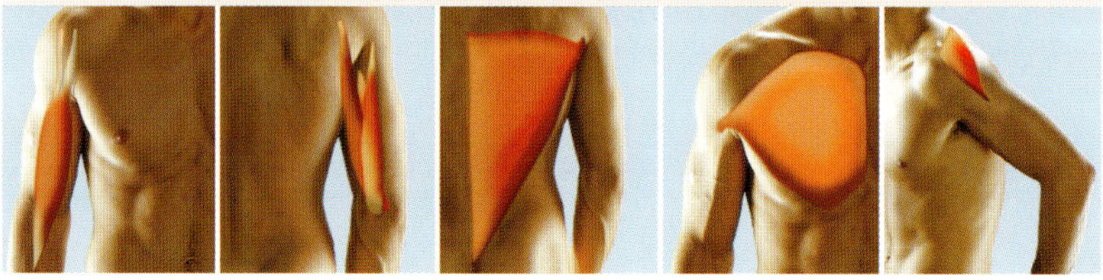

Sport und Spiel

Wussten Sie, dass Sie, wenn Sie es schaffen, nur fünf Minuten auf einem Bein zu stehen, alle Muskeln Ihres Körpers trainieren – vor allem die, welche für die feinmotorische Koordination wichtig sind? Auch speziell für Ihren Rücken können Sie mit minimalen Mitteln schon Beachtliches tun, zum Beispiel auf einem Bein stehen oder Tango tanzen. Mit solchen unangestrengten Bewegungsformen trainieren Sie Ihre Feinmotorik, und die ist letzten Endes dazu da, Ihren Körper im Gleichgewicht zu halten und einseitige Belastungen zu verhindern. Die meisten Verletzungen durch Stürze entstehen nicht dadurch, dass die Muskeln nicht stark genug waren, um den Körper zu tragen. Sie entstehen dadurch, dass das Gehirn von den feinmotorischen Muskeln nicht ausreichend mit Informationen versorgt wird, um das Gleichgewicht zu halten.

Mehr als 60 Prozent der Erwachsenen, kritisiert die Weltgesundheitsbehörde WHO, bewegen sich viel zu wenig. Jeder Vierte ist sogar völlig passiv.

Beweglich bleiben – im Körper und im Kopf

Der westliche Lebensstil hat die Bewegung sträflich vernachlässigt. Besonders drastisch zeigt sich das bei den Kindern (siehe Seite 186). Sie übernehmen den immobilen Lebensstil, den ihre Eltern ihnen vorleben. Mehr als 60 Prozent der Erwachsenen, kritisiert die Weltgesundheitsbehörde WHO, bewegen sich viel zu wenig. Jeder Vierte ist sogar völlig passiv. Dabei leistete der Mensch noch vor etwas mehr als 100 Jahren 90 Prozent der Energie, die für die Volkswirtschaft gebraucht wurden.

Die Rolltreppe links liegen lassen und Treppen steigen, zu Fuß ins Büro gehen, mit dem Fahrrad einkaufen – im Alltag gibt es zahlreiche Möglichkeiten, sich zu bewegen, ohne gleich zum Leistungssportler zu werden. In China treffen sich die Nachbarn eines Viertels am Abend an der Straßenecke und tanzen zu der Musik, die aus einem eilig aufgestellten Lautsprecher kommt. Oder sie gehen morgens in die Parks und auf die Plätze, um Tai Chi zu machen. Es gibt viele Formen, beweglich zu bleiben. Im Körper und im Kopf, denn beide gehören zusammen.

Dabei leistete der Mensch noch vor etwas mehr als 100 Jahren 90 Prozent der Energie, die für die Volkswirtschaft gebraucht wurden.

Ich bin immer wieder beeindruckt, wie leicht ich werde, wenn ich selbst Tai Chi übe. Außerdem ist es ein wunderschöner Anblick, wenn Menschen sich dabei mit enormer Eleganz bewegen.

Eigenverantwortung für die Gesundheit mit Rückenschulen

Rückenschulen helfen, sich Bewegungsabläufe im Alltag, wie richtiges Sitzen oder Stehen bewusst zu machen und zu ändern!

Spezielle Rückengymnastik war zum ersten Mal 1825 von dem französischen Chirurgen und Gesundheitspionier Jacques-Mathieu Delpech entwickelt worden. 1969 wurde in Stockholm die erste Rückenschule (Svenska Ryggskola) gegründet, der bald andere in den USA und ab Mitte der 80er-Jahre auch in Deutschland folgten. Solche Rückenschulen haben nicht nur zum Ziel, den Rücken durch Aufbau der Muskeln zu stärken, sondern sie versuchen in einem interdisziplinären Ansatz, ihren Besuchern bewusst zu machen, wie sie ihrem Rücken schaden und was sie selbst aktiv zu seinem Schutz beitragen können.

Rückenschulen, die etwa als Teil der betrieblichen Gesundheitsvorsorge angeboten werden, wird immer wieder der Vorwurf gemacht, hätten keinen nachgewiesenen Nutzen. Ich halte dieses Argument für falsch. Alles, was den Menschen hilft, Eigenverantwortung für ihre Gesundheit zu übernehmen, wird sich langfristig auszahlen.

Der Amerikaner Joseph Pilates (1880–1967) kombinierte Elemente der fernöstlichen Gesundheitsübungen mit westlicher Gymnastik. Er verband Koordinations- und Atemübungen mit Stretching und Krafttraining. Seine Übungen dienen vor allem der Stabilisierung, Mobilisierung und Kräftigung der Körpermitte. Neben allgemeinen Übungen gibt es solche, die gezielt Schmerzen im Nacken- oder Kreuz behandeln. Für Rückenschmerzpatienten entworfen wurde außerdem ein Kompaktprogramm des

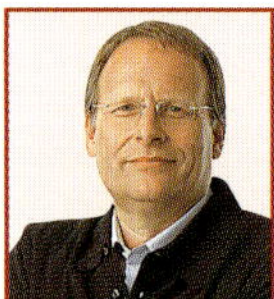

MEIN STANDPUNKT

Die Zukunft der Gesundheit

Lange zu leben ist ein kulturelles Leitmotiv unserer Gesellschaft. Gesundheit wird deshalb zum Megatrend der Zukunft. Dieser erzeugt neue Nachfrage nach Wissen und Bildung, neue Berufsbilder und Lebensmuster. Der Wellness-Boom der letzten Jahre wird sich von einer Lifestyle-Branche zu einer ganzheitlich orientierten Lebensweise wandeln. Dies wird um die Fähigkeit erweitert sein, sich richtig zu ernähren und fit zu bleiben, um Techniken, mit dem alles beherrschenden Stress besser fertig zu werden und um die Kompetenz zu lebenslangem Lernen. Ich bin davon überzeugt, dass die Medizin der Zukunft in der Gesundheitsvorsorge ein wesentliches Kompetenzfeld erobern kann, um diese Prozesse zu unterstützen.

Kölner Forschungs- und Präventionszentrums FPZ. Nach einer ausführlichen Untersuchung der Muskelfunktionen werden je nach persönlichen Defiziten Trainingsprogramme aufgebaut, die Kraftübungen mit Dehnungs-, Entspannungs- und Beweglichkeitsübungen verbinden.

Isometrische Übungen verlangen hingegen nur ein Anspannen einzelner Muskelgruppen: Solche Übungen zur Muskelkräftigung sind häufig Teil einer Krankengymnastik.

In Bochum arbeitet unser Institut mit einem eigenen Entwicklungszentrum für Prävention und Sportrehabilitation zusammen. Dieses interdisziplinäre Konzept, an dem Ärzte, Psychologen, Diplom-Sportlehrer und Krankengymnasten beteiligt sind, bietet den Teilnehmern ein breit gefächertes Spektrum an Aktivitäten – von Übungen für bestimmte Symptomenbilder bis hin zu Programmen, die einfach nur Spaß machen.

Welche Sportarten sind geeignet?

Die Frage nach der geeigneten Sportart hängt in erster Linie von Ihren persönlichen Vorlieben und danach erst von Ihrer Koordination ab. Sport soll vor allem Spaß machen. Dennoch gibt es ein paar Dinge, die man über die einzelnen Sportarten wissen sollte (siehe Seite 172–175): Radfahren ist ein wunderbares Ausdauertraining. Der Körper muss nicht das ganze Gewicht tragen. Verwenden Sie aber kein Rennrad, da die gebückte Haltung Ihrem Kreuz schaden könnte.

Es gibt viele Formen, beweglich zu bleiben. Im Körper und im Kopf, denn beide gehören zusammen.

Schwimmen ist ein ideales Krafttraining für den Rücken. Der Auftrieb des Wassers trägt Sie und belastet Ihre Wirbelsäule kaum. Rückenschwimmen und Kraulen ist dabei rückenfreundlicher als das Brustschwimmen

Gut sind auch lange Spaziergänge oder Nordic Walking auf weichem Untergrund oder Langlaufen. Reiten trainiert die Muskelkraft genauso wie die Feinmotorik und übt positiven wechselnden Druck auf die Bandscheiben aus.

Ich empfehle immer wieder Tanzen, da die Musik emotional stimuliert, entspannend auf die Seele und damit auch auf die Muskulatur wirkt. Die Bewegungen des Tanzens wirken wie ein Stretching und lösen spielerisch Blockaden.

SPORTARTEN – WELCHE NUTZEN, WELCHE RISIKEN HABEN SIE?

Sportart	Nutzen	Belastungen und Risiken
Aerobic 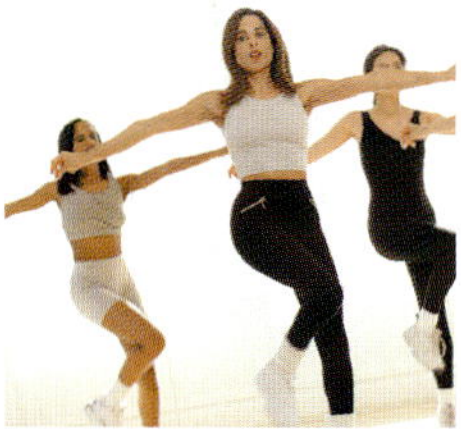	Wichtige Muskelgruppen werden gekräftigt, vor allem wird spielerisch die Bewegungskoordination geschult. Im richtigen Maß ausgeübt stärkt Aerobic das Herz-Kreislauf-System und erhöht die körperliche Ausdauer. Sinnvoll ist ein einstündiges Training dreimal pro Woche. Um einseitige Gelenkbelastungen zu vermeiden, sollten Sie die Trainingsinhalte möglichst häufig wechseln.	Bandscheiben- und Gelenkbelastungen sind gering. Der Belastungspuls ist oft durch die aufputschende Musik um 15 bis 20 Schläge höher.
Bergwandern 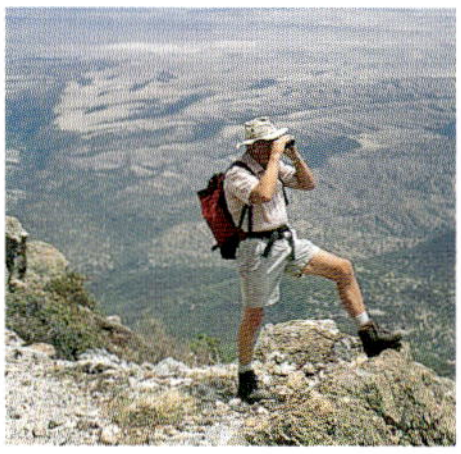	Der gesamte Körper wird auf schonende Weise trainiert: Es profitieren Herz und Kreislauf, die Muskeln und alle Stoffwechselfunktionen. Sie verbessern Ihre Leistungsfähigkeit nachhaltig, wenn Sie zwei- bis dreimal pro Woche bergwandern, zum Beispiel im Urlaub.	Wirbelsäulenprobleme werden verstärkt. Die Höhenlage könnte bei Menschen mit Herz-Kreislauf-Problemen ein Risiko darstellen.
Fußball 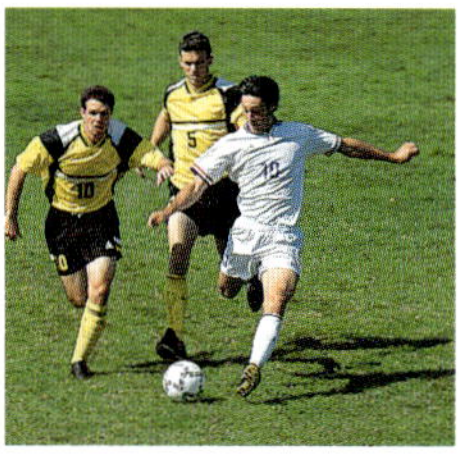	Fußball fordert den ganzen Körper – von der Kräftigung der Beinmuskeln bis zum Drehen des Oberkörpers. Auch die kognitiven Fähigkeiten werden bei dieser Sportart angesprochen. Regelmäßiges Training ist sinnvoll, wenn man unterschiedliche Trainingsschwerpunkte setzt.	Durch abruptes Abbremsen und gleichzeitiges Drehen sind Lendenwirbelsäule und Muskulatur anfällig für Verletzungen. Die verstärkte Belastung kann langfristig degenerative Gelenkerkrankungen wie Arthrose fördern.
Golf 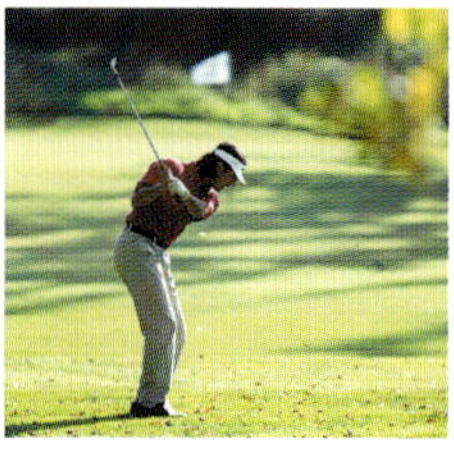	Golf erhöht zum einen die Konzentrationsfähigkeit, bedeutet aber zugleich körperliche Anspannung. Vor allem Anfänger sollten vorher Kraft und Ausdauer trainieren, damit die Rumpfmuskulatur nicht zu sehr belastet wird.	Der schnelle Bewegungsablauf beim Abschlag, gepaart mit einer Drehung des Rumpfes, belastet Wirbelsäule und Schultergelenke sehr.

Sportart	Nutzen	Belastungen und Risiken
Inline-Skaten 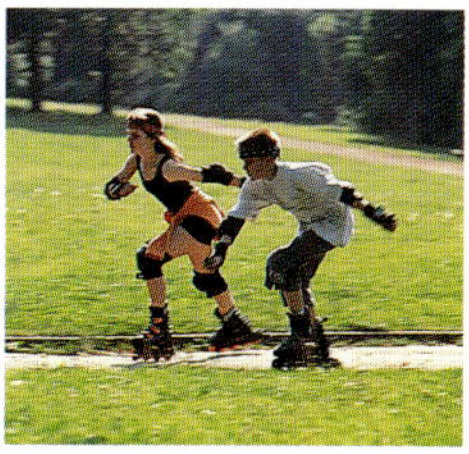	Beim Inline-Skaten werden Herz-Kreislauf-System, Bein- und Gesäßmuskulatur Koordination trainiert. Um die Ausdauer zu verbessern, sollten Sie mindestens zweimal pro Woche eine Stunde skaten.	Die Rückenmuskulatur reagiert hier leicht mit Verspannungen und Schmerzen. Die Gefahr der Verletzungen durch Stürze ist relativ groß.
Jogging 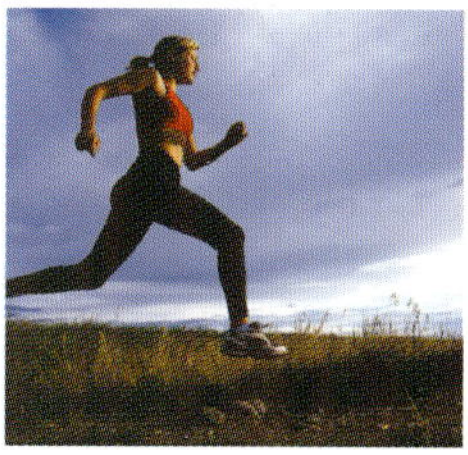	Jogging ist eine ideale Form des Ausdauertrainings, das sowohl Bein- als auch Rumpfmuskulatur stärkt. Dadurch verbessert sich die Haltung, und auch Rückenschmerzen wird vorgebeugt. Außerdem wird das Herz-Kreislauf-System gestärkt. Drei- bis viermal pro Woche zu trainieren ist optimal; man sollte sich dabei jedoch nicht überfordern.	Vor allem bei Übergewicht wird bei der Laufbewegung ein hoher Druck auf die Wirbelsäule und die Hüftgelenke ausgeübt.
Krafttraining 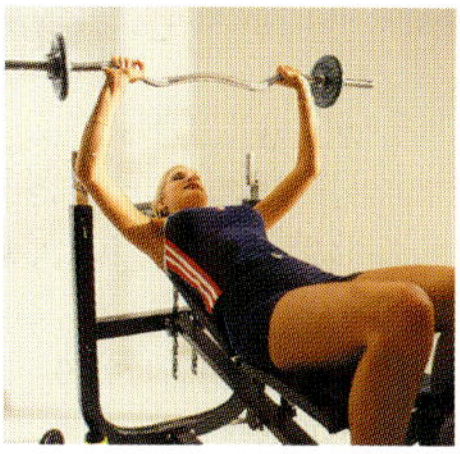	Gezieltes Krafttraining sorgt für eine Balance zwischen den verschiedenen Muskelgruppen, den Synergisten und Antagonisten. Das verbessert die Haltung und sorgt zugleich für den Erhalt der Funktionsfähigkeit der Wirbelsäule. Um Ihre Kraft nachhaltig zu verbessern, sollten Sie mindestens zweimal pro Woche eine Stunde trainieren.	Wer sich überfordert, läuft Gefahr, die Gelenke und Bandscheiben zu stark oder einseitig zu belasten, was auf Dauer zu degenerativen Veränderungen wie Arthrose führen kann.
Nordic Walking 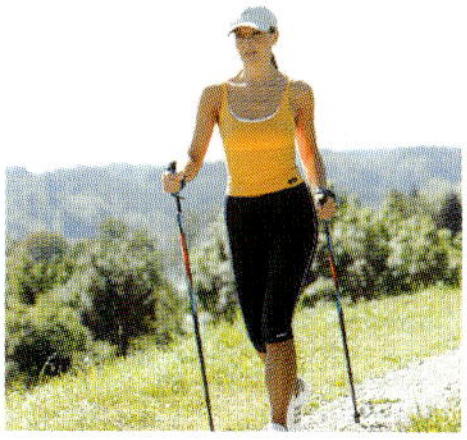	Beim Nordic Walking – einer idealen Einsteigersportart – ist ähnlich wie beim Skilanglauf der gesamte Körper gefordert: von der Rücken- bis zur Bein- und Armmuskulatur. Die harmonischen Bewegungsabläufe lösen sogar Muskelverspannungen im Schulter- und Nackenbereich. Außerdem wird das Herz-Kreislauf-System gestärkt.	Es werden die gleichen Muskelgruppen wie beim Jogging angesprochen, allerdings ist die Druckbelastung auf die Wirbelsäule wesentlich geringer.

SPORTARTEN – WELCHE NUTZEN, WELCHE RISIKEN HABEN SIE?

Sportart	Nutzen	Belastungen und Risiken
Radfahren 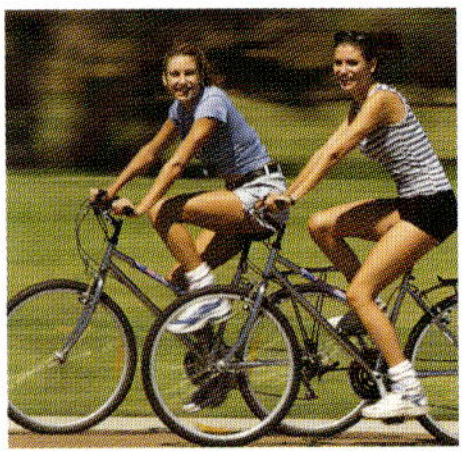	Radfahren stärkt vor allem das Herz-Kreislauf-System und fördert die Ausdauer. Wer Probleme mit den Bandscheiben hat, sollte möglichst aufrecht sitzen. Optimal ist ein Training zwei- bis dreimal die Woche. Wer zu einem Rundrücken neigt, sollte entsprechende Kraftübungen der Wirbelsäule durchführen, um Haltungsprobleme zu vermeiden.	Durch die nach vorn geneigte Haltung werden die Lendenwirbelsäule und der Hüft-Becken-Bereich beansprucht. Außerdem wird die Halswirbelsäule leicht verspannt.
Reiten 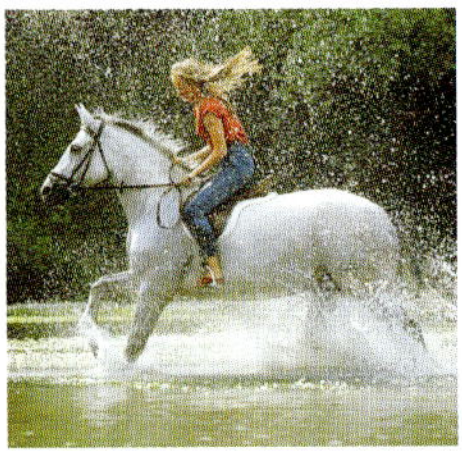	Reiten schult die Koordinationsfähigkeit und ist durch den Wechsel zwischen Be- und Entlastung auch für den Rücken überaus empfehlenswert. Das Herz-Kreislauf-System wird nur mäßig gefordert.	Rückenschmerzen werden verstärkt. Bestimmte Muskelgruppen werden stärker beansprucht als andere. Außerdem ist das Risiko für Verletzungen oder Unfälle nicht unerheblich.
Schwimmen 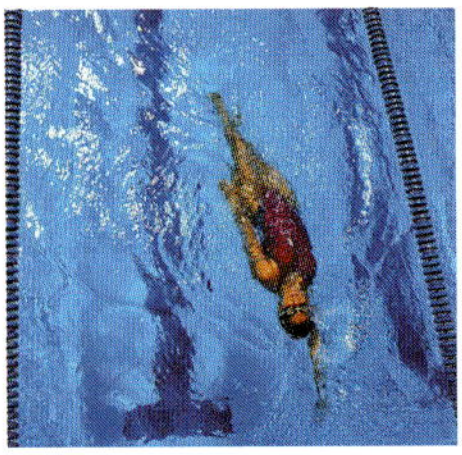	Schwimmen trainiert wegen des erhöhten hydrostatischen Drucks auf sehr schonende Weise die Muskulatur des gesamten Körpers. Die Rückenmuskulatur wird gestärkt und die Wirbelsäule insgesamt gefördert. Außerdem wird das Herz-Kreislauf-System trainiert und der gesamte Stoffwechsel angeregt. Um seine Leistung zu verbessern, sollte man mehrmals die Woche eine halbe Stunde trainieren.	Beim Brustschwimmen wird meist die Halswirbelsäule überstreckt. Bei Untrainierten hängt die Lendenwirbelsäule durch.
Skilanglauf 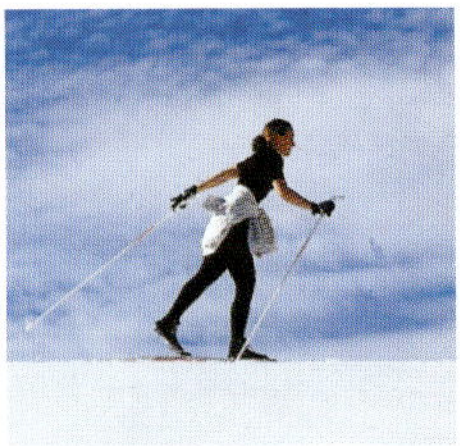	Beim Skilanglauf wird der Rücken mit jeder Bewegung gestreckt und sowohl Bein- als auch Armmuskulatur beansprucht – der gesamte Körper ist im Einsatz. Gleichzeitig wird Ausdauer, Herz-Kreislauf-System und Koordinationsfähigkeit in besonderem Maße gefördert. Optimal für den Anfänger ist es, dreimal pro Woche eine halbe Stunde zu trainieren.	Kapsel-Band-Verletzungen sind nicht selten – treten aber weitaus weniger häufig als beim alpinen Skifahren auf.

Sportart	Nutzen	Belastungen und Risiken
Snowboarden 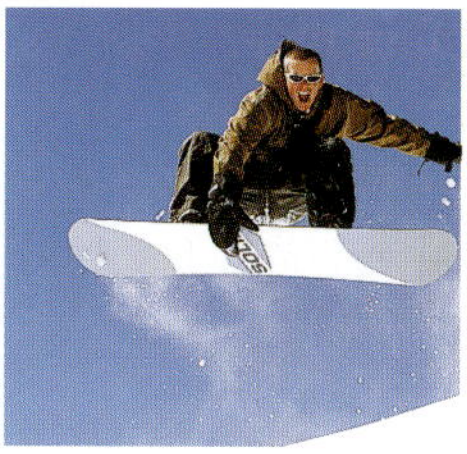	Snowboarden und alpiner Skilauf fördern die Beweglichkeit, Kraft und Koordinationsfähigkeit. Das Herz-Kreislauf-System wird kaum aktiviert. Wichtig ist eine gewissenhafte Vorbereitung mit Gymnastik zu Hause. Außerdem sollte man sich nicht überfordern, je zwei Stunden am Vor- und Nachmittag sind genug.	Wirbel und Bandscheiben werden besonders beim »Wedeln« stark belastet. Das Verletzungsrisiko durch Stürze ist erheblich.
Tanzen 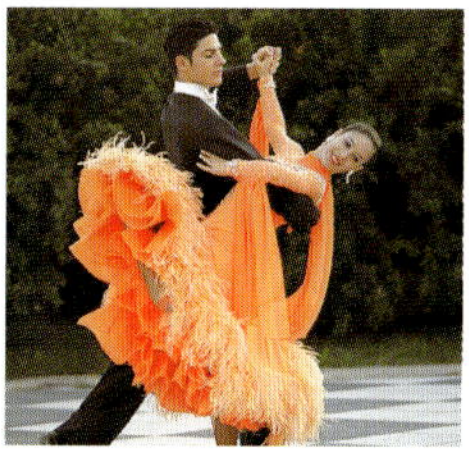	Tanzen trainiert auf spielerische Weise viele verschiedene Bewegungsabläufe. Die Sportart trägt nicht nur zur allgemeinen Kräftigung bei, sondern trainiert auch das Herz-Kreislauf-System sowie die Koordinationsfähigkeit. Wer Kraft und Ausdauer verbessern möchte, sollte mehrmals die Woche trainieren. Musik fördert das Allgemeinbefinden und entspannt.	Die abwechslungsreichen Bewegungen schließen eine einseitige Überbelastung des Bewegungsapparats weitgehend aus.
Tennis 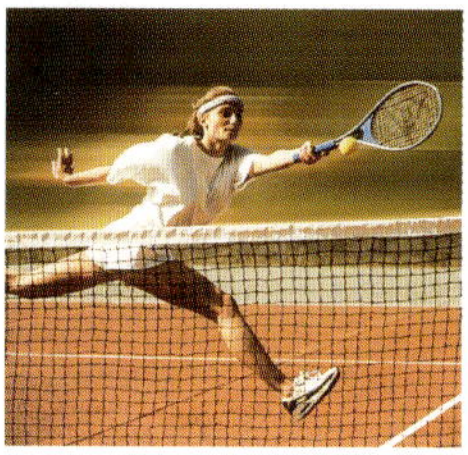	Tennis, Volleyball, Squash und Badminton: Alle vier Ballsportarten bedeuten eine komplexe Beanspruchung von Körper und Geist und fordern alle Muskeln und Gelenke. Ein paralleles Ausdauertraining ist sinnvoll.	Die Wirbelsäule wird durch abruptes Loslaufen und Abbremsen stark belastet.
Windsurfen 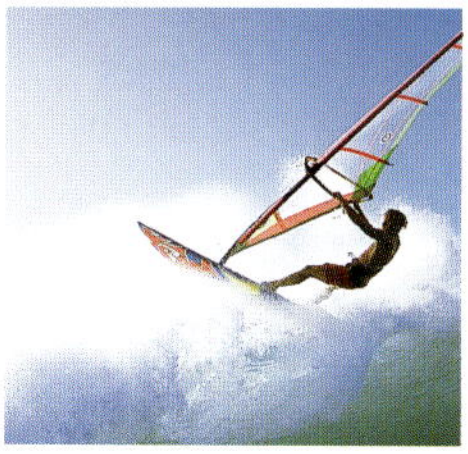	Windsurfen stärkt hauptsächlich Arm- und Beinmuskulatur. Wer ausreichend trainiert ist, bei dem ist nichts gegen mehrmaliges Training pro Woche einzuwenden.	Besonders Hals- und Wirbelsäule werden über alle Maßen beansprucht. Es entstehen Verspannungen im Schulter-Nacken-Bereich. Vor allem wenn die Arm- und Rumpfmuskulatur übermüdet ist, kommt es zu Fehlhaltungen.

Ausgewogene Ernährung für einen gesunden Rücken

Es ist weniger wichtig, was wir essen, als dass wir es bewusst tun.

Du bist, was du isst. Ohne bewusstes Essen kann es keine ganzheitliche Medizin geben. Damit meine ich aber nicht, dass Sie sklavisch irgendwelchen Ernährungslehren folgen, sich mit knurrendem Magen kasteien oder zu Mahlzeiten zwingen sollten, die Sie nicht mögen.

Essen ist Freude. Essen ist Ökologie, die Lehre vom Haushalt unseres Körpers. Ich glaube, es ist weniger wichtig, was wir essen, als dass wir es bewusst tun. Vielmehr sollten wir wieder spüren lernen, ob ein Lebensmittel uns gut tut oder nicht. Genießen sollten wir es mit dem Wissen, wie viel Energie hineingewandert ist, die uns jetzt Kraft gibt. Dazu gehört auch, Achtung zu haben vor dem Opfer, das die Tiere für uns gebracht haben. Das bedeutet auch, dass wir bewusst Qualität kaufen, um die Arbeit derjenigen Menschen zu honorieren, die sich um ein Leben in naturbelassener Umwelt bemühen.

Dass die mediterrane Kost besonders gesund ist, ist bekannt, nur wenige wissen aber, dass sie in ihren Grundsätzen der ayurvedischen Ernährung gleicht.

Die Rolle des Bindegewebes

Wichtiges Medium für den Stoffwechsel ist das Bindegewebe, das in allen Naturheilverfahren eine zentrale Rolle spielt.

Trotzdem gibt es natürlich auch einige ernährungsmedizinische Erkenntnisse, auf die Sie achten können. Erst spät hat die Wissenschaft herausgefunden, dass man durch die Nahrung nicht nur den Zustand der Organe, sondern auch den des Bindegewebes und sogar der Knochen und Gelenke beeinflussen kann.

Wichtiges Medium für den Stoffwechsel ist das Bindegewebe, das in allen Naturheilverfahren eine zentrale Rolle spielt. Denn dieser lockere Zellverband, der die Organe umgibt, Gefäße und Nerven umspannt und einen unterschiedlich hohen Wasseranteil hat, wird von den gelösten Nährstoffen durchströmt, die Sie über das Essen aufgenommen haben. Funktionieren diese Transportwege nicht, erreichen die lebenswichtigen Substanzen nicht ihren Bestimmungsort, zum Beispiel die Gelenke.

60 Billionen Körperzellen verknüpft das Bindegewebe miteinander, die Verständigung unter diesen Zellen läuft über Flüssigkeiten wie Blut und Lymphe, über chemische Botenstoffe, elektrochemische Signale oder über magnetische Schwingungen.

Die Zellen sind in ein Fasergerüst eingebettet, das man »Matrix« nennt. Sie besteht aus stützenden Fasern und der »Grundsubstanz«, einem Gemisch aus Wasser und Nährstoffen. Je nachdem, wie eng dieses Netz ist, formen sich ganz unterschiedliche Gewebe – etwa eine Sehne, die kaum mehr Wasser enthält, oder elastisches Unterhautgewebe, das viel Flüssigkeit aufnehmen kann.

Die meisten dieser Fasern bestehen aus Kollagen, einem Eiweiß. Davon gibt es verschiedene Arten: Typ I ist mit 80 Prozent der häufigste Fasertyp. Er findet sich in allen Geweben, die unter ständiger Drehbelastung stehen, Muskeln und Sehnen, Bändern und Gelenkkapseln. Typ II, der zum Beispiel in Teilen der Bandscheibe oder in den Gelenkknorpeln vorkommt, hält vor allem Druck aus. Zwei weitere Kollagenarten helfen bei der Wundheilung und isolieren Nerven und andere Gewebe.

Sehnen und Bänder entstehen, indem sich viele Kollagenfasern spiralförmig zusammendrehen, ähnlich wie Stahlseile, die ein Schiff oder eine Brücke halten. In Ruhestellung sind diese gewellt, sodass sie bei Dehnung eine gewisse Elastizität haben. Wenn sie plötzlich angespannt oder überdehnt werden, können sie reißen.

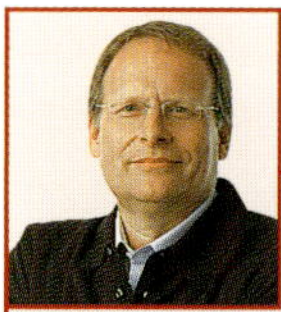

MEIN STANDPUNKT

Der Wert der Lebensmittel

Ernährung ist die älteste Form der Medizin. In allen großen Heilsystemen, dem chinesischen, dem ayurvedischen wie auch dem europäisch-antiken, ist sie die Basis der Harmonie und des Ausgleichs der Kräfte im Körper. Trotz einer Vielzahl von Diäten haben wir kein gesundes Verhältnis zu dem, was uns nährt. Die meisten Menschen können nicht mehr kochen, an die 80 Prozent ernähren sich in der Kantine, im Restaurant oder zuhause mit Fertigprodukten. Die Aromen des Fast Food sind so künstlich wie seine Konsistenz. Kinder verlieren die Fähigkeit, Geschmäcke zu unterscheiden, sie sind in erschreckendem Ausmaß übergewichtig und entwickeln schon in jungen Jahren Altersleiden wie Bandscheibenschäden, Bluthochdruck oder Diabetes. Wir dürfen diese Alarmsignale nicht übersehen! Entdecken Sie das Essen wieder als Quelle Ihrer Gesundheit: Kaufen Sie möglichst frische und naturbelassene Lebensmittel, am besten aus biologischer Produktion, kochen Sie selbst, genießen Sie – mit Freunden und Familie.

Was man selbst tun kann

Um die Kollagenfasern stabil zu halten, ist es wichtig, ausreichend Kupfer, Zink und Vitamin C zu sich zu nehmen. Fehlen dem Körper Enzyme, Spurenelemente und bestimmte Aminosäuren, stört das den Kollagenhaushalt ebenfalls. Eine Reihe von Symptomen können sich daraus entwickeln: Solche Patienten bekommen wulstige Narben oder Wucherungen oder sie können ihre Gelenke unnatürlich weit überdehnen.

Die moderne Ernährung liefert dem Bindegewebe zu viele Säuren.

Umgekehrt kann falsche Ernährung auf verschiedene Weise indirekt Ihren Rücken schwächen:

- Zu nährstoffreiches, fettes Essen macht Sie dick. Das Gewicht lastet auf Gelenken und Bändern. Der Bauch zieht die Wirbelsäule nach vorn.
- Eine chronische Gewebeübersäuerung führt zu deformierten und entzündeten Gelenken.
- Zu viel Eiweiß in der Nahrung erhöht Ihren Harnsäurespiegel, das verursacht ebenfalls Gelenkentzündungen und Gicht.
- Auch Rheuma kann durch Ernährung beeinflusst werden.

Der Säure-Base-Haushalt

In der naturwissenschaftlich dominierten Medizin umstritten, aber fester Bestandteil vieler naturheilkundlicher Ernährungslehren ist der Säure-Base-Haushalt: Darunter versteht man das fein regulierte Gleichgewicht von sauren und basischen Einflüssen auf das Gewebe. Wasser ist zum Beispiel mit einem pH-Wert von 7 neutral. Der ideale Wert der Gewebsflüssigkeit liegt, leicht ins Basische verschoben, bei etwa 7,4. Ist das Bindegewebe zu sauer, werden Eiweißverbindungen freigesetzt, um den Überschuss zu neutralisieren. Ebenso wird ein Zuviel an Basen ausgeglichen: durch stärkeren Verbrauch der Säuren.

Die moderne Ernährung liefert dem Bindegewebe zu viele Säuren: zum Beispiel Weißmehlprodukte, tierische Fette und Eiweiße, raffinierte Öle, Alkohol und Zucker. Das wirkt sich negativ auf seine Eiweißstruktur aus, verändert die Zusammensetzung der Zellwände und verringert die Durchlässigkeit der Membranen. In der Folge können sich Gelenke entzünden und Knorpel abbauen, die Empfindlichkeit der Gelenkinnenhaut für Rheuma erhöht sich, und es können auch Schmerzen auftreten.

Die wichtigsten Bestandteile der Nahrung

- **Kohlenhydrate:** Sie sollten mindestens zur Hälfte aus Vollkorn stammen oder aus anderen langkettigen Zuckermolekülen, wie sie in vielen Obstsorten stecken. Diese bauen sich im Körper langsam ab und liefern deshalb konstante Energie für Muskeln und Gehirn.
- **Eiweiß:** Wie bereits geschildert, ist Eiweiß der wichtigste Baustein des Kollagens, aus dem viele Bestandteile des Bewegungsapparats bestehen. Das Eiweiß aus der Nahrung wird vom Organismus in seine einzelnen Bestandteile zerlegt und danach je nach Bedarf zu verschiedensten anderen Eiweißen wieder zusammengebaut. Dafür braucht der Körper 22 Aminosäuren, von denen er die meisten selbst herstellen kann. Acht von ihnen können nur über die Nahrung zur Verfügung gestellt werden. Man nennt sie »essenziell«.
- **Fett:** Dieser Nahrungsbestandteil ist wichtiger Energielieferant und Baustoff für Zellwände und Nerven. Gesättigte Fettsäuren kann unser Organismus allein bilden und braucht dazu keine tierische Nahrung. Sie wissen sicher längst schon, dass tierische Fette nur in Maßen zu sich genommen werden sollten. Ungesättigte Fettsäuren kann der Körper nicht herstellen. Wir finden sie in Gemüse, Nüssen und Oliven.

Ohne regelmäßige Bewegung nützt jedoch die beste Ernährung nichts.

WICHTIG

MINERALIEN UND VITAMINE

- **Fluor** stimuliert besonders die knochenaufbauenden Zellen.
- **Kalium** wirkt basisch und schützt den Organismus vor Übersäuerung.
- **Kalzium** ist Hauptbestandteil der Knochen, schützt vor Osteoporose und ist an der Muskelkontraktion beteiligt.
- **Magnesium** ist notwendig für Verbrennung, Muskelentspannung und Nervenleitung.
- **Mangan** ist wichtig für den Stoffwechsel von Knorpel und Knochen.
- **Vitamin A** fördert das Knochenwachstum.
- **Vitamin B1** wird u. a. bei der Kollagenbildung benötigt.
- **Vitamin C** ist ebenfalls notwendig für die Kollagensynthese, es festigt sowohl Bänder als auch Sehnen.
- **Vitamin D** hilft bei der Aufnahme von Kalzium in die Knochen.
- **Vitamin K** hat vor allem einen Anteil an der Knochenmineralisation.
- **Pantothensäure** fördert den Muskelaufbau.

Nach: Schlett, 2001

Nahrungsergänzungsmittel

Über Sinn und Zweck von Nahrungsergänzungsmitteln wird viel gestritten. Zur Seriosität der Debatte trägt es nicht gerade bei, dass mit solchen Präparaten auch ein großes Geschäft gemacht wird. Trotzdem denke ich, dass sie – unter bestimmten Voraussetzungen – sinnvoll eingesetzt werden können.

Nahrungsergänzungsmittel können zum richtigen Zeitpunkt eine wichtige Hilfe sein, um den Prozess des Heilens zu unterstützen und zu beschleunigen oder um degenerativen Prozessen vorzubeugen.

Ich möchte jedoch betonen: Nahrungsergänzungsmittel können eine gesunde, vielseitige Ernährung nicht ersetzen und sind in keinem Fall geeignet, eine ungesunde Lebensweise zu kompensieren. Sie können jedoch – ähnlich wie der Einsatz von High Tech in der Medizin – zum richtigen Zeitpunkt eine wichtige Hilfe sein, um den Prozess des Heilens zu unterstützen oder um degenerativen Prozessen vorzubeugen.

Ohne Bewegung keine Nährstoffe

Wichtig dabei ist: Die Nährstoffe aus Nahrungsergänzungsmitteln erreichen – gerade, was Bindegewebe und Skelett angeht – ihren Zielort und damit ihre Bestimmung überhaupt nur dann, wenn Sie sich ausreichend bewegen! Denn alle Strukturen, die für den Rücken wichtig sind – Muskeln, Sehnen, Gelenke, Knorpel und Knochen – brauchen das Wechselspiel von Anspannung und Entspannung, von Ruhe und Aktion für ihren Stoffwechsel. Zum Beispiel benötigt die alles tragende, spannende und verstärkende Matrix des Bindegewebes für ihre Grundsubstanz eine Art Ökosystem aus interzellulärer Flüssigkeit und bürstenförmigen Molekülen als Filter – Druck und Gegendruck, um ihre Funktionen zu erfüllen. Denn erst durch den mechanischen Vorgang wird Wasser aus molekularen Verbindungen frei: Die Molekülgitter verschieben sich und damit ihre elektrischen Ladungen. Dies ist wichtig für die Kommunikation der Zellen und damit für die Erfüllung all seiner Funktionen.

Je weniger durchblutet ein Gewebe ist, desto stärker hängt die Verteilung von Sauerstoff und Nährstoffen von Druckprozessen ab: Sehnen, Bänder, die äußeren Gelenkkapseln und Knorpel zum Beispiel haben einen sehr langsamen Stoffwechsel. In Geweben, die schlecht oder gar nicht durchblutet werden wie die Bandscheibe, geschieht der Nähr- und Sauerstoffaustausch nicht über das Blut, sondern über Diffusion und Osmose: Die Substanzen wandern dann durch ganz oder teilweise durchlässige Membranen in die Flüssigkeit zwischen den Zellen.

Ständige Bewegung ist deshalb für die Bandscheiben besonders wichtig, vor allem im fortgeschrittenen Lebensalter, wenn sie immer mehr Wasser verlieren und stattdessen stärker kollagenhaltiges Gewebe aufbauen. Sie lagern dann auch mehr Kalzium, Phosphat, Fluor und Magnesium ein.

Ich kann und möchte auch nicht Rezepte oder Dosisanleitungen für Nahrungsergänzungsmittel zur Vorbeugung von Rückenbeschwerden geben. Wenn Sie sich genauer informieren möchten, sollten Sie einen Arzt aufsuchen, der sich mit orthomolekularer Medizin befasst. Dennoch gibt es ein paar grundsätzliche Dinge, auf die man bei der Entscheidung für Nahrungsergänzungsmittel achten sollte:

- Nehmen Sie ausreichend Antioxidantien zu sich. Dazu zählen etwa Vitamin C, B3 und E, aber auch Carotinoide, Pantothensäure und Coenzym. Diese Substanzen fangen Radikale, also ungesättigte Sauerstoffmoleküle, im Körper ein und machen sie unschädlich. So wird etwa **rheumatischen Erkrankungen** vorgebeugt. Als Zusatzstoff am bekanntesten ist Vitamin C, aber auch das Vitamin E oder das Coenzym Q10 werden oft isoliert angeboten.
- Kalium regt den **Austausch von Säuren** an, die in den Zellen abgelagert sind, sollte aber nur nach Rücksprache mit dem Arzt eingenommen werden, da es den Flüssigkeitshaushalt des Körpers beeinflusst. Leichter anwendbar sind Basenpulver wie Bullrich-Salz. Zink intensiviert die Funktion der Entsäuerungsenzyme im Körper.
- Wenn Sie etwas für Ihre **Knochen und Gelenke** tun wollen, achten Sie darauf, dass es zur Vorbeugung gegen **Osteoporose** leider nicht ausreicht, nur Kalzium- und Vitamin-D3-Tabletten zu schlucken. Gesunde Knochen brauchen außerdem viel Vitamin K, Magnesium, Mangan, Folsäure, Bor, Silizium, Vitamin B6, Zink, Kupfer und Vitamin C. Bei **Gelenkverschleiß** lassen sich angegriffene Knorpel nur im Anfangsstadium durch Nährstoffe beeinflussen. Bei **Bänderschwäche** kann die Einnahme von freien Aminosäuren hilfreich sein.

AUF EINEN BLICK **DIE WICHTIGSTEN RÜCKENSCHULEN**

Rückenschulen, Kieser-Training, Feldenkrais, Alexander-Methode – was steckt eigentlich hinter den vielfältigen Angeboten für eine Rückenstärkung?
Der Begriff »Rückenschule« umfasst mehrere Varianten gesundheitspolitischer Ansätze, denen allen gemeinsam ist, dass sie Theorie und Praxis für einen rückenfreundlichen Alltag vermitteln wollen. Je nach Ansatz legen sie dabei den Schwerpunkt mehr auf die körperlichen Aspekte, die psychische Seite oder auch soziale Gesichtspunkte.

Krafttraining

Neben den Rückenschulen gibt es verschiedene sportpädagogische Ansätze, die vor allem das Ziel haben, den stützenden Muskelapparat rund um die Wirbelsäule aufzubauen. Da bei 80 Prozent der Patienten mit Rückenleiden die Muskulatur unterentwickelt ist, wird hier davon ausgegangen, dass gymnastische Übungen allein das Krafttraining mithilfe von Geräten nicht ersetzen können.

Kieser-Training

Die vielleicht bekannteste Methode zur Rückenstärkung ist das Kieser-Training. Der Schweizer Unternehmer Werner Kieser bietet in über hundert deutschen Fitness-Studios ein Krafttraining zur Prävention von Rückenleiden an, das zum Teil durch computergesteuerte Geräte kontrolliert wird. Ziel des Konzepts ist ein rascher Aufbau der Muskelmasse.

FPZ-Konzept

Das Forschungs- und Präventionszentrum in Köln hat in Zusammenarbeit mit der Deutschen Gesellschaft für Manuelle Medizin und der Internationalen Gesellschafft für Orthopädische Schmerztherapie (IGOST) das FPZ-Konzept entwickelt. Sein Herzstück ist eine umfassende Analyse der gesamten Rückenmuskulatur und die Erstellung eines persönlichen Muskelprofils. Auf dieser Basis wird ein individuelles Aufbauprogramm zusammengestellt, das zweimal wöchentlich in zwölf Wochen durchgeführt wird.

Pilates-Methode

Erfunden von dem Amerikaner Joseph Pilates (1880–1967), kombiniert diese Methode Elemente asiatischer Gesundheitsübungen mit westlicher Gymnastik – zum Beispiel Koordinations- und Atemübungen mit Stretching und Krafttraining. Ihre Übungen zielen vor allem auf die Stabilisierung und Mobilisierung der Körpermitte ab. Neben allgemeinen Übungen gibt es solche, die gezielt Nacken- oder Kreuzschmerzen behandeln. Viele Fitness-Studios bieten Pilates-Kurse oder Elemente aus seiner Lehre an.

Feldenkrais-Methode

Begründet von dem israelischen Physiker Moshé Feldenkrais, will diese Methode über eine verfeinerte innere Wahrnehmung die Sensibilität für Körper und Bewegung wecken und gleichzeitig die Persönlichkeit neu formen. Zuerst wird das Bewusstsein für den Umgang mit dem eigenen Körper geweckt, dann werden neue Bewegungsvariationen entwickelt.

Yoga

Die über 3.000 Jahre alte hinduistische Lehre sieht in einem gesunden, beweglichen Körper die Voraussetzung für geistige und spirituelle Entwicklung. Die Atem- und Körperübungen (Asanas und Pranayamas) sollen den Körper geschmeidig machen. Sie verbessern die Atmung und beruhigen das vegetative Nervensystem (Gehirn und Rückenmark). Beim Yoga gibt es spezielle Übungen, die den Rücken stärken sollen, aber auch Ernährungsempfehlungen. Anfangs sollte es unter Kontrolle eines Lehrers erlernt werden, kann später aber auch allein durchgeführt werden.

Tai Chi und Qi Gong

Beide sind altchinesische Bewegungslehren, die auf eine Harmonisierung gegensätzlicher Kräfte im Körper zielen und den gesamten Organismus kräftigen. Sie eignen sich besonders zum Abbau von Spannungen und zur Verbesserung des Körpergefühls.

Zilgrei-Methode

Die Zilgrei-Methode lässt sich besonders gut allein und mit geringem Zeitaufwand durchführen: Sie wurde von dem Chiropraktiker Hans Greissing und der Yoga-Lehrerin Adriana Zillo entwickelt und besteht aus einer Atemtechnik und speziellen Körperübungen, die entspannend auf Verkrampfungen der Muskulatur wirken, Blockaden lösen und Haltungsfehler korrigieren. Je nach den Ergebnissen einer »Selbstuntersuchung« werden die Übungen jeweils neu kombiniert und durchgeführt.

Alexander-Technik

Diese Technik zielt darauf ab, durch bessere Körperhaltung eine ganze Reihe von körperlichen Störungen zu beheben – nicht nur Rückenschmerzen. Ein wichtiges Anliegen ist zum Beispiel, die Koordination von Bewegungen in Alltag, Beruf, Sport und Kunst zu optimieren. Nacken- und Schultermuskulatur stehen im Mittelpunkt der Übungen. Entwickelt wurde die Methode von dem australischen Schauspieler Frederick Matthias Alexander (1869–1955), der durch eine ruckartige Bewegung auf der Bühne seine Stimme verloren hatte und daraufhin versuchte, Techniken zu entwickeln, die auf die Korrektur individueller Bewegungsmuster abgestellt sind.

Isometrie

Isometrische Übungen sind oft Teil der Krankengymnastik und eignen sich besonders für Patienten, die durch längeres Liegen geschwächt sind und bei denen einzelne Muskelgruppen verkümmert sind. Sie verlangen kaum aktive Bewegung, sondern meist nur ein Anspannen einzelner Muskelgruppen.

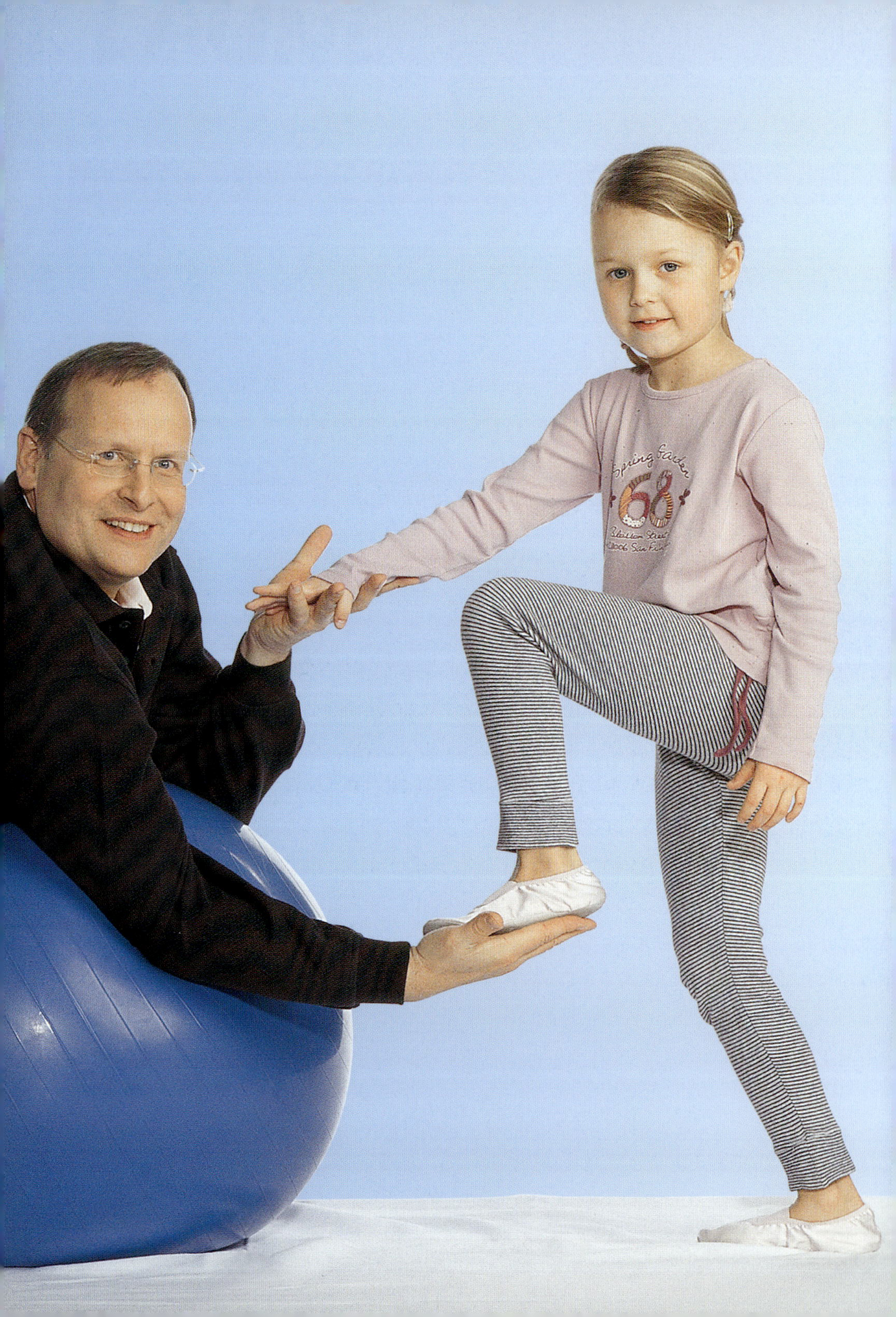
Spring Garden
68

Ein gesunder Rücken von klein auf

Mobilisieren und stabilisieren

Schon die Kleinsten haben Koordinationsprobleme und Haltungsschäden. Die ersten Bandscheibenvorfälle treten bereits bei Schulkindern auf. Das darf nicht sein. Der Nachwuchs muss in Bewegung bleiben – vom Krabbelalter bis zum Schulabschluss. Der Sportunterricht reicht nicht mehr aus, jetzt sind die Eltern gefordert. Bewegungs-Spiele für Jung und Alt.

Aus der Balance geraten

Wenn wir darüber nachdenken, wie wir Rückenkrankheiten verhindern können, müssen wir schon bei den Kleinen anfangen. Bereits im Kindergarten- und Schulalter stellt sich heraus, dass die mangelnde Bewegung in unserer Überflussgesellschaft besonders dramatische Folgen hat. Sie reicht weit über Fehlbildungen und Unterfunktionen des Skeletts hinaus.

Die körperlichen Fähigkeiten unserer Kinder haben sich in den vergangenen Jahrzehnten drastisch reduziert. Früher hatte meine Generation zwar meist weniger Platz in der Wohnung als heute, stattdessen standen uns aber großzügige Außenräume zur Verfügung: Die Straßen waren noch nicht so belebt, auf den Bürgersteigen konnte man noch Ball spielen oder seilspringen. Weit weniger Menschen besaßen ein Auto, es wurde viel zu Fuß gegangen. Wenn es nicht gerade regnete oder schneite, verbrachte man die Freizeit einfach draußen.

Heute führen Kinder ein Inseldasein: Ihre unterschiedlichen Lebensbereiche – das Zuhause, die Schule, Ballett oder Sportverein, Freunde und Verwandte – liegen räumlich weit auseinander. Oft müssen sie die langen Transportwege mit irgendeinem

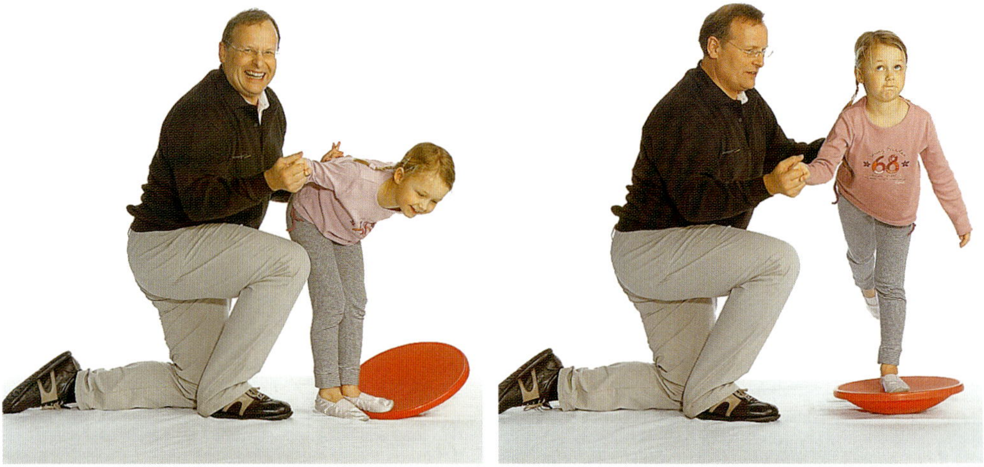

Nutzen Sie jede Gelegenheit, Ihren Nachwuchs mit Spiel und Spaß aus der Puste zu bringen.

Verkehrsmittel, meistens mit dem Auto, zurücklegen. Geschwister gibt es selten. Um ihrer Einsamkeit zu entgehen, suchen die Kinder Unterhaltung von Computer oder Fernseher.

Die Folge: Deutsche Schulkinder bewegen sich nur noch eine einzige Stunde täglich, und davon entfällt nur ein Viertel bis die Hälfte auf Sport. Gerade einmal 15 Minuten täglich, so Forscher der Universität Frankfurt, bewegen sich Kinder heute so intensiv, dass sie aus der Puste geraten. Und schon in der Vorschule haben Pädagogen Mühe, sie zur Bewegung zu animieren.

Fehlende Bewegung wirkt sich auf das Gehirn aus

Die Unbeweglichkeit der Jugend hat nicht nur Folgen für Muskeln und Skelett: Das mangelnde Training für den Körper wirkt sich negativ auf die Entwicklung des Gehirns aus, denn gerade in der Grundschulzeit müssten sich eigentlich durch das Erlernen von Bewegungen wesentliche sensorische Fähigkeiten herausbilden. Dazu braucht das Gehirn aber zum Beispiel das Feedback derjenigen Muskeln, die für die Feinkoordination des Körpers zuständig sind. Immer weniger Kinder sind jedoch noch imstande, über einen Balken zu balancieren, auf einem Bein längere Zeit das Gleichgewicht zu halten oder rückwärts im Kreis

Die Unbeweglichkeit der Jugend hat nicht nur Folgen für Muskeln und Skelett, sondern auch für die Entwicklung des Gehirns.

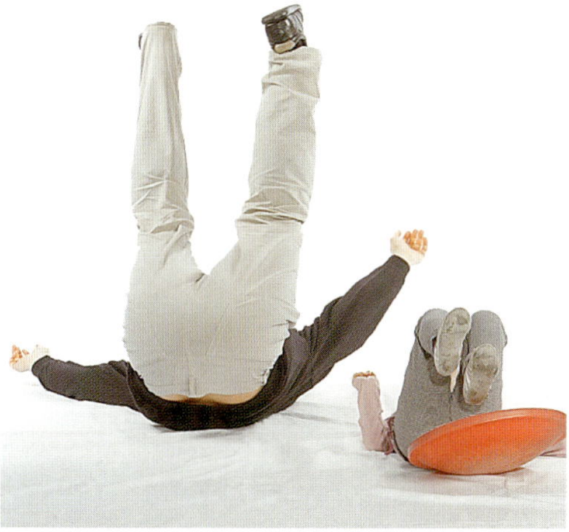

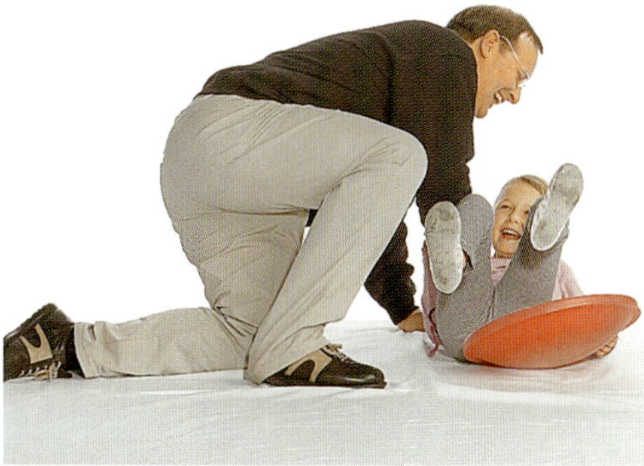

Durch ständiges Wiederholen lernen Kinder spielerisch, wie eine Bewegungsabfolge richtig auszusehen hat.

zu gehen. In den Schulen spielt der Sportunterricht trotz massiver Kritik vieler Mediziner und Sportpädagogen keine große Rolle mehr. Ich fand das schon zu meiner Schulzeit schrecklich und habe mich immer nach dem Sportunterricht gesehnt. Als Ausgleich habe ich meistens auf meinem Stuhl gewippt.

Der Preis der Trägheit

Sportwissenschaftler der Universität Karlsruhe sammeln seit Jahren Daten zur Fitness von Schulkindern und stellten einen dramatischen Rückgang fest: Zehnjährige Jungen legten Mitte der 70er-Jahre bei einem Sechs-Minuten-Sprint im Durchschnitt noch 1.150 Meter zurück. Zehn Jahre später verkürzte sich diese Distanz auf 990 Meter, inzwischen liegt sie bereits bei weniger als 890 Metern. 1995 konnten Berliner Schülerinnen mit elf Jahren noch etwa 3,10 Meter weit springen. Nur vier Jahre später waren es bereits nur noch 2,78 Meter. Auch die Leistung der Jungen verringerte sich in diesem Zeitraum um etwa zehn Prozent.

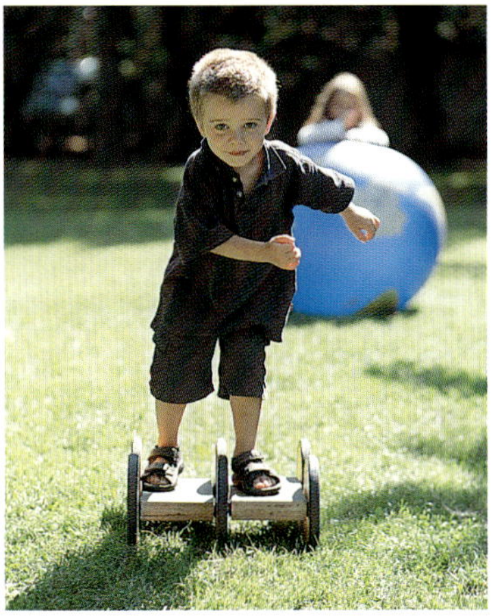

Koordinationstraining: Pedalos machen auch den Kleinsten Spaß.

Die Trägheit hat ihren Preis: Schon jedes fünfte Kind in Deutschland leidet unter Adipositas.

Fehlende Bewegung wirkt sich auf die Psyche aus

Die Trägheit hat ihren Preis: Schon jedes fünfte Kind in Deutschland leidet unter Adipositas. Diese als psychische Krankheit definierte Fettsucht ist heute viermal häufiger als in den 70er-Jahren. Seit einigen Jahren sehen wir immer mehr Kinder mit Diabetes II, die früher nur sehr selten unter einem Alter von 40 Jahren aufgetreten war. Solche Kinder werden einmal Hochrisikopatienten mit einem Krankheitsspektrum von Leberverfettung über Herz-Kreislauf-Krankheiten und Gallenleiden bis hin zu Krebs. Jährlich besuchen etwa 12.000 dicke Kinder in

Deutschland wegen ihres massiven Übergewichts eine Klinik und versuchen dort abzunehmen. Längerfristig haben die wenigsten dieser Kuren Erfolg, weil sich die Lebensumstände nicht ändern. Denn Zuhause sitzen Kinder viel zu viel vor dem Fernseher oder dem Computer – bis zu 40 Stunden wöchentlich. Bei den 11- bis 15-Jährigen steht bereits in jedem vierten Kinderzimmer ein eigenes TV-Gerät. In den USA warnt das Health Care Institute davor, dass schon Zweijährige vor den »TV-Sitter« mit speziellen Kleinkind-Programmen gesetzt werden.

Wenn wir nicht entschieden handeln, wird eine große Anzahl von Kindern eine verlorene Generation, die kürzer lebt als wir heute.

Rettet die Zukunft unserer Kinder!

Wen wundert es da noch, dass schon 15 Prozent der Kindergartenkinder und bis zu 60 Prozent der Schulkinder in Deutschland Haltungsschwächen haben, so betont die Bundesarbeitsgemeinschaft zur Förderung haltungs- und bewegungsauffälliger Kinder. Jedes dritte Kind klagt bereits über Rückenschmerzen. Der Brite Philip James, einer der führenden Fettsucht-Forscher, richtete zur Jahrtausendwende einen dramatischen Appell an die Öffentlichkeit: »Wenn wir nicht entschieden handeln, werden wir eine große Anzahl von Kindern in ganz Europa dazu verdammen, eine verlorene Generation zu werden. Sie werden früher als unsere Generation viele gewichtsbezogene Krankheiten bekommen.«

Wir müssen also dringend etwas tun, um unseren Kindern die Möglichkeit zurückzugeben, ihren natürlichen Bewegungsdrang auszuleben. Bewegung ist Heilmittel für vieles: Sie hilft gegen Koordinations- und Konzentrationsschwächen, Übergewicht, Diabetes und Fehlbildungen und fördert Intelligenz, Zufriedenheit und soziales Lernen. Außerdem senken Sport und Bewegung die Kosten der medizinischen Versorgung – und zwar enorm.

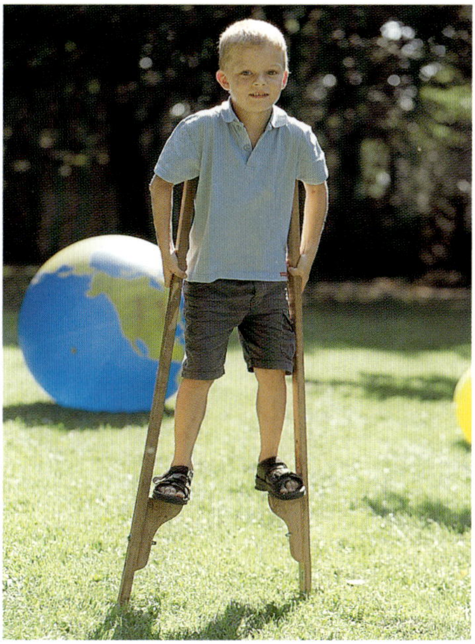

Alt bewährtes Spielzeug: Auch Stelzen sind es wert, wieder aus der Versenkung geholt zu werden.

Die Schulhöfe müssen von Asphaltbrachen ohne Seele zu grünen Spielflächen werden.

Der Spieltrieb darf nicht eingeschränkt werden

Kleinkinder verhalten sich von Natur aus eigentlich rückengerecht. Ihr Körperschwerpunkt liegt höher als bei Erwachsenen, sodass sie sich leichter tun, aufrecht zu gehen. Aber neben diesem anatomischen Aspekt spielen auch andere Gesichtspunkte eine Rolle: Kinder in diesem Alter werden weniger von Aufgaben abgelenkt als größere. Sie sind noch nicht darauf getrimmt, Wahrnehmungen und Gefühlsäußerungen zu verdrängen, und haben deshalb ein optimales Körpergefühl. Mit dem Eintritt in die Schule jedoch verlieren sie dieses nach und nach.

Wie kann man das ändern? Dass es geht, zeigt das Konzept der »Bewegten« oder »Bewegungsintensiven Schule«. Schon in den 90er-Jahren gab es erste Initiativen von Pädagogen und Kulturpolitikern, Schulräume so zu gestalten, dass die Kinder nicht stundenlang steif dort sitzen müssen. Lernen ist nicht nur im Sitzen möglich. Im Gegenteil: Nach 15 bis 20 Minuten können die Kinder sich ohnehin nicht mehr konzentrieren und brauchen neue Reize. Dabei helfen offene Lern- und Arbeitsformen. Die Möglichkeit zur Bewegung, zu Sport und Spiel, gibt es auch in den Pausen. Der Sportunterricht ist verlängert, und die Schule bietet Eltern wie Kindern Möglichkeiten zur bewegungsaktiven Freizeitgestaltung. Außerdem wird den Kindern ganz nebenbei auch beigebracht, wie man richtig sitzt oder hebt.

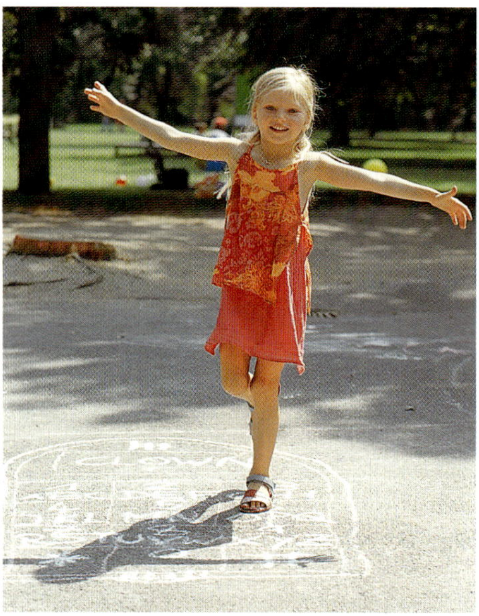

Das gefällt auch der heutigen Jugend: hüpfend SMS mit dem gemalten Handy zu verschicken!

Das eigentliche Medium ist jedoch der Spieltrieb – nicht die Pädagogik: Pausenhöfe zum Beispiel können unter Beteiligung der Kinder umgewandelt werden – schon lange plädiere ich für eine Abschaffung der pflegeleichten Asphaltbrachen zugunsten lebendiger Spielräume. Doch allzu oft hindern versicherungstechnische Vorschriften und andere Ängste Lehrer und Eltern an der Umsetzung solcher Ideen.

Holen Sie den Hula-Hopp-Reifen aus dem Keller!

Deshalb dürfen Sie sich auch nicht auf Kindergarten oder Schule verlassen, sondern sollten bereits zuhause anfangen: Führen Sie Ihr Kind früh an spielerische Bewegung heran – nutzen Sie jede Gelegenheit, Ihren Nachwuchs mit Spiel und Spaß aus der Puste zu bringen, auch wenn Sie das selbst fordert.

Das alte Sprungseil, Stelzen oder der legendäre Hula-Hopp-Reifen sind es wert, wieder aus der Versenkung geholt zu werden. Andere Spiele wie das Kästchen-Hüpfen können durch moderne Varianten ersetzt werden. Zeigen Sie Ihren Kindern doch mal, wie man eine SMS hüpft – auf einer Tastatur aus Kreide! Da werden auch die größten »Bewegungsmuffel« neugierig.

Verlassen Sie sich nicht auf Kindergarten oder Schule, sondern fangen Sie bereits zuhause an: Führen Sie Ihr Kind früh an spielerische Bewegung heran.

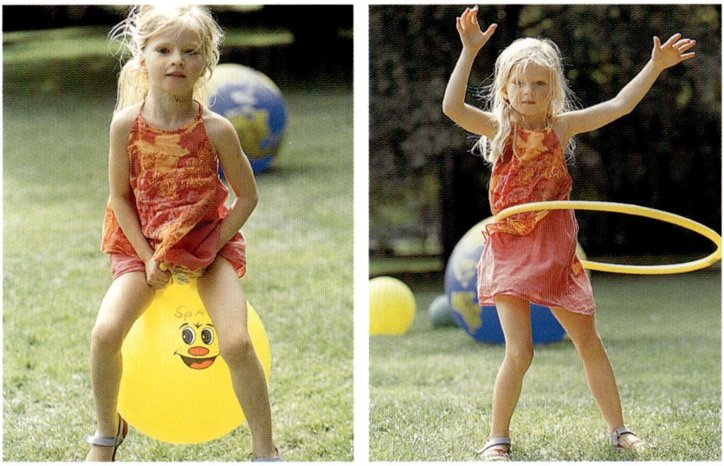

Sprungbälle und Hula-Hopp-Reifen: Sie fördern den Stoffwechsel der Bandscheiben und stärken zugleich die Rückenmuskulatur.

Viele Spielgeräte, die speziell die Koordination fördern, finden Sie zum Beispiel in anthroposophischen Geschäften, so die »Pedalos«, Rollschuhe ganz anderer Art. Wenn Sie noch mehr tun wollen, können Sie Ihre Kinder auch in spezielle Bewegungskurse schicken, wie sie etwa im »Wirbelwind« angeboten werden, einem sportmedizinischen Zentrum, das an meinem Institut in Bochum angegliedert ist. Und: Seien Sie Vorbild für Ihre Kinder. Holen Sie Fuß- oder Federball aus dem Keller und los geht's. Glauben Sie mir: Das ist richtig toll!

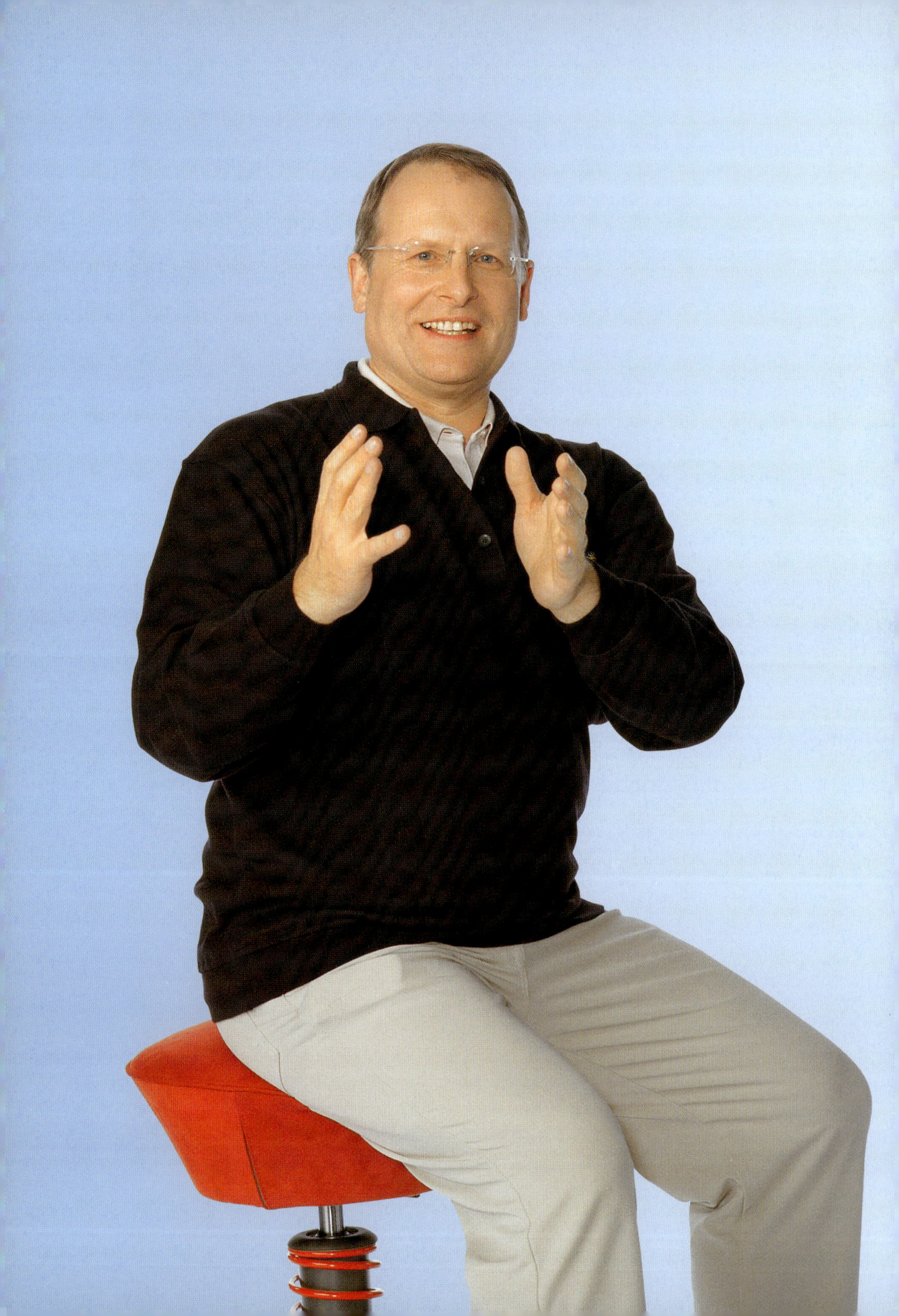

Gemeinsam Rückgrat zeigen

High Care für den Rücken

Um das Volksleiden Rückenschmerz zu bekämpfen, ist ein neues Verständnis von Medizin notwendig: Wir brauchen Zusammenarbeit statt veralteter Hierarchien und unnötiger Konkurrenz. High-Tech-Medizin und Naturheilverfahren dürfen sich nicht länger ausschließen, sie müssen miteinander versöhnt werden. Das Ziel ist »High Care« – höchste Zuwendung zum Wohle des Patienten.

High Care für den Rücken

Hochleistungsmedizin, das wollte ich Ihnen mit diesem Buch beweisen, muss nicht unmenschlich sein, ganz im Gegenteil. Hochleistungsmedizin bedeutet nach meinem Verständnis, dass Patienten schnell und unkompliziert diagnostiziert und schonend behandelt werden und deshalb rasch wieder ihr Leben in die Hand nehmen können.

Meine Forderung nach »High Care« in der Medizin zielt deshalb auf einen Einsatz von innovativen Technologien und Wissen, die ganz im Dienste von Ärzten und Therapeuten stehen. Es geht dabei um den ganzen Patienten und nicht nur um dessen einzelne Funktionen. Wohlgemerkt, ich rede nicht von »Managed Care«, dem vor allem an wirtschaftlichen Aspekten orientierten Konzept moderner Gesundheitsversorgung.

Wenn es nicht gelingt, den Patienten innerhalb seiner jeweiligen Lebenswelt zu verstehen und zu aktiver Mitarbeit zu motivieren, kann er zumindest auf längere Sicht auch nicht kuriert werden.

Bei meiner Forderung nach High Care dürfen psychosoziale, psychosomatische und seelsorgerische Aspekte nicht fehlen. Denn wenn es uns Medizinern nicht gelingt, den Patienten innerhalb seiner jeweiligen Lebenswelt zu verstehen und zu aktiver Mitarbeit zu motivieren, kann er zumindest auf längere Sicht auch nicht kuriert werden.

Wir brauchen neue Behandlungsmethoden

Wie könnte ein High-Care-Programm für den Rücken aussehen? Wir haben gesehen, dass Rückenschmerzen in der Vielzahl der Fälle keine klaren Ursachen haben und deshalb oft falsch diagnostiziert und behandelt werden. Die Erfolgsquote der Therapien ist deswegen niedrig, die Rückfallrate hoch. Andererseits verschwindet ein Großteil der Beschwerden von selbst, wenn die Patienten aktiv bleiben und eben keinen Arzt aufsuchen. Mit Rückenschmerzen zum Arzt zu gehen war bisher eher kontraproduktiv. Trotzdem verschlingen Krankheiten der Wirbelsäule jährlich an die 25 Milliarden Euro.

Was bedeutet das für meine Vorstellung einer anderen, zukunftsorientierten Medizin? Wir müssen Strukturen schaffen, die über eine punktuelle ärztliche Versorgung hinausgehen und stattdessen vor allem am Ziel des Heilens orientiert sind. Heilen meint dabei nicht vordergründig, dass Krankheiten oder ihre

Symptome völlig verschwinden, sondern dass der Patient mithilfe eines Arztes, dem er vertraut, und unter Assistenz der verschiedensten Therapeuten wieder dazu befähigt wird, selbstständig und ohne größere Schmerzen sein Leben aktiv zu gestalten – so weit ihm das nach dem heutigen Stand des Wissens ermöglicht werden kann.

Das Gesundheitssystem muss besser vernetzt werden

Die wichtigsten Säulen des High-Care-Programms sind eine umfassende Anamnese, eine hochwertige Diagnostik, die Wahl der jeweils schonendsten Therapie, psychosoziale Unterstützung sowie Einbeziehung von naturheilkundlichen wie auch immunologischen Erkenntnissen, um eine effektive Rehabilitation auch längerfristig zu ermöglichen. Diese sollten auch Teil eines gesamtgesellschaftlichen Präventionskonzepts sein. Um das zu erreichen, sollten bisher neben- oder sogar gegeneinander arbeitende Teilbereiche des Gesundheitssystems endlich miteinander vernetzt werden. Ebenso sollten Ärzte zu Zusammenarbeit und Patienten zu Selbstverantwortung motiviert werden. Akutbehandlungen müssten mit längerfristiger Rehabilitation gekoppelt werden. Schul- und Alternativmedizin müssten dort miteinander verknüpft werden, wo es sinnvoll ist. Angebracht wäre es auch, wenn Hausärzte im Netzwerk mit Fachärzten und anderen Therapeuten arbeiten. Wenn das Blockdenken in den einzelnen Teilbereichen nicht bald überwunden wird, steht unser Gesundheitssystem in naher Zukunft vor dem Aus.

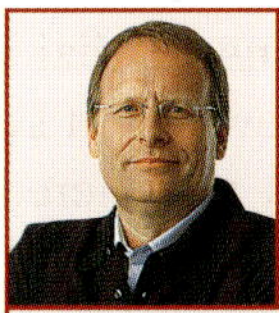

MEIN STANDPUNKT

Der Hausarzt

Früher war der Hausarzt einer, der die Familie ein halbes Leben lang begleitet hat, die Großeltern sterben sah, die Kinderkrankheiten der Enkel behandelt hat und die Sorgen der Eltern kannte. Heute wird zwar wieder viel davon gesprochen, dass der Hausarzt aufgewertet werden soll, aber der Alltag sieht anders aus. Gespräche mit den Patienten werden schlecht honoriert. Ein Handwerker bekommt für einen »Hausbesuch« deutlich mehr. Es hapert auch an der Kommunikation zwischen Fachärzten und Allgemeinmedizinern, und vor lauter Verwaltungsaufgaben haben die Betroffenen zu wenig Zeit, sich weiterzubilden. Das muss anders werden: Ohne einen Arzt des Vertrauens, der nicht nur den Körper, sondern auch das psychosoziale Umfeld des Patienten kennt, muss jeder ganzheitliche Ansatz in der Medizin scheitern!

OFT UNTERSCHÄTZT

REHABILITATION IN DEUTSCHLAND

Wer ein schwer wiegendes Rückenproblem hatte und sich deshalb behandeln lassen musste, sollte auf jeden Fall in einem speziellen Training lernen, wie er den Behandlungserfolg durch dauerhafte Änderung seines Verhaltens stützen kann. Man nennt dies medizinische Rehabilitation (Reha). Ihr kommt eine große Bedeutung bei der langfristigen Gesunderhaltung zu.

Anträge zur Reha

Nach Zahlen des Verbands Deutscher Rentenversicherungsträger beantragen immer mehr Arbeitnehmer eine Reha-Maßnahme: Wandten sich 1997 noch rund 930.000 Patienten an die Leistungsträger, waren es 2001 bereits 1,35 Millionen. An erster Stelle der vielfach geäußerten Beschwerden stehen nach Angaben der Bundesversicherungsanstalt für Angestellte (BfA) Erkrankungen von Muskeln, Skelett und Bindegewebe.

Ziele der Reha

Das Ziel einer solchen Behandlung ist, die Patienten wieder arbeitsfähig und fit für ihren individuellen Alltag zu machen. Der Wert einer Reha kann deshalb gar nicht hoch genug eingeschätzt werden – ohne ein solches Training sind vorausgehende operative Eingriffe weitgehend wertlos. Denn obwohl eine Operation mechanische Störungen beseitigt und Medikamente biochemische Symptome (etwa Entzündungen) beheben, können sie weder die umliegenden Strukturen wie Muskeln und Bindegewebe aufbauen, noch können sie rückenschädliches Verhalten ändern.

Möglichkeiten der Behandlung

Für Patienten mit Rücken- und Gelenkbeschwerden gibt es spezielle Reha-Möglichkeiten. Drei Wochen sind ein Minimum, um einen längerfristigen Erfolg zu erzielen. Die Patienten leisten wie im Krankenhaus eine Zuzahlung zu den täglichen Kosten. Stationäre Programme sind in der Regel effektiver, weil sie kompakt durchgeführt werden können, es gibt aber auch sehr effiziente ambulante Einrichtungen.
Viele Betroffenen würden bei einer Reha-Maßnahme am liebsten passiv bleiben und sich verwöhnen lassen, zum Beispiel massieren. Sie denken sich: »Mach Du mal!« Das ist jedoch kontraproduktiv, denn eine Reha ist keine Kur, sondern gerade dazu da, die Patienten selbstständig zu machen. Ein chinesisches Sprichwort sagt: »Gib einem Hungernden keinen Fisch, sondern eine Angel.«

Was eine gute Reha ausmacht

An einem umfassenden und möglichst ganzheitlichen Behandlungskonzept müssen Angehörige verschiedener Berufsgruppen und medizinischer Fachgebiete beteiligt sein. Neben der unmittelbaren fachärztlich-sportmedizinischen Betreuung kann deshalb auch eine internistische, neurologische oder psychiatrische Intervention notwendig werden. Unterstützend wirken Experten für Psychologie und Psychotherapie. Außerdem arbeiten Rehas mit Physio- und Ergotherapeuten, Sportpädagogen, Diätassistenzen, Sozialarbeitern und Krankenpflegerfachkräften zusammen. Ob eine Reha gut ist, zeigt sich unter anderem an ihrem Qualitätsmanagement. Dafür gibt es spezielle Prüfungen (TQM) und Siegel.

Von Gesundheitspolitikern unterschätzt

Rehabilitation ist die meist unterschätzte medizinische Disziplin: Sowohl die ambulante als auch die stationäre gehören zum Basispaket einer Gesundheitsversorgung in Europa. Sie helfen nicht nur den Patienten, weil sie spüren, dass sie ihre Gesundheit selbst beeinflussen können – langfristig sparen die Reha-Maßnahmen auch Kosten. Für eine Reha nach schweren Erkrankungen geben wir bisher leider nur 1 bis 2 Prozent der Gesamtkosten des Gesundheitswesens aus. Die Tendenz ist seit 1997 sinkend. Die durch die Gesundheitsreform ausgelösten Kürzungen im Reha-Bereich leiteten in Deutschland den Niedergang vieler Kliniken ein. So baut man auf der einen Seite großflächig Reha-Kapazitäten ab, während es auf der anderen jedoch einen großen Bedarf an genau diesen Leistungen gibt.

Während im stationären Bereich seit langem ein umfassendes Reha-Angebot mit etablierten Strukturen und einer entsprechenden Qualität zur Verfügung steht, gibt es im ambulanten Bereich große Defizite. Es ist bislang noch nicht gelungen, eine einheitliche Angebots- und Qualitätsstruktur von ambulanten Reha-Maßnahmen zu schaffen. Akutmedizin und Rehabilitation sind jedoch nicht zu trennen. Es geht immer um die Rehabilitation der Person und nicht um die der Erkrankung.

Bündelung der Kräfte

Ambulante wie stationäre Reha-Konzepte haben eine hohe Bedeutung in der Nachsorge von Rückenkrankheiten. Wird auf sie verzichtet oder sind sie zu kurzfristig ausgelegt, droht eine Frühverrentung. Dies hat für alle Beteiligten weitreichende finanzielle Auswirkungen. Aus gesellschaftlich-ökonomischer Sicht fällt der Betroffene, der nun als Rentner gilt, als Beitrags- und Steuerzahler aus. Die Finanzierung seines Lebensunterhalts muss nun durch Institutionen wie Arbeitsamt, Rentenversicherung oder Sozialamt übernommen werden. Statt Menschen in die Arbeitslosigkeit oder den Frühruhestand zu schicken, sollte zusammen mit den Versicherungsträgern ein Konzept zur Vernetzung von Akutmedizin, ambulanter und stationärer Reha entwickelt werden. Durch die Bündelung der Kräfte wäre auch die Qualität der medizinischen Leistung um ein Vielfaches zu steigern, mit dem positiven Nebeneffekt, dass der Kranke sehr viel früher wieder an seinen Arbeitsplatz zurückkehren könnte.

Kompetenz statt Kosten

Wie könnte man die enormen Kosten von Krankheiten am besten reduzieren? Doch wohl, indem die Therapiekonzepte optimiert und die Liegezeiten in den Krankenhäusern reduziert werden. Die Mikrotherapie mit ihren minimalinvasiven Methoden ermöglicht dies und wird deshalb in den verschiedensten Fachdisziplinen Dreh- und Angelpunkt eines neuen Gesundheitsmodells sein.

Obwohl Röntgen viele Schäden im Bereich der Wirbelsäule überhaupt nicht darstellen kann, werden die Kosten dafür von den Krankenkassen erstattet.

Die Krankenkassen sparen an der falschen Stelle

Noch hat dieser Bereich jedoch Schwierigkeiten, sich zu etablieren. Daran sind, ich muss es leider so klar sagen, auch diejenigen Fachärzte schuld, die sich weigern, in Kategorien des wissenschaftlichen Fortschritts zu denken, weil es für sie selbst bequemer und lukrativer ist, mit den alten Methoden fortzufahren. Zum Beispiel Röntgen: Obwohl diese klassische Aufnahmetechnik viele Schäden im Bereich der Wirbelsäule überhaupt nicht darstellen kann, wird in vielen Praxen und meist von Nicht-Radiologen fleißig weitergeröngt. Das führt unter anderem dazu, dass über lange Zeit nicht sinnvolle oder falsche Therapien durchgeführt werden.

Den riesigen Kostenaufwand übernehmen die Krankenkassen dennoch, während sie modernere bildgebende Verfahren wie etwa die Kernspintomographie nur nach aufwändiger Überzeugungsarbeit bewilligen. Meiner Meinung nach ist das eine Milchmädchenrechnung!

Wir brauchen Kompetenzzentren für den Rücken

Das führt uns schon zum nächsten Punkt: Das Know-how zu bestimmten Krankheitsbildern muss in Kompetenzzentren zusammengeführt werden. Diese könnten – ambulant zugänglich – in Krankenhäusern, aber auch in speziellen Praxiszentren wie unserem in Bochum oder auch in Betrieben angesiedelt werden. Das bringt kurze Wege, die den Patienten entlasten. Es sorgt für einen besseren fachlichen Austausch und Wissensaufbau unter den Experten und vermeidet Doppeluntersuchungen. Schließlich ermöglichen Kompetenzzentren auch ganz neue Therapieformen in Verbindung mit Naturheilverfahren oder anderen Medizinschulen. Das erweitert das Wissen aller Beteiligten und führt nicht zuletzt auch zu einer besseren Qualitätskontrolle solcher experimenteller Behandlungsformen.

Besonders wichtig: die Betriebe

Krankenversicherer, Unternehmen und Gewerkschaften sollten allein aus finanziellen Gründen an gesunden Beschäftigten interessiert sein. Gesundheitsbeauftragte in den Betrieben sollten sich deshalb auch um eine rechtzeitige Prävention kümmern: Dazu zählen bereits geeignete Kommunikationsmittel, Teamarbeit, ein gesundes Betriebsklima und ausreichende Motivation der Beschäftigten. Ergonomische Arbeitsbedingungen, Bewegung und Sport gehören ebenfalls dazu. Langfristig spart das Geld, denn sinkt der Krankenstand, verringern sich die Kosten bei den Krankenkassen und bei den Lohnnebenkosten, gleichzeitig steigt die Produktivität.

Auch tausendfaches Röntgen wird keinen Bandscheibenvorfall zeigen. Es ist einfach die falsche Methode!

Vorbeugen lohnt sich: Bei gefährdeten Personenkreisen wie Jugendlichen, die täglich viel sitzen oder in körperlich stark belastenden Ausbildungszweigen beschäftigt sind, sollte schon bei ersten Anzeichen von chronischen Rückenschmerzen eine Kernspintomographie gemacht werden, um frühzeitig mit einem physiotherapeutischen Programm Fehlhaltungen und Abnutzungserscheinungen entgegensteuern zu können. Auf diese Weise kann viel späteres Leid verhindert werden.

Die Rehabilitation muss ausgebaut werden

Aber auch die Nachsorge ist wichtig! Die Rehabilitation ist die meistunterschätzte medizinische Disziplin. Man müsste sie in viel stärkerem Maße mit der Akutmedizin vernetzen. Auf diese Weise könnte sie dazu führen, dass die Frühverrentung infolge von Rückenschmerzen deutlich reduziert wird.

Doch flächendeckende und durchgängige Rehabilitationsprogramme fehlen, stattdessen wurden die Ausgaben der Kassen für diesen Bereich seit 1997 sogar stark zurückgefahren. Auch viele andere innovative medizinische Therapie- und Diagnostikansätze sind der Gesundheitsreform zum Opfer gefallen, weil sie als unwirksam oder zu teuer galten.

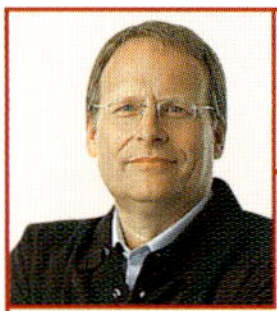

MEIN STANDPUNKT

Individualität

Jeder Mensch ist anders. Trotzdem tendiert unser Medizinsystem dazu, uns partout vereinheitlichen zu wollen. Zum Beispiel mit dem Abrechnungssystem der DRGs (Diagnosis Related Groups) in den Kliniken. Sie legen genau fest, was der Patient bei einer Operation für Leistungen benötigt und erschweren die Zusammenarbeit von Ärzten. Ähnlich ist es mit den Standards für chronische Krankheiten, den »Disease-Management-Programmen«. Zwar sollen sie die Qualität der medizinischen Versorgung verbessern. Gleichzeitig schränken sie aber die Möglichkeiten, Patienten individuell zu helfen, massiv ein. Die Medizin in solche Schemata zu pressen, kann nicht funktionieren. Es fördert nicht die Qualität der Therapien, sondern nur die Phantasielosigkeit. Gleichzeitig erhöht sich der Verwaltungsaufwand enorm. Es ist absurd, dass viele Ärzte mehr als die Hälfte ihrer Zeit Verwaltungsaufgaben widmen müssen!

»Im Zentrum der Gesundheitskrise steht der Arzt«, schreibt der Medizinkritiker Klaus Dörner. Wir müssen den Medizinern deswegen wieder die Möglichkeit geben, sich dem Patienten und nicht nur dessen Symptomen zu widmen. Sie brauchen die Feinfühligkeit, sich in ihr Gegenüber hineinzuversetzen. Das aber setzt nicht nur neue Ausbildungsformen und -ziele für Mediziner voraus. Es verlangt auch einen Hausarzt alter Prägung, der die inviduellen Wünsche des Patienten mit den Gegebenheiten des Systems vereinen kann und die Lotsenfunktion einnimmt, die ihm bisher nur auf dem Papier zukommt. Eine solche Umstrukturierung des Medizinsystems zielt auf eine konsequente Integration von Prävention, Diagnose, Mikrotherapie, endoskopischen Eingriffen und offenen Operationen sowie Rehabilitation und Sekundärprävention.

Einsparungen durch die Mikrotherapie

In Deutschland werden die meisten Arbeitsunfähigkeitsbescheinigungen wegen Rückenschmerzen ausgestellt und jährlich etwa 60.000 Bandscheibenoperationen durchgeführt. 30.000 bis 40.000 davon könnten ambulant in organspezifischen Zentren und mikrotherapeutisch vorgenommen werden. Dass sich das volkswirtschaftlich lohnt, zeigt folgende Rechnung: Legt man pro Patient eine durchschnittliche Ersparnis von rund 5.000 Euro zugrunde und verlegt etwa 5.000 behandlungsbedürftige Bandscheibenpatienten in ein organspezifisches Zentrum anstatt in ein Krankenhaus, könnte man dadurch mindestens 25 Millionen Euro sparen, bei 100 Zentren wäre das bereits eine gigantische Summe von 5 Milliarden Euro.

Dass man manchmal mehr investieren muss, um längerfristig sparen zu können, zeigt eine internationale Rückenschulstudie: Sie rechnet zum Beispiel nach, dass bei chronisch Rückenkranken ein sechswöchiges multimodales Programm im Rahmen eines Klinikaufenthalts deutlich wirksamer war als ein billigeres unter ambulanten Bedingungen.

Monate später fehlten die Teilnehmer der Klinikstudie weit seltener am Arbeitsplatz, sie hatten geringere Schmerzen und waren in ihrer Mobilität weniger behindert. Trotz der zehnfach höheren Kosten rechnete sich das stationäre Konzept volkswirtschaftlich deutlich besser, weil danach um fast die Hälfte mehr Patienten in den Arbeitsprozess zurückkehren konnte.

Spezielle Programme für Hochrisikogruppen

In Deutschland betragen die jährlichen Ausgaben für ambulante Leistungen wegen unspezifischer Rückenprobleme rund 1,2 Milliarden Euro, es müssen 0,65 Milliarden Euro Renten wegen verminderter Erwerbsfähigkeit gezahlt werden, und die Arbeitsunfähigkeitszeiten schlagen mit 3,7 Milliarden Euro zu Buche. Die meisten dieser Ausgaben entfallen auf Hochrisikogruppen, deren Zahl man durch gezielte Präventionsmaßnahmen deutlich hätte verringern können.

Wenn es gelänge, allein bei dem Kreis der Hochrisikopatienten die Rückenprobleme deutlich zu reduzieren, könnte weit mehr Geld gespart werden, als dafür eingesetzt wurde.

Wenn nur halb so viele ihrer Arbeit fern blieben, Frührente beantragten und die Zahl der ambulanten Leistungen sich um 67 Prozent reduzieren ließe, könnte eine konsequente Rehabilitation 1,2 Milliarden Euro einsparen.

Gemeinsam sind wir stark!

Das Kostenargument ist also sehr häufig nur vorgeschoben. Gemeinsam sind wir stark: Patienten, Ärzte, Kassen, Verwaltung, Wissenschaft, Industrie und Politik müssen sich versöhnen und zusammen in einen Dialog zum Wohle des Patienten eintreten. Erst dann nämlich wird sich High Care als Modell zukünftiger Gesundheitssysteme realisieren lassen. Dafür und für eine liebevolle Medizin kämpfen wir seit langem.

EIGENVERANTWORTUNG

SIEBEN GOLDENE REGELN FÜR EINEN

1. Täglich 10 Minuten

Nehmen Sie sich zehn Minuten täglich für Ihren Rücken, nicht erst dann, wenn er bereits Probleme bereitet. Nutzen Sie sie für gezielte Rückenübungen. Wichtig ist aber auch ein wenig Zeit zur Entspannung. Ein ganz einfaches Mittel lautet: Legen Sie ein Sofakissen auf den Boden, ziehen Sie die Schuhe aus und beginnen Sie, auf dem Kissen auf und ab zu treten. Schon nach dreißig Sekunden werden Sie feststellen, dass Sie Ihre Schultern fallen lassen. Sie beginnen instinktiv, ihre verspannten Gliedmaßen zu lockern.

2. Richtig gehen und stehen

Vom richtigen Stand im Leben hängt unsere Haltung ab: Das fängt bei den Schuhen an.

- Die Füße dürfen nicht eingeengt sein. Sie sollten auch darauf achten, dass der Fersenbereich, der drei Fünftel des Körpergewichts trägt, durch ein unterstützendes Fersenbett besonders gefedert wird.
- Müssen Sie viel stehen, so halten Sie Ihren Oberkörper dabei immer aufrecht! Beim Bügeln oder anderen Tätigkeiten, wo Sie zusätzlich Kraft ausüben müssen, sollte die Arbeitsfläche etwa zehn Zentimeter unter Ellenbogenhöhe liegen.
- Am besten ist, wenn Sie abwechselnd sitzen, stehen und gehen. Bringen Sie das Telefon so an, dass Sie aufstehen müssen, um zu telefonieren, und sich Notizen an einem Stehpult machen.

3. Richtig sitzen

Sitzen sollte »dynamisch« sein, also ständige minimale Bewegungen des Körpers erlauben. Diese entlasten Wirbel und Bandscheiben und trainieren die Muskulatur. Die Oberschenkel sollten leicht schräg nach oben weisen, die Füße am besten hüftbreit auf dem Boden stehen. Unterarme müssen bequem aufliegen.

- Moderne Bürostühle sind so gestaltet, dass sie ein gewisses Spiel haben, das beim Sitzen ständig ausgeglichen werden muss.
- Bälle eignen sich besser für Gymnastikübungen als für langes Sitzen, weil sie ein Hohlkreuz fördern. Im Wechsel mit anderen Stühlen sind sie jedoch eine willkommene Abwechslung.
- Eine Unterstützung für die Lendenwirbelsäule ist besonders wichtig beim Autofahren, wo kaum Bewegungen möglich sind. Wenn der Autositz nicht individuell verstellbar ist, hilft ein kleines Kissen.

4. Richtig liegen

Rund 50-mal verändert ein Mensch im Schlaf seine Körperhaltung und entlastet dabei seinen Rücken. Ein gutes Bett unterstützt dieses natürliche Verhalten: Es darf also nicht zu hart sein, sonst ist der Schläfer unruhig, aber auch nicht zu weich, sonst verharrt er zu lange in einer Position:

- Geeignet sind punktelastische Matratzen aus Schaumstoff, Latex oder auch Taschenfederkernmatratzen. Sinnvoll sind

GESUNDEN RÜCKEN

auch Matratzen, die je nach Liegezone unterschiedlich hart konzipiert sind. Wasserbetten sollten nicht zu stark nachgeben.

- Ein guter Lattenrost muss in den einzelnen Liegezonen verstellbare Leisten haben, um der Wirbelsäule richtig stützen zu können.

5. Richtig aufstehen

Wenn Sie längere Zeit in einer bestimmten Haltung verbracht haben, ist Ihr Körper nicht ausreichend durchblutet. Abrupte und unbedachte Bewegungen sind dann ein Risiko für Ihren Rücken, weil die Muskeln, Sehnen und Bänder nicht elastisch genug sind, um diese abzufedern. Gewöhnen Sie sich deswegen einen bestimmten Bewegungsablauf an, der nach und nach zur Routine wird:

- Wenn Sie aus dem Bett aufstehen, in Rückenlage die Beine anziehen und sich auf die Seite drehen, Schulter und Hüfte mitnehmen (nicht verschrauben!). Dann mit den Armen abstützen und aufsetzen.
- Wenn Sie auf dem Boden liegen, zuerst auf die Seite rollen, dann die Knie anziehen und sich auf Hände und Knie stellen. Ein Knie aufstellen, sich mit einer Hand darauf stützen und nach hinten aufrichten.
- Wenn Sie sich aus dem Sitzen aufrichten, sollten Sie Ihre Hände und Arme zu Hilfe nehmen. Verlagern Sie den Oberkörper nach vorn und dabei Ihr Gewicht auf die Beine, diese sollten schließlich die Hauptlast tragen und nicht Ihr Rücken!

6. Richtig Lasten heben

Zu großes Gewicht ist schädlich für unsere Wirbelsäule – das kann nicht oft genug betont werden. Wichtig ist es deswegen, dass man sich auf die Bewegung des Hebens konzentriert, denn wenn man abgelenkt ist, ist die Gefahr von Verletzungen umso größer:

- Heben Sie schwere Lasten nah am Körper, mit gebeugten Beinen. Halten Sie den Rücken dabei möglichst gerade.
- Lehnen Sie sich mit dem Rücken dagegen, wenn Sie schwere Gegenstände verschieben wollen. Schieben (und ziehen) Sie sie nicht mit den Armen.

7. Risiken vermeiden

Eigentlich wissen wir genau, was unserem Rücken nicht gut tut, aber solange wir keine Schmerzen haben, glauben wir, besondere Vorsichtsmaßnahmen nicht nötig zu haben. Doch eine falsche Bewegung, ein plötzlicher Ruck, und schon ist es passiert. Um wochenlange Schmerzen oder sogar richtige Verletzungen zu vermeiden, sollten Sie in bestimmten Situationen besonders vorsichtig sein.

- Kälte zum Beispiel verhärtet die Muskulatur, Sport ohne Aufwärmtraining kann deshalb zu Verletzungen führen.
- Psychische Belastungen führen vor allem bei vorgeschädigten Patienten rasch zu neuen Leiden – entweder Sie schaffen Ihrer Seele Luft oder sie begegnen dem Stress mit Entspannungsübungen.

Glossar

ABC-Pflaster
Durchblutungsförderndes Pflaster, das verschiedene Kräuterextrakte (z. B. aus Cayennepfeffer) enthält und schmerzstillend und wärmend wirkt.

Akupunktur
Behandlungsmethode aus der Traditionellen Chinesischen Medizin, die auf dem Prinzip der Behandlung von Triggerpunkten basiert, die über Leitbahnen verbunden sein sollen. Indem mit Nadeln in diese Punkte gestochen wird, löst man »Energieblockaden«, die zu »Störungen« in Organsystemen führen und krank machen.

Anulus fibrosus
Äußerer, faserhaltiger Ring der Bandscheibe.

Antirheumatika, nichtsteroidale
Rasch wirkende entzündungshemmende Substanzen, die kein Kortison enthalten.

Arthritis
Entzündliche Gelenkerkrankung.

Arthrose
Degenerative Gelenkerkrankung infolge u. a. von Fehlbelastungen, Übergewicht oder Verletzungen.

Chiropraktik
Manuelle Behandlungsmethode, bei der Fehlstellungen und Blockierungen von Gelenken mithilfe von speziellen Handgriffen behoben werden. Neben den mechanischen Kunstgriffen spielen auch Behandlungen der Psyche, Lebensstil, Umwelt und Ernährung eine wichtige Rolle.

Computertomographie
Bildgebendes Diagnoseverfahren, das kontrastreiche Querschnittsbilder der gewünschten Körperregionen anfertigt. Ein schmaler Röntgenstrahl durchdringt den Organismus und wird von dessen Strukturen (Organen, Knochen, Fett) unterschiedlich stark gefiltert.

Costovertebralgelenke
Verbindung zwischen den Rippen (Costae) und den Wirbeln (Vertebrae). Eine Blockade dieser Gelenke kann z.B. zu Schmerzen beim Atmen führen.

Dura mater
Gewebsschicht, die das Gehirn und das Rückenmark bis zum Kreuzbein hin umschließt.

Elektroakupunktur
Akupunktur, bei der die Punkte nicht mit Nadeln, sondern mit schwachem Strom stimuliert werden.

Endorphine
Körpereigene morphinähnliche Substanzen des Zentralnervensystems, die beruhigend, schmerzlindernd und immunstimulierend wirken.

Endoskopie
Diagnostische Untersuchung von Körperhöhlen und Hohlorganen mit röhrenförmigen optischen Geräten (Endoskopen), oft kombiniert mit operativen Eingriffen mit kleinen Instrumenten.

Enkephaline
Körpereigene schmerzstillende Botenstoffe, ähnlich den Endorphinen, die die Schmerzwahrnehmung blockieren und bei Gefahrensituationen oder bei großem Stress gebildet werden.

Epiduralfibrose
Narbengewebe, das sich nach einer Operation oder Verletzung um die Haut der Nervenwurzeln bilden kann und zu schmerzhaften Bewegungseinschränkungen führt.

Facettengelenke
Verbindung zwischen den oberen und den unteren Gelenkfortsätzen der Wirbelsäule. Diese haben flache, glatte Oberflächen und sind mit schützenden Knorpeln besetzt. Sie sind von Kapseln umgeben, die mit einer Schmierflüssigkeit (Synovia) gefüllt sind.

Feldenkrais-Methode
Bewegungstherapie, von Moshé Feldenkrais entwickelt, bei der sensibilisierende aktive und passive Körperübungen das Körperhaltungs- und Bewegungsmuster verändern sollen. Die gewonnene Körpererfahrung soll sich positiv auf die Verhaltens- und Denkgewohnheiten auswirken.

Freie Radikale
Sehr reaktive Moleküle (z. B. Sauerstoffverbindungen) im Körper, die als Auslöser für Krebserkrankungen und Arterienverkalkung gelten.

Gelenkspiel
Passive Beweglichkeit eines Gelenks.

Hexenschuss
Plötzlicher, die Bewegung einschränkender Schmerz in der Lendengegend, der oft nach einer Bück- oder Drehbewegung auftritt. Wenn der Schmerz die Halswirbelsäule trifft, spricht der Volksmund von »Schiefhals«.

Homöopathie
Heilmethode, die auf den Arzt Samuel Hahnemann zurückgeht und bei der Arzneimittel verabreicht werden, die beim Gesunden ähnliche Symptome hervorrufen wie die Krankheit selber. Um die Folgen zu mildern, werden die Mittel stark verdünnt. Je weniger Ausgangssubstanz in ihnen steckte und je heftiger sie geschüttelt und potenziert worden waren, desto stärker sind sie.

Hyperlordose
Hohlkreuz, verstärkte Verkrümmung der Wirbelsäule in Richtung Bauch.

Iliosakralgelenk
Verbindung zwischen dem Kreuzbein und den Darmbeinen (Beckenschaufeln).

Iliosakralsyndrom
Verschiebungen und Verkantungen des Darmbeins und des Kreuzbeins gegeneinander mit Schmerzen und Auswirkungen über die Wirbelsäule bis in die Wade oder auch Kopfregion.

Internist
Facharzt, der neben der Behandlung von Erkrankungen der inneren Organe (z. B. Herz, Leber) beim Rücken die Feindiagnostik übernimmt. Sowohl Internisten als auch Allgemeinmediziner verschreiben z. B. Schmerzmittel oder verordnen Verfahren wie Elektrostimulation, Ultraschall oder Wärmebestrahlungen.

Ischiasnerv
Von der Lendenwirbelsäule ausgehender Nerv, der das Bein versorgt.

Kernspintomographie
Präzises bildgebendes Diagnoseverfahren (auch Magnetresonanztherapie genannt), das organische Strukturen und krankhafte Veränderungen des Körpers mithilfe eines Magnetfeldes (ohne Röntgenstrahlung) sichtbar macht.

Kinesiologie
Diagnostisches Verfahren, basierend auf der Annahme, dass sich seelische und körperliche Störungen in einem plötzlichen Nachlassen der verfügbaren Haltekraft der willkürlichen Muskulatur äußern. Mittels so genannter Muskeltests werden beispielsweise Funktionsstörungen von Körperregionen untersucht.

Kollagen
Faserprotein, das als Stützsubstanz beim Menschen ca. 25 bis 30 Prozent des Gesamteiweißes ausmacht; Hauptkomponente des Bindegewebes, der Haut und der Sehnen; auch Knorpeln, Knochen und Zähne.

Kyphose
Fachausdruck für den Rundrücken.

Lokalanästhesie
Örtliche Betäubung eines bestimmten Körperareals mithilfe eines Anästhetikums. Die therapeutische Lokalanästhesie ist ein Verfahren der Schmerztherapie, bei dem beispielsweise gezielt Nervenendigungen mit lang wirkenden Lokalanästhetika behandelt werden.

Magnetresonanztomographie
siehe Kernspintomographie.

Meridiane
Bahnen für die »Lebensenergie Qi« im Körper. Auf ihnen liegen Punkte, die mittels Akupunktur, Druck oder Wärme behandelt werden können.

Mikrotherapie
Junges Fachgebiet, das die Bildgebung der Radiologie mit minimalinvasiven Operationsverfahren kombiniert. Sie arbeitet mit sehr kleinen Instrumenten (2,5 bis 0,1 mm). Sie verbindet u. a. die endoskopische Chirurgie mit der Schmerztherapie. Ganz wesentlich ist dabei der Einsatz bildgebender Verfahren wie der Computer- und der Kernspintomographie.

Minimalinvasive Eingriffe
Eingriffe mit Endoskopen, starren oder flexiblen Röhren, die durch Körperöffnungen oder kleine Schnitte in das Körperinnere eingeführt werden.

Muskelrelaxantien
Medikamente, die die Muskulatur entspannen und schmerzlindernd wirken.

Myogelosen
Knotige, druckschmerzhafte Muskelverspannung oder -verhärtung.

Neuraltherapie
Gezielte Einspritzung von Lokalanästhetika wie Procain oder Kochsalz in so genannte Störfeldern (z. B. Narben), um wieder normale Bedingungen (Deblockierung) herzustellen.

Neurochirurg
Facharzt, der sich mit der Erkennung bzw. (operativen) Behandlung von Erkrankungen, Verletzungen oder Fehlbildungen des zentralen oder peripheren Nervensystems befasst.

Neurologe
Facharzt für die der Erkennung bzw. nichtoperative Behandlung von Erkrankungen der Nerven.

Neurotransmitter
Boten- bzw. Überträgerstoffe im Körper, die an Nervenendigungen freigesetzt werden.

Nucleus pulposus
Gallertartige Masse im Inneren der Bandscheibe, die vor allem aus Wasser besteht.

Orthopädie
Medizinisches Fachgebiet, das sich mit der Prävention, Erkennung und Behandlung von Formveränderungen bzw. Funktionsstörungen, Erkrankungen und Verletzungen der Stütz- und Bewegungsorgane befasst.

Osmose
Diffusion einer Flüssigkeit durch eine halbdurchlässige Membran, um Konzentrationsunterschiede gelöster Teilchen auf beiden Seiten auszugleichen.

Osteopathie
Ganzheitliche manuelle Therapie von Muskelverspannungen zur Mobilisierung von funktionellen Störungen am Stütz-und Bewegungsapparat. Bei dieser Methode werden nicht nur Knochen und Gelenke behandelt, sondern auch das Bindegewebe und die Funktionskreisläufe von Organen, indem etwa die Schilddrüse durch Manipulation mehr Raum erhält.

Osteoporose
Krankheitsbild, bei dem die Knochensubstanz – u. a. beeinflusst durch den Hormonhaushalt – abgebaut und leicht brüchig wird.

Physiotherapeut
Krankengymnasten, die neben speziellen Behandlungskonzepten und Mobilisierungstechniken auch Massage und physikalische Therapien wie Wärme, Kälte oder elektrische Energie anwenden.

Placebo
Scheinmedikament ohne Wirkstoffe, das jedoch oft eine positive Wirkung auf die Gesundheit des Patienten hat.

Prolaps
Bandscheibenvorfall, wobei der äußere Faserring der Bandscheibe reißt und die weiche Innenmasse austritt – meistens wird sie zwischen die Zwischenwirbellöcher und den Spinalkanal gepresst und reizt dort den Nerv.

Qi Gong
Übungen zur Stärkung der »Lebensenergie Qi«. Langsame bewusste Bewegungen werden mit Konzentration und bewusstem Atmen kombiniert.

Radiologie
Strahlenheilkunde, medizinisches Fachgebiet, das sich mit der Erkennung von Krankheiten mittels ionisierender Strahlen und kernphysikalischer Verfahren befasst.

Rezeptor
Struktur im Organismus, die spezifische Reize empfängt, in Erregung umwandelt und Folgereaktionen hervorruft.

Röntgenstrahlung
Kurzwellige, elektromagnetische Strahlung, die den menschlichen Körper durchdringen und zur Erzeugung von Bildern auf speziellen Filmen genutzt werden kann.

Schleudertrauma
Halswirbelsäulenverletzung durch kurz aufeinander folgende Gegenbewegungen bei einem Auffahrunfall. Die Symptome reichen von einer leichten Bänderzerrung bis hin zu Kopfschmerzen, Übelkeit und Konzentrationsstörungen.

Sequester
Von einer Bandscheibe abgebrochenes oder abgestoßenes Gewebestück, das abstirbt und in den Nerven- oder Wirbelkanal rutscht.

Shiatsu
Aus der chinesischen Akupunktur weiterentwickelte Methode, wobei »Energiebahnen« (Meridiane) mit Fingern, Händen, Ellenbogen und auch Füßen massiert und gedrückt werden.

Spinalstenose
Verengung des Rückenmarkskanals durch Knochen- oder Bindegewebswucherungen.

Spondylarthrose
Verschleißbedingte (degenerative) Wirbelsäulenerkrankung, mit Veränderungen der Wirbelgelenke und Deformierung der Wirbelkörper, oft entsteht sie bei einer Verkrümmung (Skoliose) einzelner Wirbelsäulenabschnitte.

Spondylolisthesis
Gleiten der einzelnen Wirbel gegeneinander, z. B. infolge einer angeborenen Bindegewebsschwäche bzw. Verschleiß.

Spondylophyten
Knochenwucherungen, die entstehen, wenn der Körper vermehrt Kalzium ausschüttet, um Wirbel oder Gelenke zu stabilisieren.

Szintigraphie – Untersuchung von Körpergewebe mittels radioaktiver Substanzen, diese werden meistens in den Körper eingebracht und durch ihre Verteilung im Gewebe in einem zweidimensionalen Bild zur Funktions- bzw. Lokalisationsdiagnostik aufgezeichnet.

Tai Chi
Asiatische Bewegungstherapie mit langsamen, ruhigen Bewegungen, eine Art Schattenboxen

Traditionelle Chinesische Medizin (TCM)
Jahrhundertealte, fernöstliche Medizin, die auf der Idee basiert, dass Körper und Geist eine Einheit bilden. Therapiert wird z. B. mit Akupunktur, Kräuterheilkunde, Ernährungsumstellung und Bewegungstherapien (Qi Gong u. ä.). Wichtig ist die Person als Ganzes, deren körperliches Gleichgewicht wieder hergestellt werden soll.

Triggerpunkte
Knoten in der Muskulatur, die Schmerz in weit entfernte Gebiete ausstrahlen. Über die Massage der Punkte lassen sich Beschwerden lindern. Häufig sind sie mit Akupunkturpunkten identisch.

Register

Wichtige Adressen

Aktion Gesunder Rücken e. V.
Postfach 103
27443 Selsingen
Tel.: 0700/24711111
Internet: www.agr-ev.de
(Rückengerechte Produkte)

Bundesarbeitsgemeinschaft chronische Kreuzschmerzen (BacK)
Ambulanz für Schmerzbehandlung der Universitäts-Klinik Göttingen
Robert-Koch-Str. 40
37075 Göttingen
Tel.: 0551/398816
Internet: www.schmerzambulanz.humanmedizin-goettingen.de/
(Informationen zum Göttinger Rücken-Intensiv-Programm)

Bund Deutscher Chiropraktiker e. V.
Fuggerstr. 33
10777 Berlin
Tel.: 030/23516830
Internet: www.chiropraktik-bund.de
(Therapeuten-Liste nach Schwerpunkten)

Bundesverband der deutschen Rückenschulen
Postfach 1124
30011 Hannover
Tel.: 0511/3502730
Internet: www.bdr-ev.de

Bundesselbsthilfeverband für Osteoporose e. V.
Kirchfeldstr. 149
40215 Düsseldorf
Tel.: 0211/319165
Internet: www.bfo-aktuell.de/
(Vermittlung von Ortsgruppen)
Bundesselbsthilfeverband für Osteoporose e. V.
Riesebusch 26 b
23611 Bad Schwartau
Tel.: 0451/24652
Internet: www.kit-projekt.de/Deutsch/Selbsthilfe/o/osteo.htm

Bundesverband der Yogalehrenden in Deutschland e. V.
Jüdenstr. 37
37073 Göttingen
Tel.: 0551/4883808
Internet: www.yoga.de

Bundesverband Skoliose-Selbsthilfe e. V.
Interessensgemeinschaft für Wirbelsäulengeschädigte
Mühlweg 12
74838 Limbach
Tel.: 0177/7323334
Internet: www.bundesverband-skoliose.de

Deutsche Ärztegesellschaft für Akupunktur e. V. (DÄGfA)
Würmtalstraße 54
81375 München
Tel.: 089/710 05-11
Internet: www.daegfa.de/

Deutsche Arthrose-Hilfe e. V.
Postfach 110551
60040 Frankfurt
Tel.: 06831/9466-77
Internet: www.arthrose.de
(Kontakte zwischen Betroffenen)

Deutsche Schmerzhilfe e. V.
Sietwende 20
21720 Grünendeich
Tel.: 04142/810434
Internet:
www.schmerzselbsthilfe.de

Deutsche Schmerzliga e. V.
Adenauerallee 18
61440 Oberursel
Tel.: 0700/375375375
Internet: www.schmerzliga.de

Deutscher Dachverband für Qigong und Taijiquan e. V. (DDQT)
Schongauerstr. 5
63739 Aschaffenburg
Tel.: 06021/4424691
Internet: www.ddqt.de

Deutscher Verband für Physiotherapie – Zentralverband der Krankengymnasten/Physiotherapeuten (ZVK) e. V.
Postfach 21 02 80
50528 Köln
Tel.: 0221/981027-0
Internet: www.zvk.org

Deutsches Grünes Kreuz e. V.
Im Kilian
Schuhmarkt 4
35037 Marburg
Tel.: 06421/2930
Internet: www.dgk.de/web/dgk_content/de/

European Rolfing Association e. V.
Nymphenburger Str. 86
80636 München
Tel.: 089/54370940
Internet: www.rolfing.org/

Feldenkrais-Gilde Deutschland e. V.
Jägerwirtstr. 3
81373 München
Tel.: 089/52310171
Internet: www.Feldenkrais.de

Forschungs- und
Präventionszentrum (FPZ) Köln
An der Ruhr 2
50667 Köln
Tel.: 0221/58980770
Internet: www.fpz.de

Gesellschaft für Osteopathie in
Deutschland GbR
Wandalenweg 14-20
20097 Hamburg
Tel.: 040/230466
Internet: www.osteopathie.com

Grönemeyer-Institut für
MikroTherapie
Universität Witten/Herdecke
Universitätsstr. 142
44799 Bochum
Tel.: 0234/9780-0
Internet: www.microtherapy.de/

Kieser Training
Kanzleistr. 126
Postfach
8026 Zürich
Schweiz
Tel.: 0041/1/2961717
Internet: www.kieser-training.com

Klinik für Psychosomatische
Medizin und Psychotherapie
der Universität Gießen
Ludwigstr. 76
35392 Gießen
Tel.: 0641/9945612
Internet: www.med.uni-
giessen.de/psychosomatik/
(Kontaktstelle für medizinische
Selbsthilfegruppen)

Kuratorium Knochengesundheit e. V.
Leipziger Str. 6
74889 Sinsheim
Tel.: 09001/854525
Internet: www.osteoporose.org/
(Arzt-Suchservice, Selbsthilfe-
gruppen)

Nationale Kontakt- und
Informationsstelle zur Anregung
und Unterstützung von
Selbsthilfegruppen (NAKOS)
Wilmersdorfer Str. 39
10627 Berlin
Tel.: 030/31018960
Internet: www.zdf.de/ZDFde/
inhalt/12/0,1872,1020268,00.html

Ruhr-Universität Bochum
Abt. für Medizinische Psychologie
und Medizinische Soziologie
Universitätsstr. 150
44780 Bochum
Tel.: 0234/3225439
Internet: www.medpsych.ruhr-uni-
bochum.de/
(chronischer Rückenschmerz)

Selbsthilfegemeinschaft Wirbel e. V.
Bundesverband Dortmund
Am Oelpfad 1-3
44263 Dortmund
Tel.: 0231/417029
Internet: www.free.de/wirbel

Verband der Osteopathen
in Deutschland e. V. (VOD e. V.)
Untere Albrechtstr. 5
65185 Wiesbaden
Tel.: 0611/9103 661
Internet: www.osteopathie.de

Wirbelsäulenliga e. V.
Widenmayerstr. 29
80538 München
Tel.: 089/21096966
Internet: www.wirbelsaeulenliga.de

Wirbelwind – Entwickungszentrum
für Prävention und
Sportrehabilitation
Universitätsstr. 142
44799 Bochum
Tel.: 0234/9701326
Internet: www.wirbelwind-
bochum.de/

Sonstiges

Patientenleitlinien der Universität
Witten Herdecke:
www.patientenleitlinien.de/Ruecke
nschmerz/rueckenschmerz.html

Bandscheiben-Selbsthilfegruppe:
http://www.diebandscheibe.de/

Bildnachweis

IFA-Bilderteam: 25, 172 2. Bild von oben, 172 1. u. 2. Bild von unten, 173, 174, 175; Getty Images: 172 1. Bild von oben; K.-U. Nielsen: 16, 66, 99, 126, 132, 134, 136-143, 146, 147, 152, 153, 158-168, 184,-191, 192.

HINWEIS

Die im Buch veröffentlichten Ratschläge wurden mit größter Sorgfalt von Autor und Verlag erarbeitet und geprüft. Eine Garantie kann jedoch nicht übernommen werden. Ebenso ist eine Haftung des Autors bzw. des Verlags und seiner Beauftragten für Personen-, Sach- oder Vermögensschäden ausgeschlossen.

Erkrankungen mit ernstem Hintergrund gehören immer in ärztliche Behandlung.

Bei bereits bestehenden Beschwerden kann das Buch deshalb keinen fachärztlichen Rat ersetzen.